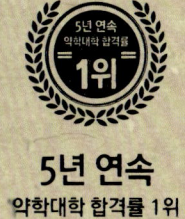
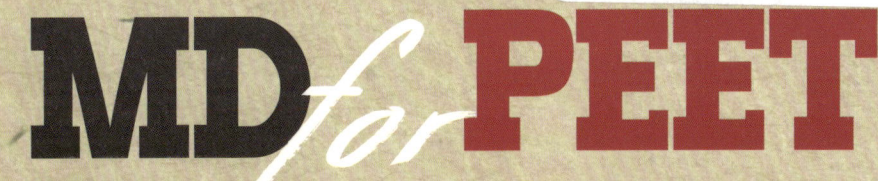

생물추론

메가엠디 자연과학추론연구소 지음

2018학년도 대비
**PEET에 적합한
M·DEET 기출문제집**

MEGA 441

CURRICULUM 4. PEET 문제풀이 완성 Ⅰ
SUBJECT 4. Biology
REVISION 1. 신규발간

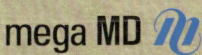

1등의 책임감 | mega MD

* 5년 연속, 합격률 1위
　(2012학년도~2016학년도)

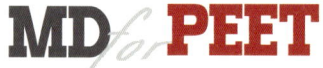
생물추론

발행	초판 1쇄 2017년 2월 28일
펴낸곳	메가엠디(주)
연구개발	지재웅 장혜원
편집기획	한영미 김경희 박새미 신슬기 김주원 홍현정 김송이
판매영업	서우식 이은석 최성준 김영호 권택범

출판등록	2007년 12월 12일 제 322-2007-000308호
주소	(06643) 서울시 서초구 효령로 321, 덕원빌딩 8층
문의	도서 070-4014-5145 / 인·현강 1661-8587 / 팩스 02-537-5144
홈페이지	www.megamd.co.kr

ISBN	978-89-6634-395-9　93510
정가	39,000원

Copyright ⓒ 2017 메가엠디(주)

* 메가엠디(주)는 메가스터디교육(주)가 설립한 전문대학원입시교육 자회사입니다.
* 이 책은 저작권법에 따라 보호받는 저작물이므로 무단전재와 무단복제를 금지하며 책 내용의 전부 또는 일부를 이용하려면
　반드시 메가엠디(주)의 서면동의를 받아야 합니다.

2018학년도 대비

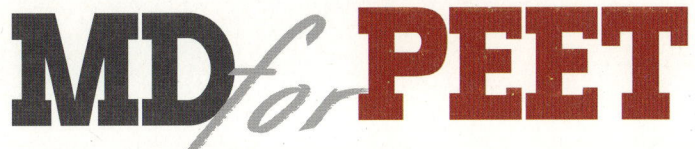

메가엠디 자연과학추론연구소 지음

mega MD

메가엠디는
당신의 꿈을 응원합니다
megaMD Roots for You, Your Victory!

MEGAMD PEET SERIES

9월	**10월**	**1월**	**2월**	**3월**	**6월**
BEST SELECTION+	**ALL ONE**	**OX 문제집**	**MD for PEET**	**단피트**	**FINAL** 적중 모의고사
국가시행시험 기출문제집	PEET 기출문제집	실전추론형 OX문제집	PEET에 적합한 M·DEET 기출문제집	단원별·단계별 문제집	실전형 시험지 (6회)
PEET 기본 완성	**PEET 기출 완성**	**PEET 개념 완성**	**PEET 문제풀이 완성 Ⅰ**	**PEET 문제풀이 완성 Ⅱ**	**PEET 실전 완성**

왜?
MD for PEET 인가?

PEET 고득점 완성을 위해
메가엠디 자연과학추론연구소가 M·DEET를 만났다!

"M·DEET 문제가 왜 PEET 수험생에게 중요한가요?"
"그 많은 M·DEET 문제를 모두 풀어봐야 할까요?"

PEET와 M·DEET는 출제 방식과 출제 과목/범위/유형이 유사합니다.
때문에 많은 수험생들이 M·DEET 기출문제를
PEET 기출문제 다음으로 중요하게 생각합니다.
하지만 길지 않은 수험기간 동안 총 15회(예비고사 포함)의
모든 M·DEET 문제를 학습할 수 없습니다.

PEET 고득점을 위한 효율적인 M·DEET 활용법

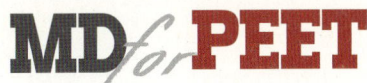

2009년부터 PEET/MEET/DEET만 연구한 메가엠디 자연과학추론연구소에서
PEET 출제 유형에 맞는 M·DEET 문제를 선별하여
난이도/단원별로 구성하였습니다.

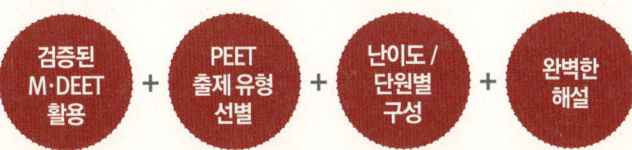

검증된 M·DEET 활용 + PEET 출제 유형 선별 + 난이도/단원별 구성 + 완벽한 해설

M·DEET로 PEET 생물추론 대비하기!
PEET vs M·DEET 출제 경향 비교

1) 출제 문항 내용 영역 분석 (총 출제 문항 기준)

※ 비율(%) 자료는 소수점 첫째 자리에서 반올림하여 표기

단원	PEET 문항 수	PEET 비율(%)	M·DEET 문항 수	M·DEET 비율(%)
Ⅰ. 세포와 물질대사	33	17	72	11
Ⅱ. 유전학	37	19	139	22
Ⅲ. 동물생리학	55	28	218	35
Ⅸ. 생식과 발생	16	8	54	9
Ⅴ. 식물생리학	23	12	27	4
Ⅵ. 진화 및 분류	11	6	38	6
Ⅶ. 생태학	11	6	43	7
Ⅷ. 일반생물학 실험	14	7	39	6
합계	200	100	630	100

※ 식물·생태·분류·진화 단원의 경우, 2017학년도 M·DEET 예비고사 및 본고사에서 출제되지 않은 것으로 계산함

 2017학년도부터 M·DEET는 식물·생태·분류·진화 단원이 제외되어 출제 범위가 축소되었다.
하지만 2016학년도까지의 PEET와 M·DEET의 단원별 출제 비율은 크게 다르지 않았다. (세포와 물질대사, 유전학, 동물생리학 단원)

[출제 유형]

생물학 기본 개념에 대한 이해와 암기 기반

PEET와 M·DEET 모두 생물학의 기본 개념에 대한 이해와 암기를 기반으로, 자료와 실험 등의 해석과 추론을 통한 문제 해결력 및 사고력 측정에 중점을 두고 있다.

[출제 난이도]

최근 유사해지는 경향

전반적으로 PEET의 난이도에 비해 M·DEET의 난이도가 높은 추세였지만, 최근 두 시험의 출제 난이도가 유사해지는 경향을 보이고 있다.

M·DEET 기출문항을 활용하여 PEET의 중상 난이도 이상으로 출제되는 추론형 문항에 대한 학습이 가능하다.
M·DEET 기출문항을 통해 PEET에 출제되는 기본 이론을 정리하고 실전에 가까운 분석 및 추론 능력을 향상시킬 수 있다.

2) 출제 문항 비교 분석

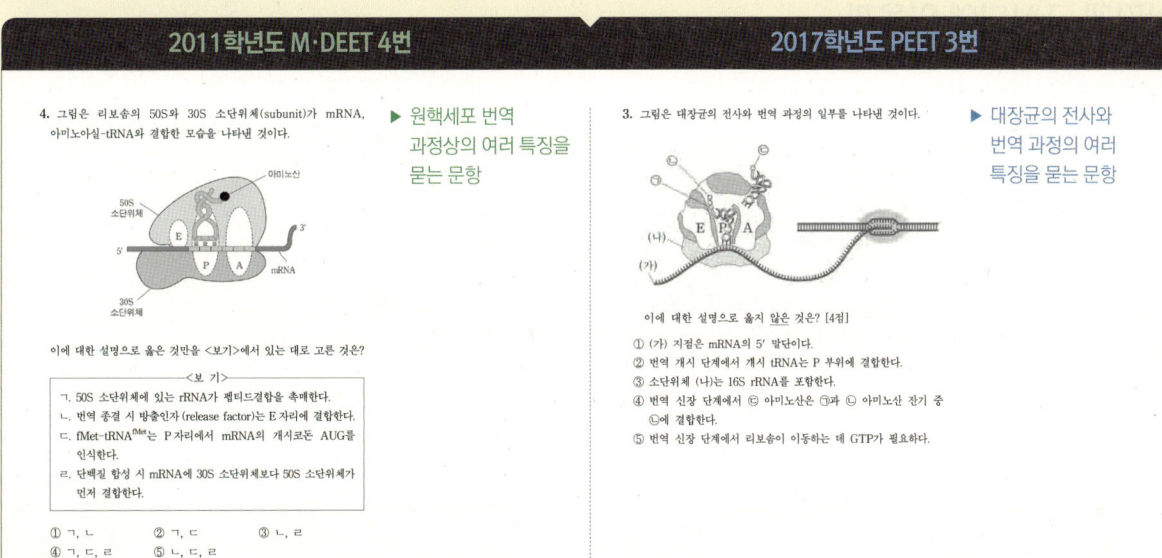

두 문항 모두 분자생물학 단원에서 매우 중요하게 다루는 전사와 번역 과정에 대한 공통적인 이해를 요구하므로 출제 문항의 유사성이 매우 높음을 알 수 있다.

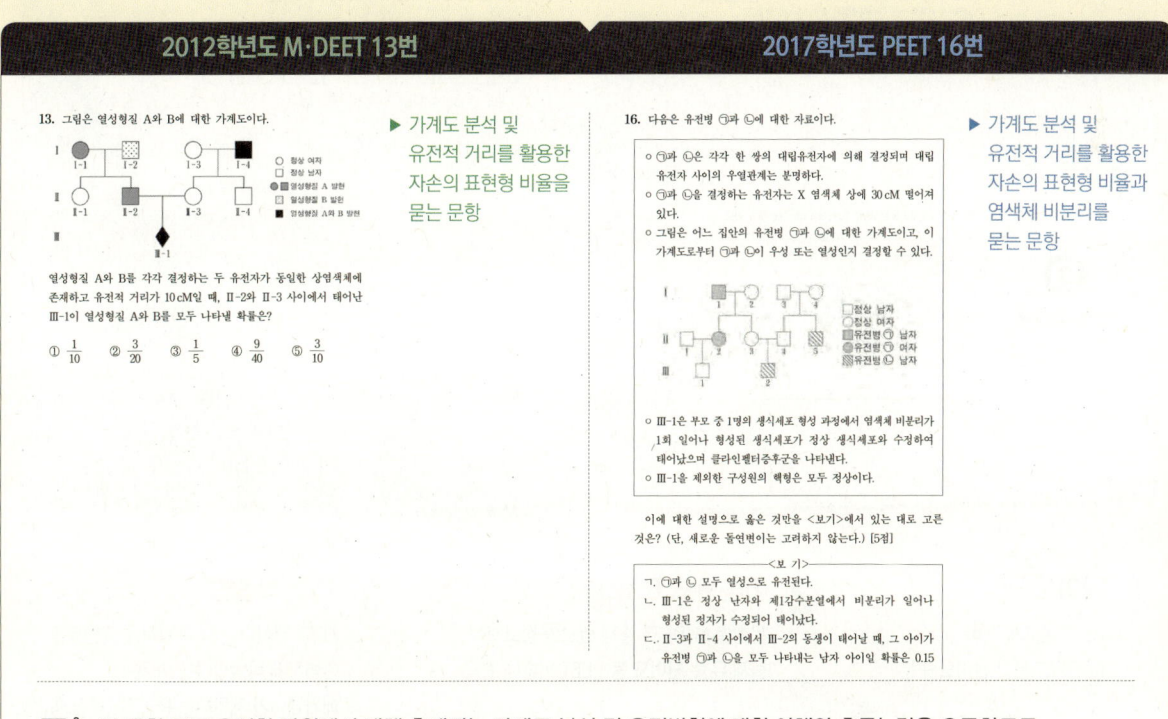

두 문항 모두 유전학 단원에서 매해 출제되는 가계도 분석 및 유전법칙에 대한 이해와 추론능력을 요구하므로 출제 문항의 유사성이 매우 높음을 알 수 있다.

교재 구성

2018 MEGAMD PEET

MD for PEET
어떻게 구성되어 있을까

문제편

PEET 출제 유형에 맞는 M·DEET 문제 선별 수록
개인별 학습 진도에 따라 활용 가능한 난이도/단원별 구성

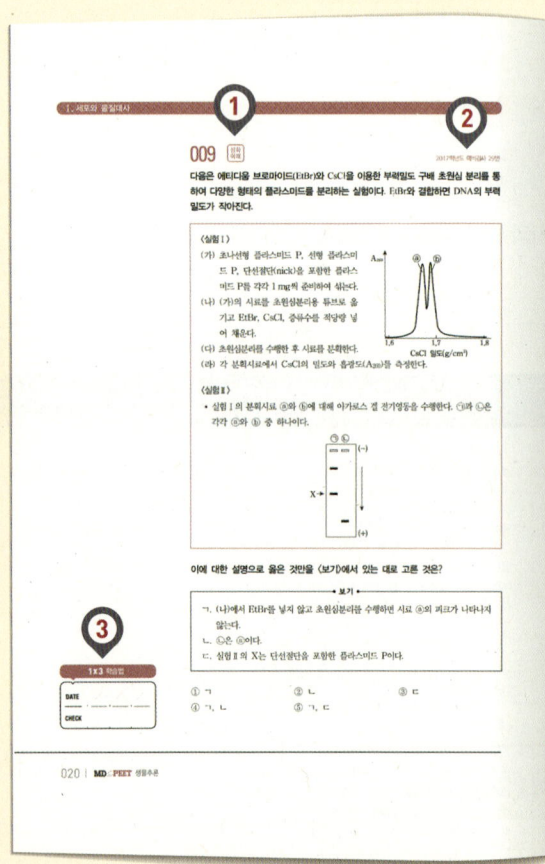

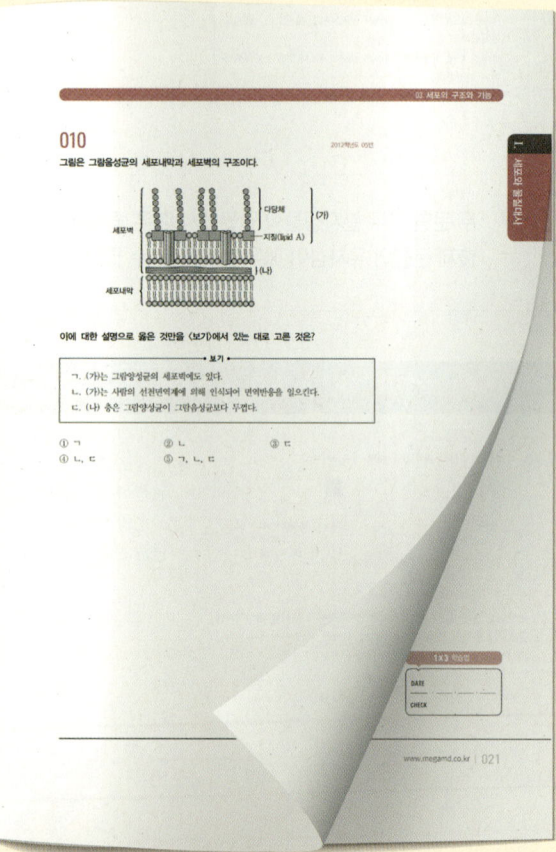

1 난이도
PEET 본고사 대비
M·DEET 문항 난이도 구분

2 기출년도 표시 (치의학 홀수 기준)
문항별 M·DEET 출제 연도를 참고하여
출제 유형, 난이도 등 PEET 학습에 활용

3 1x3 학습법
PEET 핵심이론 및 문제적용 포인트를
완벽하게 파악할 수 있도록
메가엠디가 제안하는 PEET 고득점 학습법

교재 구성

해설편

메가엠디 자연과학추론연구소에서 제공하는 오역, 오류 없는 완벽해설
출제 의도 및 문항을 완벽하게 이해할 수 있도록 자료해석, 정답해설, 오답해설 등 다각면 문항 분석 풀이

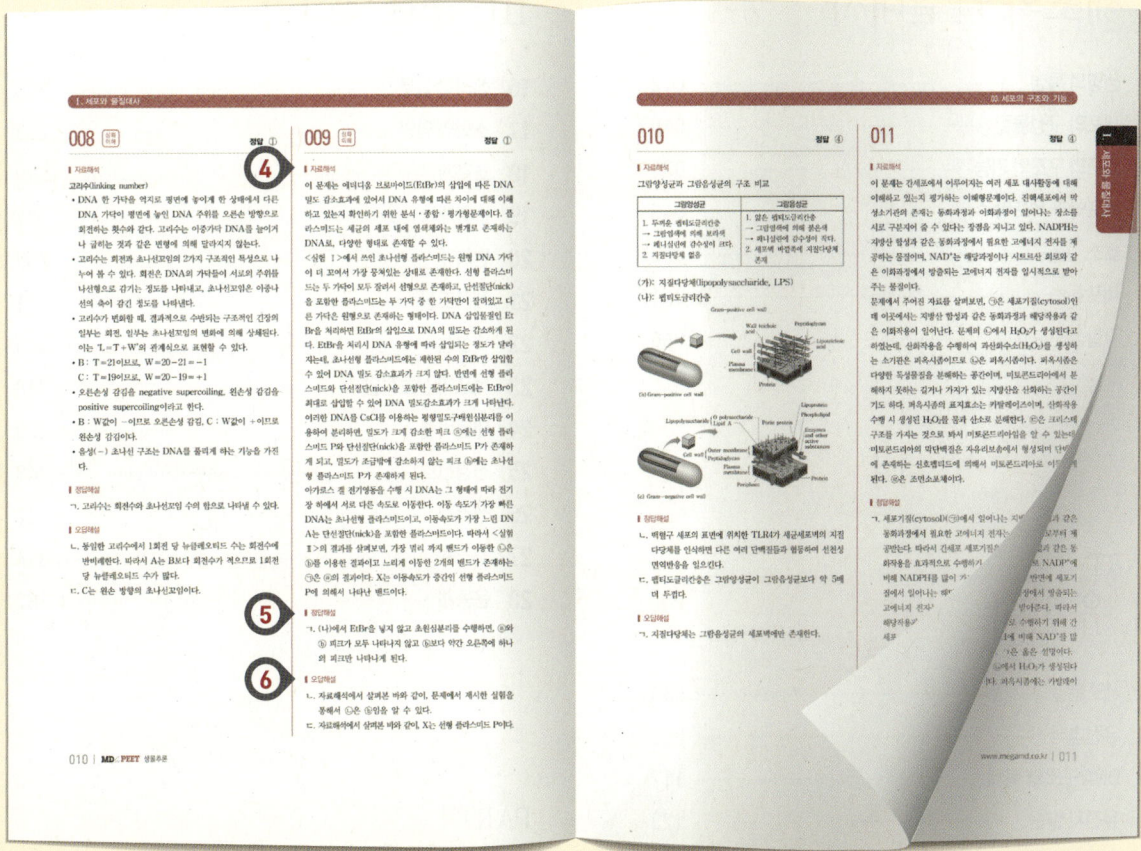

4 자료해석
해당 문항의 핵심 내용을 설명한 자료해석으로 문항의 출제 의도와 학습 주안점 파악

5 정답해설
출제자의 의도에 근거하여 문제의 정답을 찾는 방법과 정답이 도출되는 과정을 담은 상세한 해설로 실제 시험에서 답을 찾아내는 훈련

6 오답해설
정답이 아닌 오답에 대한 근거를 짚어보고 오답을 걸러내는 연습을 반복

MD for PEET

- **PEET vs M·DEET** | M·DEET로 PEET 생물추론 대비하기! **PEET vs M·DEET** 출제 경향 비교
- **교재 구성** | 2018학년도 PEET 고득점을 위한 MD for PEET 활용법

PART I. 세포와 물질대사

- 01 생명의 특성 ········ 012
- 02 세포의 구성물질 ········ 015
- 03 세포의 구조와 기능 ········ 021
- 04 세포막과 세포막 수송 ········ 040
- 05 효소 ········ 053
- 06 세포호흡 ········ 061
- 07 광합성 ········ 068

PART II. 유전학

- 08 세포분열 ········ 080
- 09 유전법칙 ········ 089
- 10 DNA 구조와 복제 ········ 117
- 11 유전자 발현 ········ 123
- 12 돌연변이 ········ 134
- 13 바이러스와 세균의 유전학 ········ 150
- 14 진핵생물의 유전체와 유전자 발현조절 ········ 166
- 15 분자생물학 연구기법과 생명공학 ········ 182

PART III. 동물생리학

- 16 생리학 입문 ········ 200
- 17 소화와 영양 ········ 203
- 18 호흡계 ········ 219
- 19 순환계 ········ 232
- 20 면역계 ········ 259
- 21 체온조절 ········ 301
- 22 배설계 ········ 305
- 23 세포의 신호전달 ········ 318
- 24 내분비계 ········ 328
- 25 신경신호 ········ 343
- 26 신경계 ········ 362
- 27 감각계 ········ 374
- 28 운동계 ········ 382

PART IV. 생식과 발생

- 29 생식 ········ 396
- 30 발생 ········ 404

PART V. 식물생리학

- 31 식물의 구조 및 발생 ········ 434
- 32 식물의 생식 ········ 436
- 33 식물의 수송과 영양 ········ 439
- 34 식물의 생장조절 ········ 440
- 35 환경에 대한 반응 ········ 455

PART VI. 진화 및 분류

- 36 진화메커니즘과 소진화 ········ 458
- 37 대진화와 지구 생물의 역사 ········ 463
- 38 분자진화와 유전체진화 ········ 466
- 39 분류의 방법 ········ 471
- 40 생물의 다양성 ········ 477

PART VII. 생태학

- 41 행동생태학 ········ 486
- 42 개체군생태학 ········ 489
- 43 군집생태학 ········ 497
- 44 생태계 ········ 505
- 45 생물지리학 ········ 513
- 46 환경오염과 보존생물학 ········ 515

PART VIII. 일반생물학 실험

- 47 세포생물학 실험 ········ 518
- 48 생화학 실험 ········ 521
- 49 미생물학 실험 ········ 533
- 50 분자생물학 실험 ········ 536
- 51 진단세포유전학 & 조직학 실험 ········ 541
- 52 면역학 실험 ········ 543
- 53 기타 실험 ········ 547

2018학년도 대비
MD for PEET
생물추론

2018 MEGAMD

PART I 세포와 물질대사

01 생명의 특성
02 세포의 구성물질
03 세포의 구조와 기능
04 세포막과 세포막 수송
05 효소
06 세포호흡
07 광합성

001

그림은 rRNA유전자의 분자생물학적 분석을 통해 작성한 생물의 3영역(domain) 분류 체계를 나타내는 계통수이다.

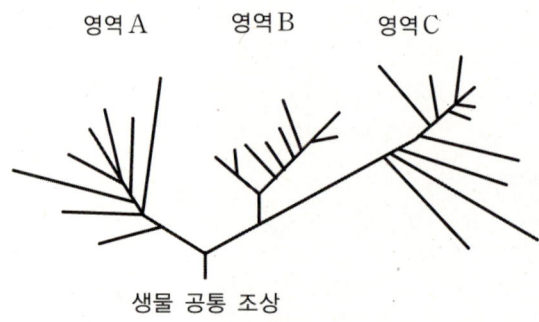

A, B, C 영역에 속하는 생물군의 일반적인 특성으로 옳은 것을 〈보기〉에서 있는 대로 고른 것은? (단, 세포소기관은 고려하지 않는다.)

─── 보기 ───

ㄱ. 영역 A와 B에 속하는 생물군에는 오페론이 있다.
ㄴ. 영역 A와 B에 속하는 생물군에는 DNA와 결합하는 히스톤(histone)이 있다.
ㄷ. 영역 A와 C에 속하는 생물군에는 80S 리보솜이 있다.
ㄹ. 영역 B와 C에 속하는 생물군에는 여러 종류의 RNA중합효소가 있다.

① ㄱ, ㄴ　　② ㄱ, ㄹ　　③ ㄴ, ㄷ
④ ㄴ, ㄹ　　⑤ ㄷ, ㄹ

002

그림은 고세균, 세균, 진핵생물 3 역(domain)의 분자생물학적 특성을 비교하여 나타낸 것이다. A~C는 각 역의 고유 특성을, D~G는 역 사이의 공유 특성을 의미한다.

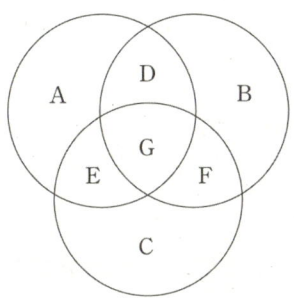

다음은 A~G에 해당하는 특성 중 일부를 나타낸 것이다.

- B : 여러 종류의 RNA 중합효소가 발견된다.
- C : 번역개시 아미노산으로 N-포밀(formyl)메티오닌을 이용한다.
- E : 제한효소가 존재한다.

이에 대한 설명으로 옳은 것만을 〈보기〉에서 있는 대로 고른 것은? (단, 각 역의 특성은 그 역의 일부 종에서 발견될 수 있다.)

─── 보기 ───
ㄱ. 'RNA 간섭(RNAi) 현상이 존재한다.'는 B에 해당한다.
ㄴ. '프로모터에 TATA 염기서열이 존재한다.'는 D에 해당한다.
ㄷ. '오페론 형태의 유전자가 발견된다.'는 E에 해당한다.

① ㄱ ② ㄴ ③ ㄱ, ㄷ
④ ㄴ, ㄷ ⑤ ㄱ, ㄴ, ㄷ

003

2005학년도 예비검사 19번

피부 물집과 심한 가려움증으로 입원한 환자로부터 병원체를 분리하여 관찰한 결과는 다음과 같다.

- 종속영양으로 생존한다.
- 세포막과 세포벽을 가지고 있다.
- 무성생식 또는 유성생식을 통해 번식한다.
- 페니실린, 스트렙토마이신 및 테트라사이클린에 감수성이 없다.

위 자료를 근거로, 이 병원체의 특성에 대한 설명으로 옳은 것은?

① 염색체는 한 개이다.
② 리보솜의 크기는 80S이다.
③ 세포벽은 두 층으로 구성되어 있다.
④ 세포벽에 펩티도글리칸을 함유하고 있다.
⑤ 세포벽에 지질다당류(lipopolysaccharide)를 함유하고 있다.

004

(가)는 전사인자 GCN4의 동종이량체(homodimer) 형성부위를, (나)는 두 단량체 간의 소수성 결합부위를, (다)는 (나)의 구조를 각각 N말단 → C말단의 방향으로 바라본 것을 나타낸다. 각 단량체의 아미노산 서열(a~g와 a'~g')에서 특성이 유사한 아미노산(a, d와 a', d')이 발견된다.

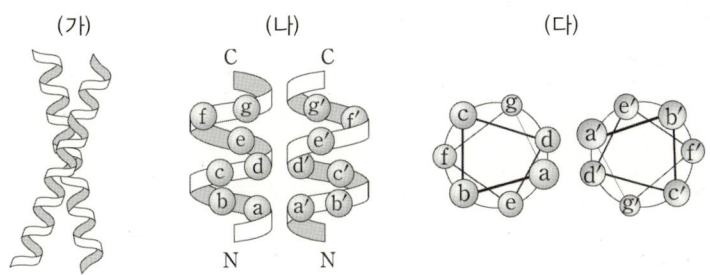

a와 d에 해당하는 아미노산으로 가장 적절한 것은?

	a	d
①	아르기닌	글루탐산
②	발린	류신
③	글리신	프롤린
④	시스테인	시스테인
⑤	이소류신	글루탐산

005

그림 (가)는 세포막 단백질의 막 관통 부위를 나타낸 것이다. 그림 (나)는 세포막 단백질을 구성하는 아미노산 중 아르기닌, 발린, 티로신 잔기의 막 위치에 따른 안정화 에너지 값을 나타낸 것이다.

(가)

(나)

(가)의 막 단백질 아미노산 잔기에 대한 설명으로 옳은 것을 〈보기〉에서 있는 대로 고른 것은?

---- 보기 ----

ㄱ. 리신은 (나)의 아르기닌과 유사한 양상을 보인다.
ㄴ. 이소류신은 b보다는 a 또는 c에서 더 안정하다.
ㄷ. 페닐알라닌은 (나)의 티로신과 유사한 양상을 보인다.
ㄹ. 류신은 히스티딘보다 b에서 발견되는 빈도가 더 크다.

① ㄱ, ㄴ   ② ㄱ, ㄹ   ③ ㄴ, ㄷ
④ ㄴ, ㄹ   ⑤ ㄷ, ㄹ

006

2005학년도 24번

그림은 길이가 같은 이중나선 DNA (가)와 (나)를 완충용액에 녹인 다음, 열을 가했을 때 나타나는 구조의 변화를 분광광도계로 측정한 것이다. T_m은 DNA 가닥의 절반이 변성되는 시점의 온도를 나타낸다.

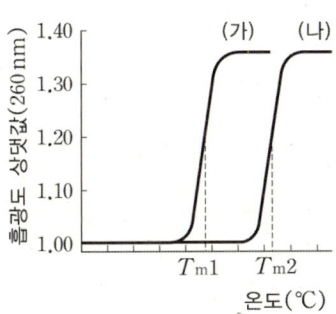

이 그림에 대한 설명이나 추론으로 옳은 것을 〈보기〉에서 있는 대로 고른 것은?

── 보기 ──

ㄱ. (가) DNA의 (A+T)/(G+C)가 (나)보다 높다.
ㄴ. (가) DNA 용액에 NaOH를 첨가하여 pH를 증가시키면 $T_m 1$ 값은 높아질 것이다.
ㄷ. (나) DNA 용액에 NaCl을 첨가하면 $T_m 2$ 값은 낮아질 것이다.
ㄹ. (나) DNA 용액에 염기의 소수성 작용을 감소시키는 물질을 첨가하면 $T_m 2$ 값은 낮아질 것이다.

① ㄱ, ㄴ　　② ㄱ, ㄹ　　③ ㄴ, ㄷ
④ ㄴ, ㄹ　　⑤ ㄷ, ㄹ

007

2017학년도 25번

다음은 단백질의 3차 구조를 결정하는 요인을 조사한 Anfinsen의 실험이다.

〈자료〉
- 그림은 RNase A의 정상적인 3차 구조에 필요한 이황화 결합을 나타낸 것이다.

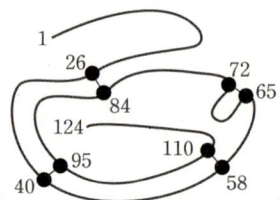

〈실험〉
(가) RNase A 용액에 β-mercaptoethanol과 urea를 첨가하여 RNase A를 완전 변성시킨다.
(나) Urea를 제거한다.
(다) β-mercaptoethanol을 제거한다.
(라) RNase A의 활성이 회복되었다.

이에 대한 설명으로 옳은 것만을 〈보기〉에서 있는 대로 고른 것은?

─── 보기 ───
ㄱ. (가) 과정에서 RNase A의 엔트로피가 증가한다.
ㄴ. (나)와 (다)의 순서를 바꿔 실험해도 RNase A의 활성이 회복된다.
ㄷ. 단백질의 아미노산 조성이 단백질의 3차 구조를 결정한다.

① ㄱ ② ㄷ ③ ㄱ, ㄴ
④ ㄴ, ㄷ ⑤ ㄱ, ㄴ, ㄷ

008

2012학년도 08번

그림은 크기가 210 bp인 원형 DNA의 3가지 위상 이성질체(topologicalisomer)의 구조이다. L은 고리수, T는 회전수, W는 초나선꼬임수를 나타낸다.

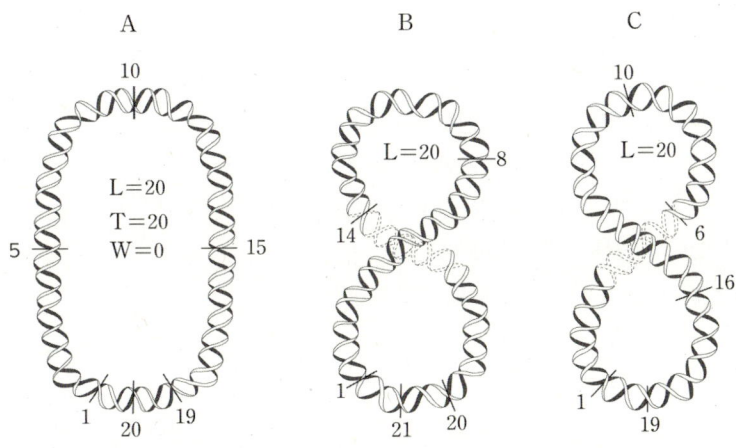

이에 대한 설명으로 옳은 것만을 〈보기〉에서 있는 대로 고른 것은?

보기

ㄱ. 이 결과로부터 'L=T+W'의 관계식이 성립한다.
ㄴ. A는 B보다 1 회전 당 뉴클레오티드 수가 적다.
ㄷ. C는 오른손 방향의 초나선꼬임이다.

---

① ㄱ   ② ㄴ   ③ ㄷ
④ ㄱ, ㄷ   ⑤ ㄴ, ㄷ

009

2017학년도 예비검사 29번

다음은 에티디움 브로마이드(EtBr)와 CsCl을 이용한 부력밀도 구배 초원심 분리를 통하여 다양한 형태의 플라스미드를 분리하는 실험이다. EtBr와 결합하면 DNA의 부력밀도가 작아진다.

〈실험Ⅰ〉

(가) 초나선형 플라스미드 P, 선형 플라스미드 P, 단선절단(nick)을 포함한 플라스미드 P를 각각 1 mg씩 준비하여 섞는다.

(나) (가)의 시료를 초원심분리용 튜브로 옮기고 EtBr, CsCl, 증류수를 적당량 넣어 채운다.

(다) 초원심분리를 수행한 후 시료를 분획한다.

(라) 각 분획시료에서 CsCl의 밀도와 흡광도(A_{260})를 측정한다.

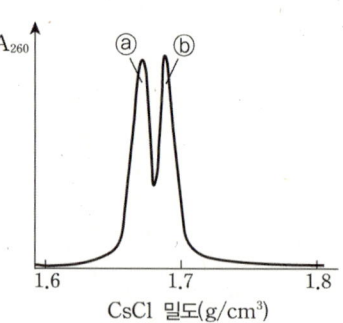

〈실험Ⅱ〉

- 실험Ⅰ의 분획시료 ⓐ와 ⓑ에 대해 아가로스 겔 전기영동을 수행한다. ㉠과 ㉡은 각각 ⓐ와 ⓑ 중 하나이다.

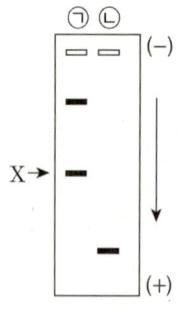

이에 대한 설명으로 옳은 것만을 〈보기〉에서 있는 대로 고른 것은?

―― 보기 ――
ㄱ. (나)에서 EtBr를 넣지 않고 초원심분리를 수행하면 시료 ⓐ의 피크가 나타나지 않는다.
ㄴ. ㉡은 ⓐ이다.
ㄷ. 실험Ⅱ의 X는 단선절단을 포함한 플라스미드 P이다.

① ㄱ   ② ㄴ   ③ ㄷ
④ ㄱ, ㄴ   ⑤ ㄱ, ㄷ

010

그림은 그람음성균의 세포내막과 세포벽의 구조이다.

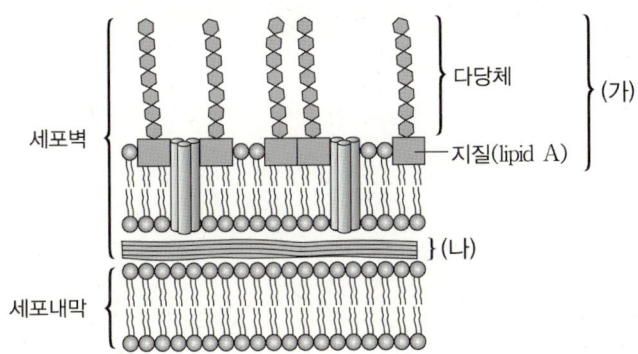

이에 대한 설명으로 옳은 것만을 〈보기〉에서 있는 대로 고른 것은?

---- 보기 ----

ㄱ. (가)는 그람양성균의 세포벽에도 있다.
ㄴ. (가)는 사람의 선천면역계에 의해 인식되어 면역반응을 일으킨다.
ㄷ. (나) 층은 그람양성균이 그람음성균보다 두껍다.

① ㄱ ② ㄴ ③ ㄷ
④ ㄴ, ㄷ ⑤ ㄱ, ㄴ, ㄷ

011

2017학년도 13번

그림은 동물의 간세포를 나타낸 것이다. ⓒ에서 H_2O_2가 생성된다.

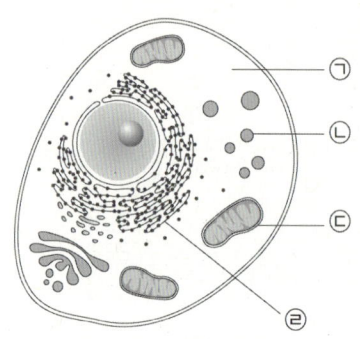

이에 대한 설명으로 옳은 것만을 〈보기〉에서 있는 대로 고른 것은?

―― • 보기 • ――

ㄱ. ㉠에서 $\dfrac{[NADPH]}{[NADP^+]}$가 $\dfrac{[NADH]}{[NAD^+]}$보다 크다.

ㄴ. ㉡에 카탈레이즈(catalase)가 존재한다.

ㄷ. ㉢의 막단백질은 ㉣을 통해 생성된다.

① ㄱ   ② ㄴ   ③ ㄷ
④ ㄱ, ㄴ   ⑤ ㄴ, ㄷ

012

그림은 동물세포의 세포소기관을 나타낸 모식도이다.

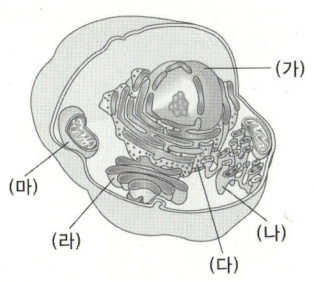

이 모식도에 관련된 설명으로 옳지 <u>않은</u> 것은?

① 리보솜 소단위체의 조립은 (가)에서 일어난다.
② 근육세포의 경우 칼슘 이온의 저장은 (나)에서 일어난다.
③ 분비성 단백질의 번역 후 변형(post-translational modification)은 (다)에서 일어난다.
④ 단백질의 추가적인 변형과 분류는 (라)에서 일어난다.
⑤ (마)에 존재하는 단백질을 암호화하는 유전자는 (가)보다 (마)에 더 많다.

013

2005학년도 예비검사 17번

다음은 내포작용(endocytosis)으로 들어온 물질이나 손상된 세포소기관이 (가)에 의해 분해되는 과정이다.

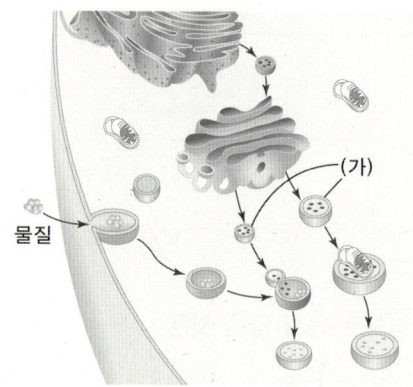

(가)에 대한 설명으로 옳은 것을 〈보기〉에서 있는 대로 고른 것은?

── 보기 ──

ㄱ. 소포체와 골지체에서 생성되며 지질 이중층으로 둘러싸여 있다.
ㄴ. 가수분해 효소의 일부가 결핍되면 간 계통의 질병을 유발할 수 있다.
ㄷ. 가수분해 효소는 염기성 상태에서 세포소기관이나 외부물질을 분해한다.
ㄹ. (가)가 파괴되면 내용물이 흘러나와 세포를 죽일 수 있으므로 자살캡슐로 부르기도 한다.

① ㄱ, ㄴ　　② ㄱ, ㄹ　　③ ㄴ, ㄷ
④ ㄱ, ㄴ, ㄹ　　⑤ ㄴ, ㄷ, ㄹ

014

그림은 식물 세포의 구조를 나타낸 것이다.

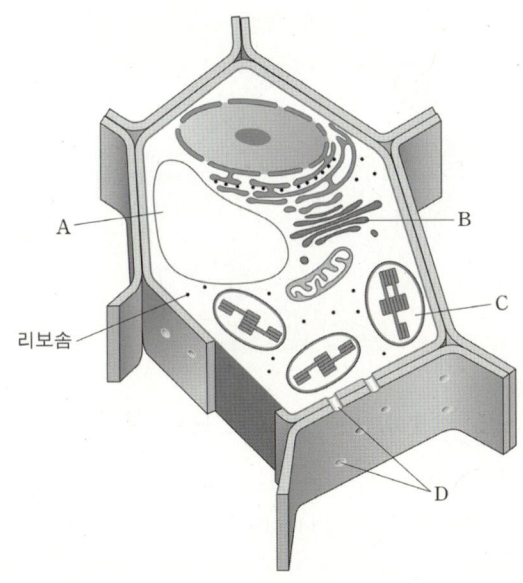

이에 대한 설명으로 옳지 <u>않은</u> 것은?

① 2차 세포벽은 생장 중인 세포에서 활발히 형성된다.
② 세포가 성숙해짐에 따라 A의 크기가 커진다.
③ B는 세포 분열 시 세포판(cell plate) 형성에 필요한 물질을 공급한다.
④ C에는 tRNA가 존재한다.
⑤ D를 통해 세포 사이의 물질 교환이 일어난다.

015

다음은 식물세포의 모식도이다.

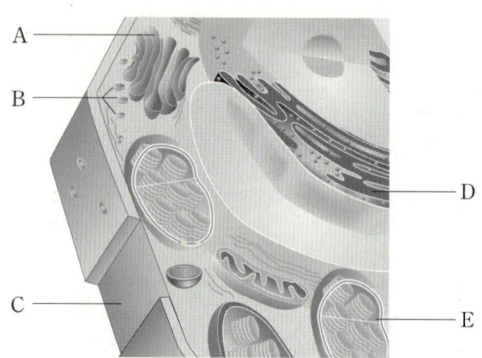

세포벽 및 세포벽 구성 성분에 대한 설명으로 옳지 않은 것은?

① 세포분열 시 세포벽 합성은 세포판의 형성과 함께 시작한다.
② 세포벽 단백질의 당화작용(glycosylation)은 A와 D에서 일어난다.
③ B의 이동에 미세소관(microtubule)이 필요하다.
④ 셀룰로오스는 C에서 합성된다.
⑤ 펙틴은 E에서 합성된다.

016

그림은 동물세포와 식물세포의 세포소기관에서 H^+의 수송을 나타낸 모식도이다.

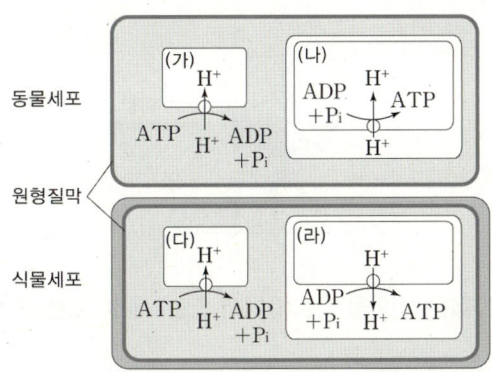

위 모식도에 대한 설명이나 추론으로 옳은 것을 〈보기〉에서 있는 대로 고른 것은?

― 보기 ―

ㄱ. (가)의 막에 존재하는 H^+ 펌프에 의해 이 세포소기관 내부가 산성으로 유지된다.
ㄴ. (나)에서 H^+의 전기화학적 구배는 ATP 합성뿐만 아니라 대사산물의 수송에도 사용된다.
ㄷ. (다)에 축적된 H^+는 NADPH 생성에 이용된다.
ㄹ. (라)에서는 H^+가 농도에 따라 수동수송되면서 ATP가 합성된다.

① ㄱ, ㄴ   ② ㄴ, ㄷ   ③ ㄷ, ㄹ
④ ㄱ, ㄴ, ㄹ   ⑤ ㄱ, ㄷ, ㄹ

017

그림은 진핵세포 내에서 소낭이 모터단백질 A에 의해 미세소관(B)을 따라 핵에서 세포막 쪽으로 이동하는 모습을 나타낸 것이다.

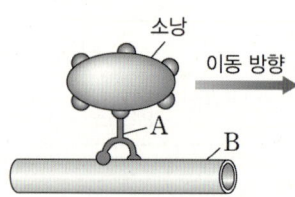

이에 대한 설명으로 옳은 것만을 〈보기〉에서 있는 대로 고른 것은?

―― 보기 ――
ㄱ. A는 디네인이다.
ㄴ. 소낭은 A에 의해 골지체에서 소포체로 이동한다.
ㄷ. B에는 두 종류의 튜불린 소단위체가 존재한다.

① ㄱ   ② ㄴ   ③ ㄷ
④ ㄱ, ㄷ   ⑤ ㄴ, ㄷ

018

2014학년도 05번

그림은 뉴런에서 미세소관(microtubule)을 따라 이동하는 소낭을 나타낸 것이다. 화살표는 소낭의 이동 방향을 나타낸다.

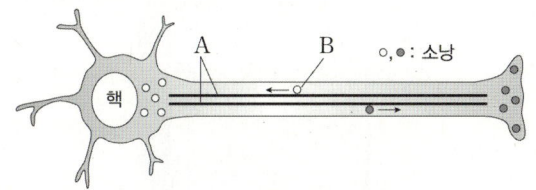

이에 대한 설명으로 옳은 것만을 〈보기〉에서 있는 대로 고른 것은?

───── 보기 ─────

ㄱ. A의 단량체는 G-액틴이다.
ㄴ. A의 음성말단은 뉴런의 축삭 말단 쪽에 있다.
ㄷ. B의 이동에 디네인(dynein)이 사용된다.

① ㄱ   ② ㄷ   ③ ㄱ, ㄴ
④ ㄱ, ㄷ   ⑤ ㄴ, ㄷ

019

그림은 사람의 소장 상피세포를 나타낸 것이다.

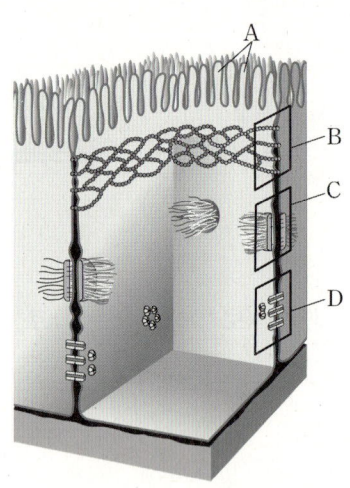

이에 대한 설명으로 옳은 것을 <보기>에서 고른 것은?

― 보기 ―

ㄱ. A의 내부에는 미세소관이 다발을 이루고 있다.
ㄴ. B는 세포외액(extracellular fluid)의 누수를 방지한다.
ㄷ. C는 중간섬유에 의해 지지된다.
ㄹ. D는 능동수송으로 물질을 이동시킨다.

① ㄱ, ㄴ   ② ㄱ, ㄷ   ③ ㄱ, ㄹ
④ ㄴ, ㄷ   ⑤ ㄷ, ㄹ

020

2005학년도 05번

세포소기관이 파괴되지 않을 정도로 동물세포의 세포막을 파쇄한 후, 그림과 같이 단계별로 원심분리하여 세포소기관이 들어 있는 침전물의 성분을 분석하였다.

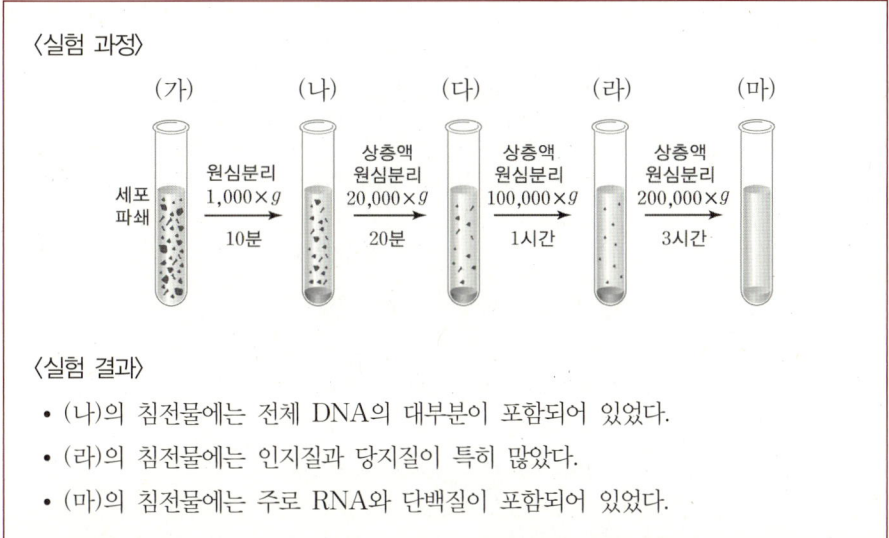

〈실험 결과〉
- (나)의 침전물에는 전체 DNA의 대부분이 포함되어 있었다.
- (라)의 침전물에는 인지질과 당지질이 특히 많았다.
- (마)의 침전물에는 주로 RNA와 단백질이 포함되어 있었다.

위의 실험에서 (다)의 침전물에 주로 들어 있는 세포소기관들에 대한 설명 중 옳지 않은 것은?

① 세포 내에서 산소 소비량이 가장 많은 세포소기관이 있다.
② 모계유전(maternal inheritance)을 하는 세포소기관이 있다.
③ 과산화수소(H_2O_2)를 물과 산소로 분해하는 세포소기관이 있다.
④ 단백질을 글리코실화(glycosylation) 시키는 세포소기관이 있다.
⑤ 단백질, 핵산, 지질의 분해를 주로 담당하는 세포소기관이 있다.

021

그림은 미생물 A~C의 세포막과 세포벽 구조를 나타낸 것이다. A~C는 각각 대장균, 메탄생성균, 효모 중 하나이다.

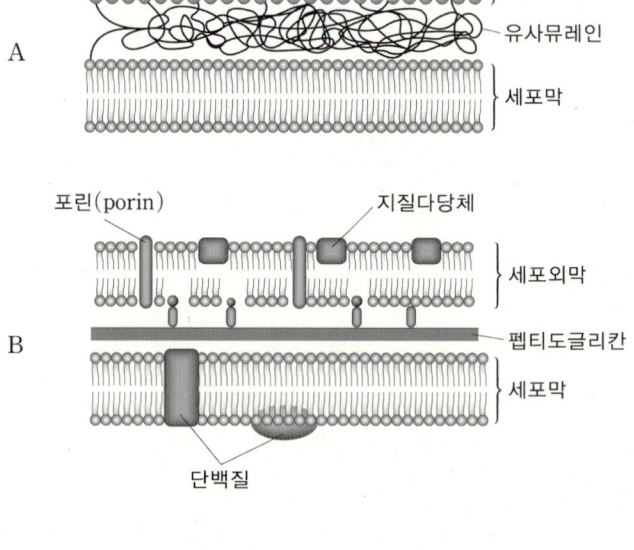

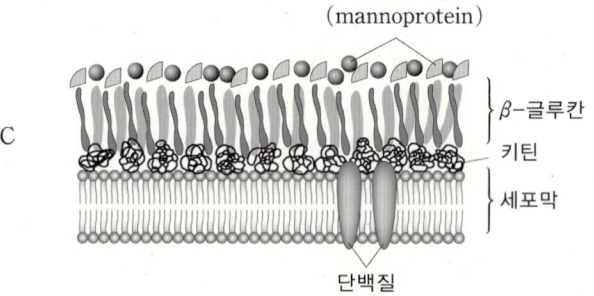

이에 대한 설명으로 옳은 것만을 〈보기〉에서 있는 대로 고른 것은?

보기
ㄱ. 남세균은 A와 같은 세포벽을 갖는다.
ㄴ. B는 대장균이다.
ㄷ. rRNA 유전자의 염기서열에 기초한 계통수에서 A와 B의 유연관계는 A와 C의 유연관계보다 가깝다.

① ㄱ ② ㄴ ③ ㄷ
④ ㄱ, ㄴ ⑤ ㄴ, ㄷ

022

그림은 산소에 대한 요구도와 내성에 따라 분류한 5종의 세균 A~E를 고체배지 시험관에서 배양한 결과를 나타낸 것이다. 그림에서 점은 배지 내부 혹은 표면에 형성된 콜로니이다.

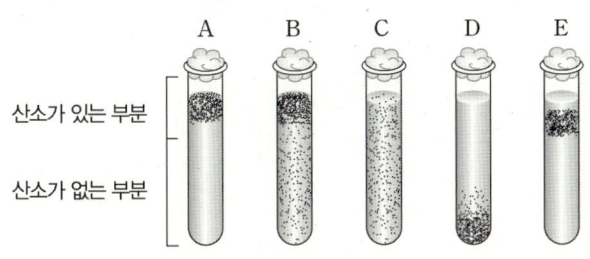

이에 대한 설명으로 옳지 않은 것은?

① A는 초과산화물제거효소(superoxide dismutase)를 지닌다.
② B는 산소가 없어도 생장할 수 있으나 산소가 있으면 생장 속도가 더 빠르다.
③ C는 산소 호흡을 통해 에너지를 얻는다.
④ D는 발효나 무산소 호흡을 통해 에너지를 얻는다.
⑤ E는 대기의 산소분압보다 낮은 산소분압에서 자란다.

023

그림은 사람 세포의 구조를 나타낸 모식도이다.

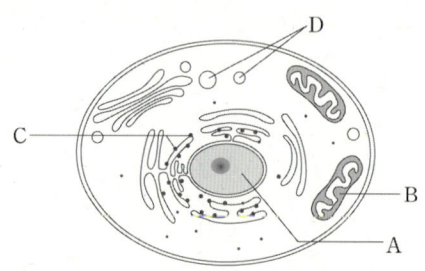

이에 대한 설명으로 옳은 것을 〈보기〉에서 있는 대로 고른 것은?

● 보기 ●

ㄱ. 옥살초산(oxaloacetic acid)은 세포질과 B에 있다.
ㄴ. B에서 DNA복제 과정에는 텔로머라아제(telomerase)가 필요없다.
ㄷ. mRNA분해는 주로 D에서 일어난다.
ㄹ. A, B, C에는 RNA가 존재한다.

① ㄱ, ㄴ   ② ㄷ, ㄹ   ③ ㄱ, ㄴ, ㄹ
④ ㄱ, ㄷ, ㄹ   ⑤ ㄴ, ㄷ, ㄹ

024

2010학년도 09번

다음은 동물세포의 모식도이다.

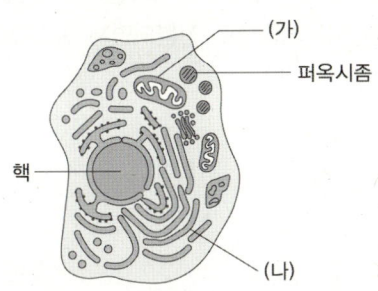

지방산 합성에 대한 설명으로 옳은 것을 〈보기〉에서 있는 대로 고른 것은?

— 보기 —
ㄱ. 지방산합성효소(fatty acid synthase)는 (가)의 내막에 존재한다.
ㄴ. 포화지방산은 (나)에서 불포화지방산으로 전환된다.
ㄷ. 팔미트산(C_{16})은 퍼옥시좀에서 스테아르산(C_{18})으로 전환된다.
ㄹ. 지방산 합성에 필요한 NADPH는 세포기질(cytosol)에서 공급된다.

① ㄱ, ㄷ ② ㄱ, ㄹ ③ ㄴ, ㄷ
④ ㄴ, ㄹ ⑤ ㄷ, ㄹ

025

2008학년도 13번

식물의 미소체에는 종자에 존재하는 글리옥시좀(glyoxysome)과 잎에 존재하는 퍼옥시좀(peroxisome)이 있다. 그림은 종자의 발아과정에서 자엽(떡잎)이 빛을 받았을 때, 자엽세포 내 글리옥시좀이 퍼옥시좀으로 전환되면서 미소체에 포함되어 있는 효소의 종류가 변하는 것을 나타낸 것이다.

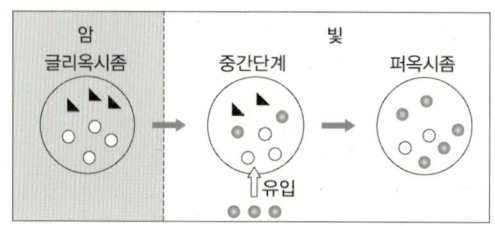

발아 후 자엽에 저장된 지방을 당으로 전환시키는 데 관여하는 이소시트르산리아제(isocitrate lyase), 광호흡과 관련된 글리콜산산화효소(glycolateoxidase), 과산화수소를 분해하는 카탈라아제(catalase)의 양적 변화를 〈보기〉에서 골라 바르게 짝지은 것은?

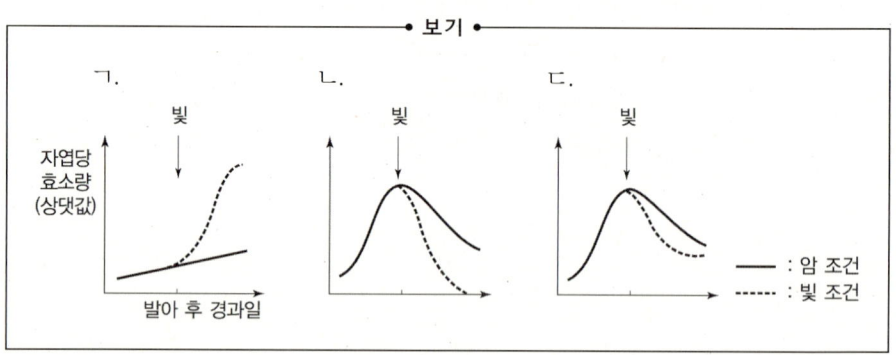

	이소시트르산리아제	글리콜산산화효소	카탈라아제
①	ㄱ	ㄴ	ㄷ
②	ㄱ	ㄷ	ㄴ
③	ㄴ	ㄱ	ㄷ
④	ㄴ	ㄷ	ㄱ
⑤	ㄷ	ㄱ	ㄴ

026

미세섬유의 길이는 양쪽 말단에서 액틴 단량체의 첨가 반응과 해리 반응 속도에 의해 결정된다. (가)는 액틴 중합에 의한 미세섬유 형성 반응의 모식도이고, (나)는 미세섬유의 말단 I과 II에서 첨가 반응과 해리 반응의 속도 상수를 나타낸 것이다. (다)는 액틴 농도에 따른 미세섬유 형성 양상을 그래프로 나타낸 것이다.

(가)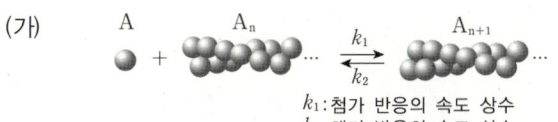
k_1: 첨가 반응의 속도 상수
k_2: 해리 반응의 속도 상수

(나)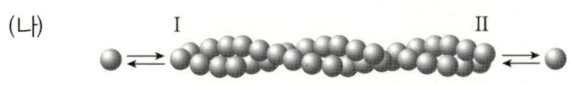

	I	II
$k_1(\mu M^{-1} sec^{-1})$	12.0	1.3
$k_2(sec^{-1})$	1.4	0.8

(다)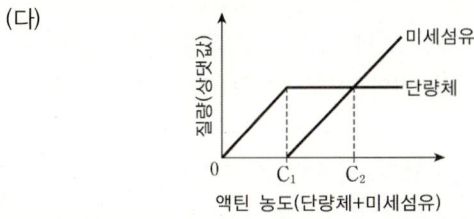

이에 대한 설명으로 옳은 것은?

① I은 미세섬유의 음성 말단이다.
② 액틴의 해리 속도는 I보다 II에서 빠르다.
③ 액틴 중합이 시작되는 농도(C_1)는 II보다 I에서 높다.
④ C_2에서는 I에서 첨가되는 액틴 단량체의 양과 I에서 해리되는 액틴 단량체의 양이 같다.
⑤ 액틴 단량체의 농도가 $0.3\ \mu M$일 때, I에서 첨가되는 액틴 단량체의 양이 해리되는 양보다 많다.

027

2005학년도 12번

세포가 분열할 때 중요한 역할을 하는 미세소관 (microtubule)은 튜불린 (tubulin) 분자의 결합으로 구성된 빈 실린더 모양의 구조를 하고 있다. 그림은 세포에서 분리한 튜불린 분자가 시간이 경과함에 따라 시험관에서 미세소관을 형성하는 과정을 나타낸 것이다.

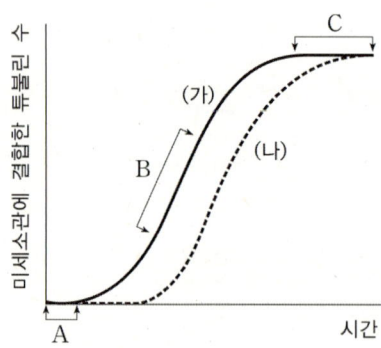

위의 그림과 관련된 설명 중 옳은 것을 〈보기〉에서 있는 대로 고른 것은?

──── • 보기 • ────

ㄱ. 중심체(centrosome)를 넣어주면 (가) 곡선에서 (나) 곡선으로 바뀐다.
ㄴ. A는 튜불린 이중체(dimer)가 서로 결합하여 미세소관의 신장을 준비하는 단계이다.
ㄷ. B는 튜불린 이중체가 미세소관에 붙는 속도가 떨어지는 속도보다 빠른 단계이다.
ㄹ. C는 튜불린 이중체가 미세소관에 붙고 떨어지는 반응이 더 이상 일어나지 않는 단계이다.

① ㄱ, ㄴ ② ㄴ, ㄷ ③ ㄷ, ㄹ
④ ㄱ, ㄴ, ㄹ ⑤ ㄴ, ㄷ, ㄹ

028

세포 내에서 합성된 단백질이 세포소기관을 따라 이동하는 경로를 추적하기 위하여 뇌하수체에서 성장호르몬을 분비하는 세포를 분리하여 실험을 하였다.

〈실험 과정〉
(가) 방사성 동위원소(^{35}S)로 표지된 메티오닌을 함유한 배지에서 세포를 30초간 배양한 후 동위원소가 없는 배지로 옮겼다.
(나) 시간별로 세포를 수확한 다음 세포소기관들을 분리하여 동위원소의 양을 측정하였다.
(다) 또한 분리한 세포소기관들로부터 성장호르몬방출호르몬(growth hormone releasing hormone) 수용체를 분리한 다음 동위원소의 양을 측정하였다.

〈실험 결과〉

세포소기관 시간	A 전체	A 수용체	B 전체	B 수용체	C 전체	C 수용체	D 전체	D 수용체	E 전체	E 수용체
5분	+	+	++	−	++++	++	++	−	++	−
10분	++++	++	+++	−	+	+	+++	−	++	+
120분	++	+	+++	−	−	−	+++	++	++	+

전체: 세포소기관 전체, 수용체: 성장호르몬방출호르몬 수용체, +: 있음, −: 없음

위의 결과로부터 유추한 세포소기관 A, B, C, D, E로 가장 타당한 것은?

	A	B	C	D	E
①	소포체	리소좀	골지체	핵	세포막
②	핵	소포체	골지체	리소좀	세포막
③	골지체	핵	소포체	세포막	리소좀
④	소포체	리소좀	핵	세포막	골지체
⑤	골지체	세포막	소포체	리소좀	핵

029

다음은 동물 세포의 세포막을 나타낸 모식도이다.

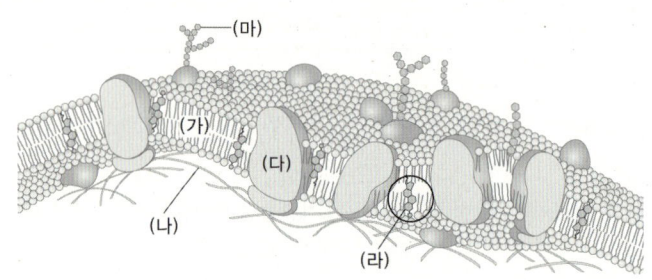

위 그림에 대한 설명으로 옳지 <u>않은</u> 것은?

① (가)는 지질 이중층으로 포화지방산이 많아질수록 막의 유동성이 증가한다.
② (나)는 세포의 안쪽에 존재하는 세포골격 미세섬유로서 세포막의 지지 및 보호 작용을 한다.
③ (다)는 단백질로서 지질 이중층에 걸쳐서 존재하며, 주로 세포의 신호 전달이나 물질 이동에 관여한다.
④ (라)는 지질 이중층에 존재하는 콜레스테롤이며, 고리 구조로 되어 있어 세포막의 안정화에 도움이 된다.
⑤ (마)는 단백질이나 지질에 붙어 있는 당으로, 외부 신호 인식을 돕고 세포막을 보호하는 역할도 한다.

030

식물에서 저온에 대한 감수성은 막 지방산의 포화 정도와 밀접한 상관관계를 가진다. 그림은 저온에 대한 감수성이 서로 다른 식물에서 분리한 미토콘드리아 막의 [불포화지방산/포화지방산] 비를 나타낸 것이다.

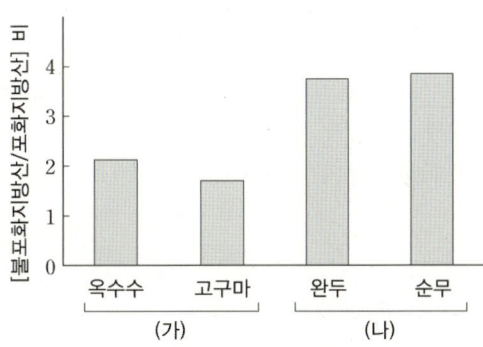

이에 대한 설명으로 옳은 것만을 〈보기〉에서 있는 대로 고른 것은?

---- 보기 ----

ㄱ. (가)는 (나)보다 저온에 대한 내성이 더 크다.
ㄴ. 저온에서 (가)의 막 단백질은 (나)의 막 단백질보다 유동성이 더 작다.
ㄷ. 유동 상태에서 반결정(gel) 상태로 변화가 일어나는 온도는 (가)에서보다 (나)에서 더 낮다.

① ㄱ ② ㄴ ③ ㄷ
④ ㄱ, ㄷ ⑤ ㄴ, ㄷ

031

다음은 사람 적혈구의 용혈 현상을 알아보기 위한 실험 과정이다.

〈실험 과정〉
(가) 1% NaCl 수용액을 만든 후, 이를 희석하여 0.3 ~ 0.9% NaCl 수용액을 10 mL씩 만든다.
(나) 헤파린이 처리된 시험관을 이용하여 정맥에서 채혈한 후, 원심분리한다.
(다) 침전물을 식염수와 혼합하여 적혈구 현탁액을 만든다.
(라) (다)의 현탁액 0.2 mL를, (가)의 NaCl 수용액 10 mL가 담긴 각 시험관에 떨어뜨린다.

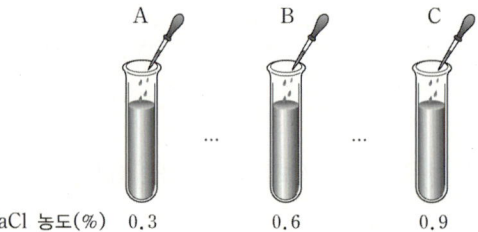

(마) 10분 후에 원심분리하고 상층액을 회수하여 OD$_{560}$값을 측정한다.

이에 대한 설명으로 옳지 않은 것은?

① (가)에서 0.3% NaCl 수용액을 만들 때, 1% NaCl 수용액 3 mL와 증류수 7 mL를 혼합한다.
② (나)에서 헤파린은 항응고제로 작용한다.
③ (다)에서 사용한 식염수는 혈액과 등장액이다.
④ A의 흡광도가 B의 흡광도보다 낮다.
⑤ C에서 용혈은 일어나지 않는다.

032

어떤 생물학자가 세포막에서 물질 X의 기능을 알아보기 위해 다음과 같은 실험을 하였다.

〈실험 과정〉
(가) 인지질로 지질막을 만들었다.
(나) 지질막 안쪽에 설탕 용액을 넣은 후, 지질막 밖으로 설탕 분자가 이동하는 속도를 측정하였다.
(다) 지질막에 물질 X를 삽입한 후, 지질막 안쪽에 설탕 용액을 넣고 지질막 밖으로 설탕 분자가 이동하는 속도를 측정하였다.
(라) 설탕 용액의 농도를 변화시키면서 (나)와 (다)의 실험을 반복하였다.

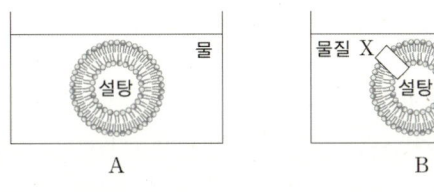

〈실험 결과〉

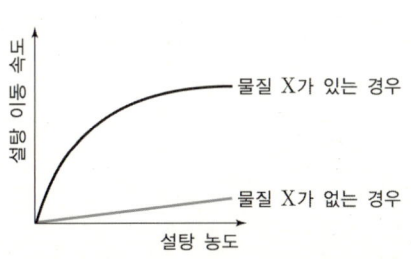

위 실험 결과에 대한 해석이나 추론으로 옳은 것을 〈보기〉에서 있는 대로 고른 것은?

─── 보기 ───
ㄱ. 물질 X는 설탕 분자가 이동할 때 통로 역할을 한다.
ㄴ. A에서 ATP를 첨가하면 설탕 분자의 이동 속도가 빨라진다.
ㄷ. B에서 대부분의 설탕 분자는 능동수송에 의해 지질막을 통과한다.
ㄹ. B에서 설탕 분자의 이동 속도는 물질 X의 농도에 의해 영향을 받을 것이다.

① ㄱ, ㄴ ② ㄱ, ㄹ ③ ㄴ, ㄷ
④ ㄴ, ㄹ ⑤ ㄷ, ㄹ

033

다음은 물질 A가 세포막을 통과하는 방식을 알아보기 위하여 수행한 실험의 결과이다.

- A의 유사체는 세포 내로 이동되지 않았다.
- A의 농도가 증가함에 따라 A의 이동속도가 증가하다가 어느 농도 이상에서는 이동속도가 일정해졌다.
- 세포에 CN 화합물을 처리했을 때 A의 이동은 영향을 받지 않았다.
- 세포의 엔도솜 내부에서 A가 발견되지 않았다.

A의 이동 방식으로 가장 적절한 것은?

① 음세포 작용
② 지질막을 통한 확산
③ 이온채널을 통한 수송
④ 수송체를 통한 촉진 확산
⑤ 수용체 매개 내세포 작용(receptor-mediated endocytosis)

034

그림은 물질 A~C가 세포막을 통해 세포 밖에서 안으로 이동할 때 세포 안팎의 농도 차이에 따른 이동 속도를 나타낸 것이다.

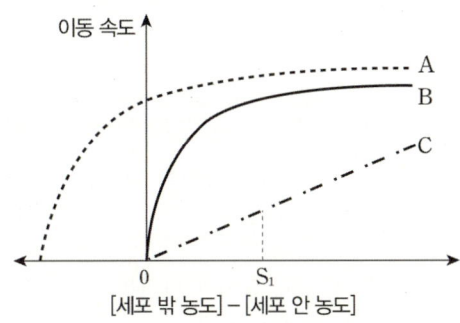

이에 대한 설명으로 옳은 것만을 〈보기〉에서 있는 대로 고른 것은? (단, A~C는 각각 하나의 수송 방식으로 이동한다.)

─ 보기 ─

ㄱ. A는 채널 통로를 통해 이동한다.
ㄴ. B는 운송단백질에 의해 이동한다.
ㄷ. 세포에 CN 화합물을 처리했을 때 S_1에서 C가 이동하지 않는다.

① ㄱ ② ㄴ ③ ㄷ
④ ㄱ, ㄴ ⑤ ㄴ, ㄷ

035

2009학년도 27번

그림은 스핑고지질과 콜레스테롤이 밀집된 지역인 지질뗏목(lipid raft)을 포함한 동물 세포의 세포막을 나타낸 모식도이다. 이에 대한 설명으로 옳은 것만을 〈보기〉에서 있는 대로 고른 것은? (단 X, Y에서 ↔ 길이는 동일하다.)

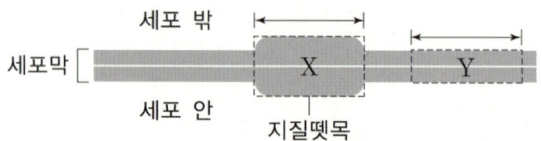

―● 보기 ●―

ㄱ. 지방산의 평균 길이는 Y에서보다 X에서 더 길다.
ㄴ. X에는 Y보다 소수성이 큰 지질이 더 많다.
ㄷ. X에는 Y보다 유동성이 큰 인지질이 더 많다.
ㄹ. X에서 불포화지방산이 발견될 확률은 Y에서보다 크다.

① ㄱ, ㄴ ② ㄱ, ㄹ ③ ㄷ, ㄹ
④ ㄱ, ㄴ, ㄷ ⑤ ㄴ, ㄷ, ㄹ

036

2005학년도 35번

세포막에 존재하는 R 단백질의 구조를 알아보기 위하여 다음과 같은 실험을 하고, 각각의 실험에서 분리된 단백질의 분자량을 측정하기 위하여 전기영동을 수행하였다.

〈실험 내용〉

- 실험 (가): 세포막에서 R 단백질을 분리하였다.
- 실험 (나): 세포에 탄수화물 분해효소를 처리한 후 R 단백질을 분리하였다.
- 실험 (다): 세포에 단백질 분해효소를 처리한 후 R 단백질을 분리하였다.
- 실험 (라): 세포를 저장액 속에 넣어 터트리고 탄수화물 분해효소를 처리한 후 R 단백질을 분리하였다.
- 실험 (마): 세포를 저장액 속에 넣어 터트리고 단백질 분해효소를 처리한 후 R 단백질을 분리하였다.

〈실험 결과〉

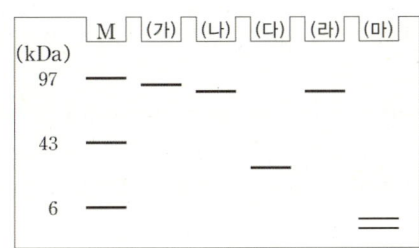

위의 실험 결과를 근거로 유추한 R 단백질의 구조로 가장 적절한 모델은? (∼ : 단백질, ◆ : 탄수화물)

① 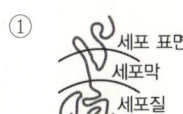   ② 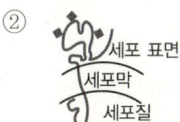   ③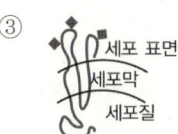

④ 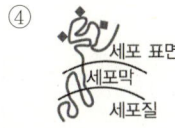   ⑤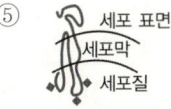

037 [심화이해]

2014학년도 29번

다음은 세포막 단백질 X의 유전자로부터 결정된 아미노산 서열 전체를 소수성(hydropathy) 분석하여 막관통 단편의 위치를 파악하는 과정이다.

〈자료〉
- 아미노산의 소수성 계수(HI)

아미노산	HI	아미노산	HI	아미노산	HI	아미노산	HI
A	1.8	C	2.5	D	−3.5	E	−3.5
F	2.8	G	−0.4	H	−3.2	I	4.5
K	−3.9	L	3.8	M	1.9	N	−3.5
P	−1.6	Q	−3.5	R	−4.5	S	−0.8
T	−0.7	V	4.2	W	−0.9	Y	−1.3

〈분석 방법〉

(가) 막관통 단편의 크기에 해당하는 아미노산 19개를 구간 크기(window size)로 설정한다.

(나) X의 N 말단에 위치한 19개 아미노산을 구간 1로 정하고 평균 HI를 구한다.

　　　　　　　　　　　구간 1
　　N 말단 − MHPEPAPPPSHSNPELPVSGG ⋯ HYA − C 말단

(다) 구간 1을 C 말단 쪽으로 아미노산 하나만큼 이동시켜 구간 2를 정하고 평균 HI를 구한다.

　　　　　　　　　　　구간 2
　　N 말단 − MHPEPAPPPSHSNPELPVSGG ⋯ HYA − C 말단

(라) X의 C 말단에 도달할 때까지 (다)를 반복한다.

(마) 각 구간의 평균 HI를 그래프로 나타낸다.

〈분석 결과〉
- X의 막관통 단편의 위치는 M1~M4이다.

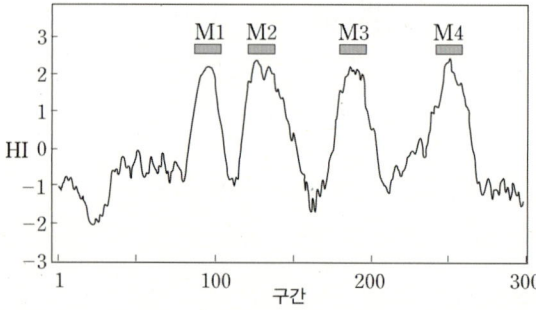

이에 대한 설명으로 옳은 것만을 〈보기〉에서 있는 대로 고른 것은?

─── • 보기 • ───
ㄱ. 평균 HI는 구간 1이 구간 2보다 크다.
ㄴ. 분석 결과에 의하면 X의 N 말단에 신호펩티드(signal peptide)가 존재한다.
ㄷ. X의 N 말단이 세포질에 존재하면 C 말단은 세포 외부로 돌출된다.

① ㄱ   ② ㄴ   ③ ㄷ
④ ㄱ, ㄴ   ⑤ ㄴ, ㄷ

038

다음은 설탕을 유일한 탄소원으로 사용하는 세균 A~C와 세균의 세포막에 존재하는 설탕 수송 단백질 a, b에 대한 자료이다.

- A는 a만을, B는 b만을 발현하고, C는 a와 b를 같은 수만큼 발현한다.
- a와 b는 Michaelis-Menten 방정식을 따르고, 표와 같은 특성을 지닌다.

설탕 수송 단백질	a	b
V_{max}	10 μM/sec	1 μM/sec
K_m	1000 μM	10 μM

- a와 b에 의한 설탕 수송이 각 세균 생장의 속도 결정 단계이다.

이에 대한 설명으로 옳지 않은 것은? (단, A~C는 a와 b의 활성을 제외하고는 모두 동일하고, 세균이 생장하는 동안 설탕 농도는 일정하게 유지된다.)

① a의 농도가 10 nM일 때, a의 전환수(turnover number)는 1000/sec이다.

② a, b의 농도가 각각 10 nM일 때, 촉매 효율($\frac{k_{cat}}{K_m}$)은 a가 b보다 크다.

③ 설탕의 농도가 1000 μM일 때, A가 B보다 빨리 생장한다.

④ 설탕의 농도가 200 μM일 때, C에서 설탕은 b보다 a에 의해 많이 수송된다.

⑤ a와 b에 의한 동일 조건의 설탕 수송 반응에서 각 반응의 자유 에너지 변화량(ΔG)은 같다.

039

그림은 세포막에서 분리한 $Na^+ - K^+$ 펌프 단백질을 정상과는 반대 방향으로 리포솜에 삽입한 것을 나타내는 것이고, 표는 리포솜 내부와 외부의 물질 농도를 나타낸 것이다.

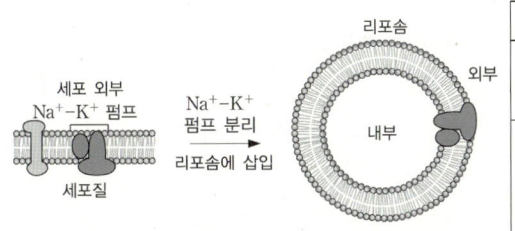

구간	농도
내부	$100\,mM\ Na^+$ $2\,mM\ ATP$
외부	$10\,mM\ Na^+$ $5\,mM\ K^+$ $2\,mM\ ATP$

리포솜에 삽입된 $Na^+ - K^+$ 펌프에 의한 이온 이동에 대한 설명으로 옳은 것은? (단, 분리된 $Na^+ - K^+$ 펌프 단백질에는 이온과 ATP가 결합되어 있지 않다.)

① ATP의 소모 없이 Na^+는 농도 차에 의하여 리포솜 내부에서 외부로 이동한다.
② ATP를 소모하며 Na^+는 리포솜 내부에서 외부로, K^+는 리포솜 외부에서 내부로 이동한다.
③ ATP를 소모하며 Na^+는 리포솜 외부에서 내부로, K^+는 리포솜 내부에서 외부로 이동한다.
④ ATP를 소모하며 Na^+가 리포솜 외부에서 내부로 이동한 후 펌프는 작동을 멈춘다.
⑤ 정상 세포막과는 달리 Na^+의 농도가 리포솜 내부와 외부에서 역전되어 있으므로 펌프는 작동하지 않는다.

040

일부 리간드는 수용체 매개 방식으로 세포 내에 유입된다. 디나민에 돌연변이가 일어난 세포주에서는 클라트린-피복구(clathrin-coated pit)가 세포 안으로 유입되지 못한다. 수용체에 특이적인 리간드 처리 전후에 정상 세포와 돌연변이 세포로부터 각각 세포막을 추출하여 수용체 특이적인 항체로 웨스턴 블롯 분석(Western blot analysis)을 수행하였다. 위 실험 결과에 대한 내용이나 추론 중 옳은 것을 〈보기〉에서 있는 대로 고른 것은?

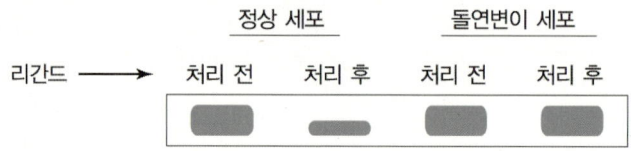

• 보기 •

ㄱ. 돌연변이 세포에 리간드를 처리하면 세포막에 클라트린의 양이 증가할 것이다.
ㄴ. 리간드가 세포 내로 유입되기 위해서는 클라트린-피복 소낭이 형성되어야한다.
ㄷ. 정상 세포에서 리간드 처리 후 수용체의 양이 감소한 것은 리간드와 결합한 수용체가 세포 내로 유입되었기 때문이다.
ㄹ. 돌연변이 세포에서 리간드 처리 전과 후에 수용체 양에 변화가 없는 것은 세포 내로 도입된 수용체가 세포막으로 회수되었기 때문이다.

① ㄱ, ㄷ ② ㄴ, ㄹ ③ ㄱ, ㄴ, ㄷ
④ ㄱ, ㄴ, ㄹ ⑤ ㄴ, ㄷ, ㄹ

041

2008학년도 05번

물질 A가 B로 전환되는 가역 반응에서 그림 (가)는 A의 농도 변화를, 그림 (나)는 자유에너지 변화를 나타낸 것이다.

$$A \rightleftarrows B$$

(가) 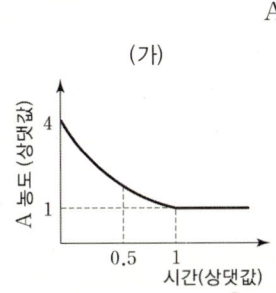   (나)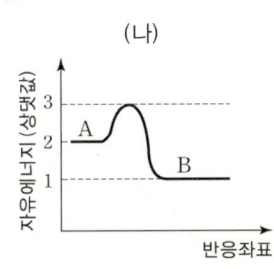

A에서 B로 반응을 촉진시키는 효소를 넣었을 때 예상되는 결과로 옳은 것은?

①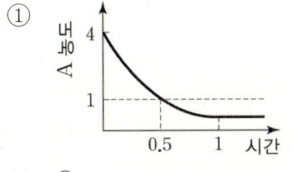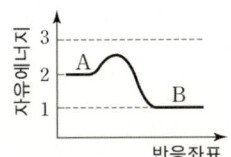

②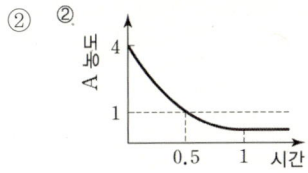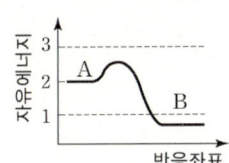

③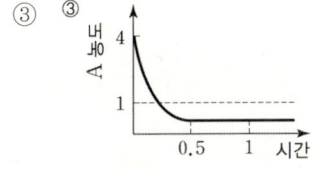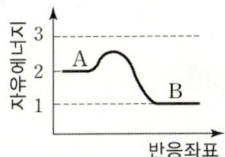

④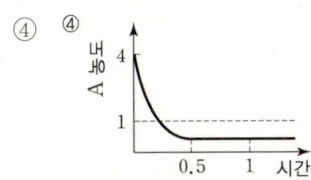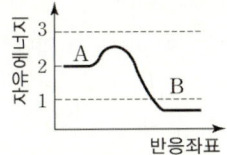

⑤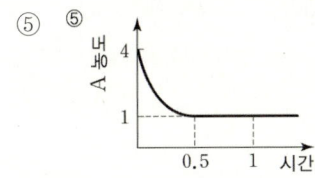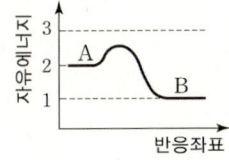

042

그림 (가)는 저해제 I 가 있을 때와 없을 때 효소 A의 기질 농도에 따른 효소반응속도를 나타낸 것이다. 그림 (나)는 (가)의 그래프를 라인웨버-버크 플롯으로 나타낸 것이다.

(가)
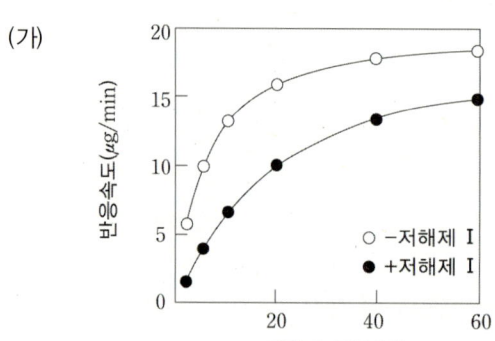

(나)
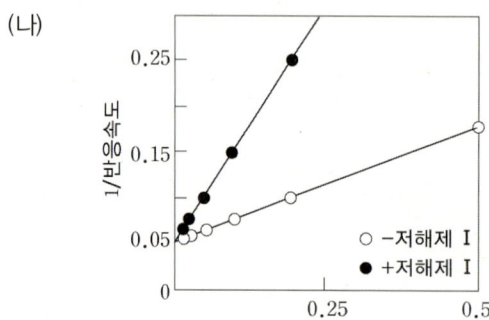

이에 대한 설명으로 옳은 것은?

① I는 경쟁적 저해제이다.
② I는 A의 V_{max}를 감소시킨다.
③ I가 있을 때 A의 V_{max}는 $30~\mu g/min$이다.
④ 그래프 (나)에서 x축은 $\dfrac{1}{효소~농도}$이다.
⑤ I가 있을 때보다 없을 때 효소 A의 K_M 값은 더 크다.

043

2007학년도 23번

숙신산탈수소효소는 숙신산이 푸마르산으로 바뀌는 반응을 촉진시킨다. 그림(가)는 저해제 A가 이 효소 반응에 미치는 영향을 나타낸 것이고, 그림 (나)의 실선은 숙신산에 이 효소를 처리했을 때 나타나는 숙신산의 농도 변화를 나타낸 것이다.

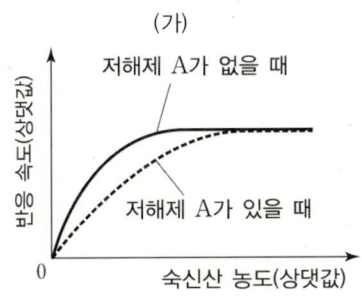
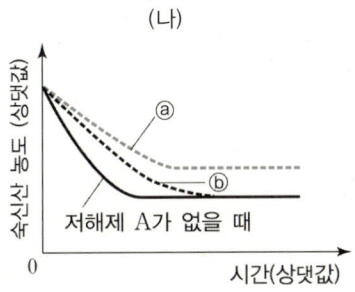

위 결과에 대한 해석이나 추론으로 옳은 것을 〈보기〉에서 있는 대로 고른 것은?

• 보기 •

ㄱ. 저해제 A를 첨가하면 그림 (나)의 그래프는 ⓐ처럼 바뀔 것이다.
ㄴ. 저해제 A의 화학적 구조는 숙신산보다 푸마르산과 비슷할 것이다.
ㄷ. 저해제 A는 숙신산탈수소효소의 활성부위(active site)에 결합할 것이다.

---

① ㄱ ② ㄴ ③ ㄷ
④ ㄱ, ㄷ ⑤ ㄴ, ㄷ

044

2017학년도 예비검사 20번

그림 (가)는 효소 ㉠~㉤에 의해 물질 A가 물질 F로 대사되는 과정을, (나)는 기질 농도에 따른 ㉡과 ㉢의 반응 속도를 나타낸 것이다. ⓐ와 ⓑ는 각각 ㉡과 ㉢ 중 하나이다.

(가) A ⇌㉠ B →㉡ C ⇌㉢ D ⇌㉣ E →㉤ F

(나)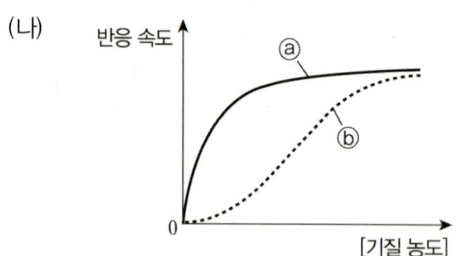

이에 대한 설명으로 옳은 것만을 〈보기〉에서 있는 대로 고른 것은?

보기

ㄱ. F에 의한 피드백 억제 대상으로 가장 적절한 것은 ㉠이다.
ㄴ. ㉡은 ⓑ이다.
ㄷ. ⓐ는 다른 자리 입체성 조절(allosteric control)을 받는다.

---

① ㄱ   ② ㄴ   ③ ㄱ, ㄴ
④ ㄱ, ㄷ   ⑤ ㄴ, ㄷ

045

다음은 어떤 단백질 분해효소와 기질의 이성질체를 이용하여 효소의 기질 특이성을 조사한 실험이다.

〈실험 과정〉
(가) D-아미노산을 이용하여 D-효소와 D-기질을, L-아미노산을 이용하여 L-효소와 L-기질을 각각 합성한다.
(나) 두 기질에 대해 형광원을 표지한 형광기질과 표지하지 않은 비형광기질을 준비한다. 형광기질은 효소에 의해 분해되면 형광을 낸다.
(다) 표와 같이 효소와 기질을 각각 넣고 37℃에서 5분간 반응시키면서 형광의 세기를 측정한다. 시험관 5와 6에서 형광기질과 비형광기질은 동일한 양을 첨가한다.

시험관	1	2	3	4	5	6
효소	L	L	D	D	L	L
형광기질	L	D	L	D	L	L
비형광기질	없음	없음	없음	없음	L	D

〈실험 결과〉

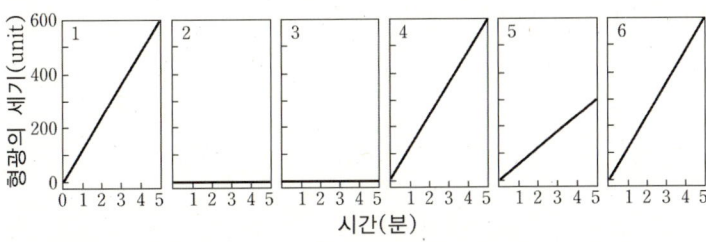

이에 대한 설명으로 옳은 것을 〈보기〉에서 고른 것은?

── 보기 ──
ㄱ. D-기질은 L-효소의 활성부위에 결합하지만 분해되지 않는다.
ㄴ. D-기질에 대한 D-효소의 초기 반응속도는 120 unit/분이다.
ㄷ. 시험관 4에 비형광 L-기질을 첨가하여 반응하면 그래프의 기울기가 감소한다.
ㄹ. L-효소와 D-효소의 pI(등전점) 값은 같다.

① ㄱ, ㄴ ② ㄱ, ㄹ ③ ㄴ, ㄷ
④ ㄴ, ㄹ ⑤ ㄷ, ㄹ

046

표는 촉매 기작이 서로 동일한 효소 A, B, C의 특성을 비교한 것이다.

효소	$K_M(\mu M)$	$K_{cat}(sec^{-1})$	K_{cat}/K_M $(10^6 M^{-1}sec^{-1})$
A	20	20	1.00
B	500	5	0.01
C	2,000	4	0.002

이에 대한 설명으로 옳은 것만을 〈보기〉에서 있는 대로 고른 것은? (단, 효소 A, B, C는 동일한 위치의 아미노산 하나만 서로 다르다.)

---- 보기 ----

ㄱ. 효소의 기질 친화력은 A가 가장 크다.
ㄴ. 촉매효율(catalytic efficiency)은 C가 A보다 500배 더 크다.
ㄷ. 촉매전환율(catalytic turnover number)은 C가 B보다 4배 더 크다.

① ㄱ ② ㄴ ③ ㄷ
④ ㄱ, ㄴ ⑤ ㄴ, ㄷ

047

다음은 가수분해효소 K의 활성 저해제 X와 Y에 대한 자료이다.

- 그림은 X와 Y가 K의 활성을 저해하는 기작을 나타낸 모식도이다. ㉠과 ㉡은 각각 X와 Y 중 하나이다.

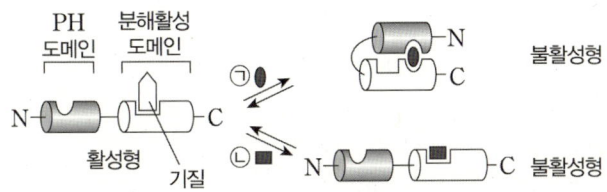

- 시험관 내에서 야생형 K와 PH 도메인이 제거된 K(ΔPH-K)의 효소 활성은 동일하다.
- 야생형 K와 ΔPH-K에 대한 X와 Y의 IC$_{50}$값

저해제	IC$_{50}$(μM)	
	야생형 K	ΔPH-K
X	0.029±0.0009	0.030±0.0007
Y	0.10±0.003	>2000

이에 대한 설명으로 옳은 것만을 〈보기〉에서 있는 대로 고른 것은?

보기

ㄱ. X는 경쟁적 저해제이다.
ㄴ. Y가 효소 활성을 저해하기 위해서는 PH 도메인이 필요하다.
ㄷ. ㉠은 기질의 전이상태 유사체를 형성하여 효소 반응을 저해한다.

① ㄱ ② ㄷ ③ ㄱ, ㄴ
④ ㄴ, ㄷ ⑤ ㄱ, ㄴ, ㄷ

048

그림은 어떤 효소의 반응속도와, 이에 대한 물질 A의 영향을 알아보기 위한 실험결과이다. 여러 기질농도([S])에 대한 효소의 초기속도(V_0)를 Lineweaver-Burk plot으로 나타내었다.

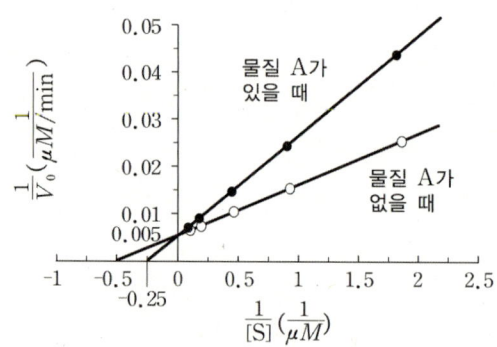

이에 대한 해석으로 옳은 것만을 〈보기〉에서 있는 대로 고른 것은? (단, 사용된 효소의 농도는 $0.2\ \mu M$이다.)

── 보기 ──

ㄱ. 물질 A는 이 효소의 경쟁적 억제제이다.
ㄴ. 물질 A가 없을 때 최대속도($V_{\max}$)는 $400\ \mu M/\min$이다.
ㄷ. 물질 A가 없을 때 K_M(Michaelis constant)은 $2\ \mu M$이다.
ㄹ. 물질 A가 없을 때 효소 1분자는 1분 동안 200분자의 기질과 반응한다.

① ㄱ, ㄷ ② ㄴ, ㄷ ③ ㄴ, ㄹ
④ ㄱ, ㄴ, ㄹ ⑤ ㄱ, ㄷ, ㄹ

049

2017학년도 예비검사 07번

표의 (가)는 헥소키나아제(HK)에 의해 포도당이 포도당-6-인산으로 전환될 때의, (나)는 포도당이 인산과 반응하여 포도당-6-인산으로 전환될 때의, (다)는 ATP가 가수분해될 때의 반응에서 $\Delta G'^{\circ}$와 K'_{eq}를 각각 나타낸 것이다.

반응		$\Delta G'^{\circ}$ (kJ/mol)	K'_{eq}
(가)	포도당+ATP → 포도당-6-인산+ADP	−16.7	ⓐ
(나)	포도당+P_i → 포도당-6-인산+H_2O	13.8	$4 \times 10^{-3} M^{-1}$
(다)	ATP+H_2O → ADP+P_i	ⓑ	$2 \times 10^5 M$

이에 대한 설명으로 옳은 것만을 〈보기〉에서 있는 대로 고른 것은?

― 보기 ―

ㄱ. ⓐ는 8×10^2이다.
ㄴ. ⓑ는 −30.5이다.
ㄷ. HK는 포도당신생과정(gluconeogenesis)에 사용된다.

① ㄱ　　② ㄴ　　③ ㄷ
④ ㄱ, ㄴ　　⑤ ㄴ, ㄷ

050

2005학년도 예비검사 40번

세포호흡을 저해하는 어떤 물질을 원숭이에게 투여한 결과 다음과 같은 현상이 나타났다.

- 열이 많이 발생하였다.
- 대사 속도가 증가하였다.
- 산소 소비량이 약간 증가하였다.
- 젖산의 생성량은 변화가 없었다.

위 현상을 근거로 추론한 이 물질의 기능으로 옳은 것은?

① 해당과정의 ATP 합성을 저해한다.
② 크렙스회로에서 NADH 합성을 저해한다.
③ 전자전달 복합체의 전자전달을 저해한다.
④ 산소가 전자를 수용하는 과정을 저해한다.
⑤ 미토콘드리아 내막 안팎의 pH 차이를 줄인다.

051

그림 (가)는 간세포에서 추출한 미토콘드리아 현탁액에 피루브산을 넣은 후 ADP 농도에 따른 산소 소비량을 측정한 결과이고, (나)는 간세포에서 추출한 미토콘드리아 현탁액에 화학물질 A를 첨가한 후 (가)와 동일한 실험을 한 결과이다.

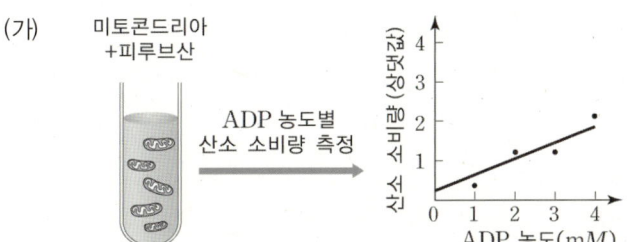

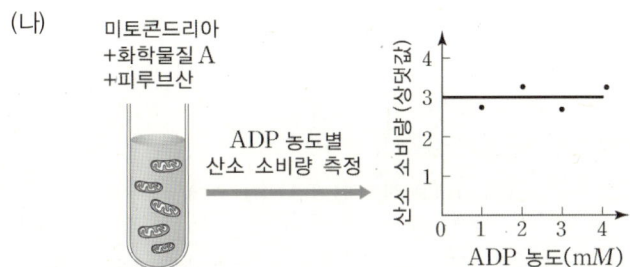

위 실험 결과로부터 추론한 것으로 옳은 것을 〈보기〉에서 있는 대로 고른 것은?

• 보기 •

ㄱ. (가)에서 산소 소비량은 ATP 합성량과 비례한다.
ㄴ. (나)에서 미토콘드리아의 전자전달 과정은 정상적으로 작동한다.
ㄷ. (나)에서 H^+의 화학적 삼투현상에 의한 ATP 합성이 활성화된다.
ㄹ. (가)의 미토콘드리아 내막에서 H^+의 통과를 자유롭게 하면 (나)와 같은 결과가 나타난다.

① ㄱ, ㄷ ② ㄴ, ㄹ ③ ㄱ, ㄴ, ㄷ
④ ㄱ, ㄴ, ㄹ ⑤ ㄴ, ㄷ, ㄹ

052

다음은 동물의 근육세포에서 팔미트산이 산화되는 과정에 대한 자료이다.

- 팔미트산은 팔미토일-CoA로 전환된 후 β 산화를 통해 물질 X를 생성한다.

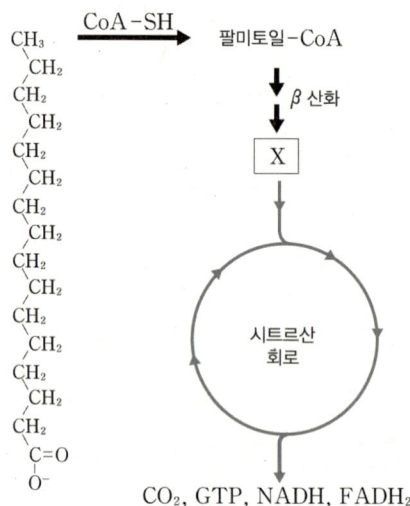

- 팔미트산 1 분자에서 생성된 모든 X는 시트르산 회로를 통해서 16개의 CO_2와 (가) 개의 GTP, (나) 개의 NADH, (다) 개의 $FADH_2$를 생성한다.

X와 (가)~(다)로 옳은 것은?

	X	(가)	(나)	(다)
①	아세틸-CoA	8	24	8
②	아세틸-CoA	16	48	16
③	피루브산	5	20	5
④	피루브산	8	16	8
⑤	피루브산	16	48	16

053

다음은 동물과 식물의 미토콘드리아에서 전자전달계의 차이를 조사한 실험이다.

〈자료〉

- 동물의 미토콘드리아에서 일어나는 전자전달과 ATP 생성 과정

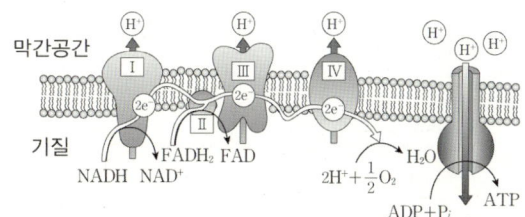

- 식물의 미토콘드리아에는 전자전달에 관여하는 복합체 Ⅰ~Ⅳ 이외에 추가 복합체가 있다.
- 시안화물(KCN)은 복합체 Ⅳ를 억제한다.
- 살리실히드록삼산(SHAM)은 복합체 Ⅳ가 아닌 식물의 추가 복합체를 억제한다.

〈실험 내용〉

동물과 식물에서 분리한 미토콘드리아에 다음과 같이 호흡기질과 호흡억제제를 첨가하여 산소 소모량을 측정하였다. 말산은 NADH 공급원이고, 로테논은 호흡억제제이다.

첨가물	산소 소모량(μ mol/mg 단백질·분)	
	동물 미토콘드리아	식물 미토콘드리아
말산	54.5	52.1
숙신산	35.1	32.3
말산+로테논	0	13.9
숙신산+로테논	32.8	31.1
숙신산+KCN	0	10.8
숙신산+SHAM	33.2	15.1
숙신산+KCN+SHAM	0	0

이 자료를 바탕으로 식물 미토콘드리아의 전자전달계에 대해 설명한 것으로 옳은 것만을 〈보기〉에서 있는 대로 고른 것은?

〈보기〉

ㄱ. 로테논에 의한 억제는 복합체 Ⅱ의 앞 단계에서 일어난다.
ㄴ. KCN은 식물 미토콘드리아의 복합체 Ⅳ를 부분적으로 억제한다.
ㄷ. 식물의 미토콘드리아는 복합체 Ⅳ 이외에 산소로 전자를 전달하는 추가 복합체를 가진다.

① ㄱ ② ㄱ, ㄴ ③ ㄱ, ㄷ ④ ㄴ, ㄷ ⑤ ㄱ, ㄴ, ㄷ

054

2015학년도 10번

그림 (가)와 (나)는 사람의 간세포에서 에탄올과 포도당 대사 과정의 일부를 각각 나타낸 것이다.

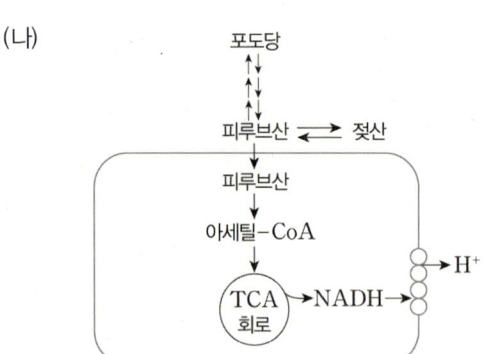

술을 마시지 않은 다음날 아침 식사 전과 비교하여 술을 과음한 다음날 아침식사 전에 간세포에서 일어나는 대사의 변화로 옳은 것만을 〈보기〉에서 있는 대로 고른 것은?

---- 보기 ----

ㄱ. $\dfrac{NADH}{NAD^+}$가 증가한다.

ㄴ. 포도당신생합성이 감소한다.

ㄷ. 피루브산이 아세틸-CoA보다 젖산으로 대사되는 비율이 증가한다.

① ㄱ　　② ㄴ　　③ ㄱ, ㄷ
④ ㄴ, ㄷ　　⑤ ㄱ, ㄴ, ㄷ

055

2007학년도 24번

다음은 근육세포 내의 물질대사에 관한 실험이다.

(가) 유산소 조건에서 근육세포를 배양하면서 세포 내의 과당-1,6-이인산(fructose-1,6-bisphosphate)과 포도당-6-인산(glucose-6-phosphate)의 농도 변화를 관찰하였다.

(나) 무산소 조건으로 바꾼 후 1분 동안 이 근육세포 내의 과당-1,6-이인산과 포도당-6-인산의 농도 변화를 관찰하였다.

〈실험 결과〉

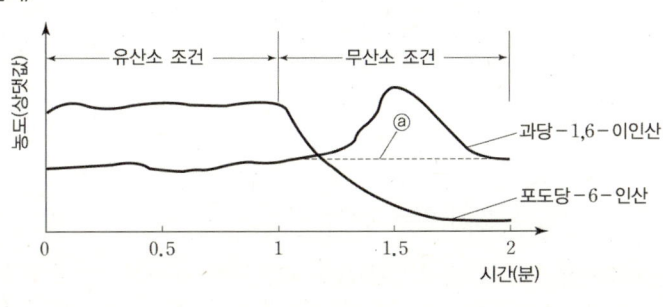

위 실험 중 무산소 조건에서 일어나는 현상에 대한 추론으로 옳은 것을 〈보기〉에서 있는 대로 고른 것은?

● 보기 ●

ㄱ. 세포 내 젖산의 농도가 증가할 것이다.
ㄴ. 지방산을 첨가하면 과당-1, 6-이인산 농도가 ⓐ처럼 유지될 것이다.
ㄷ. 과당-1, 6-이인산의 농도가 증가한 이유는 해당과정이 촉진되었기 때문이다.
ㄹ. 포도당-6-인산의 농도가 감소한 이유는 당신생과정(gluconeogenesis) 때문이다.

① ㄱ, ㄴ ② ㄱ, ㄷ ③ ㄴ, ㄹ
④ ㄱ, ㄴ, ㄷ ⑤ ㄴ, ㄷ, ㄹ

056

다음은 고등식물에서 일어나는 광합성의 명반응을 나타낸 모식도이다.

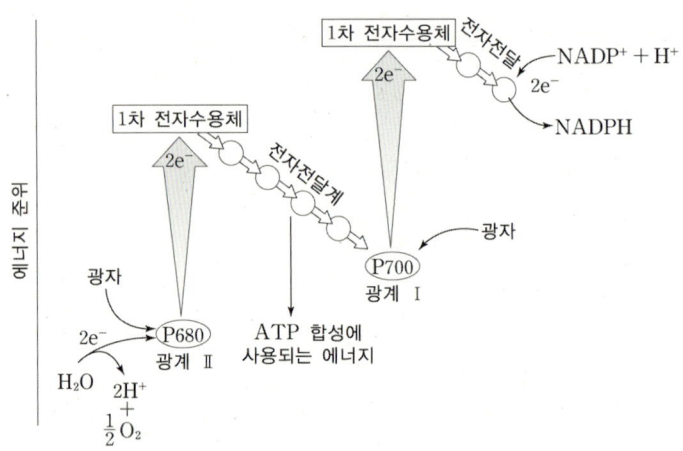

위 그림에 대한 설명으로 옳지 않은 것은?

① 각 광계의 최대 흡수 파장 영역은 다르다.
② 각 광계의 1차 전자수용체는 같은 화합물이다.
③ 광계 Ⅱ는 물을 산화시켜 전자를 받아 환원된다.
④ 광계 Ⅰ과 광계 Ⅱ는 서로 산화·환원 관계를 이룬다.
⑤ ATP는 세포호흡과 같은 원리에 의해 합성된다.

057

2006학년도 29번

그림은 고등식물의 엽록체에서 일어나는 광합성의 명반응에서 전자흐름에 의한 ATP와 NADPH 생성 과정을 나타낸 것이다.

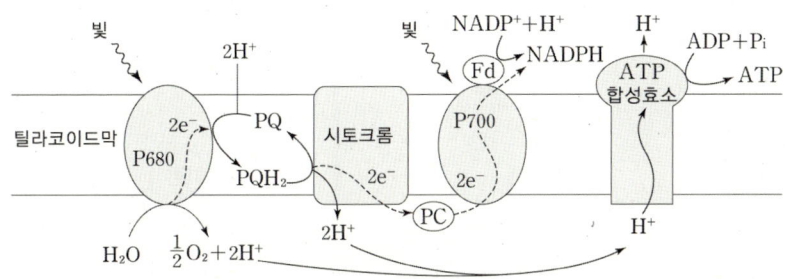

위 그림과 관련된 설명이나 추론 중 옳은 것을 〈보기〉에서 있는 대로 고른 것은?

● 보기 ●

ㄱ. 광계 Ⅱ가 받은 빛에너지는 스트로마 쪽에서 ATP 합성에 이용된다.
ㄴ. NADPH는 페레독신-$NADP^+$ 환원효소에 의해 생성된 후 스트로마에서 이산화탄소 고정에 이용된다.
ㄷ. 전자흐름 동안 수소 이온이 ATP 합성효소를 통해 스트로마로 방출되므로 스트로마가 틸라코이드 내강보다 더욱 산성화된다.
ㄹ. 500 nm, 670 nm의 두 가지 파장을 동시에 엽록체에 조사하면, 500 nm 파장이 광계 안테나 복합체의 카로티노이드보다 엽록소에서 더 많이 흡수된다.

① ㄱ, ㄴ   ② ㄴ, ㄷ   ③ ㄱ, ㄴ, ㄷ
④ ㄱ, ㄴ, ㄹ   ⑤ ㄱ, ㄷ, ㄹ

058

그림은 식물 엽록체의 명반응에서 일어나는 전자의 흐름을 나타낸 것이다.

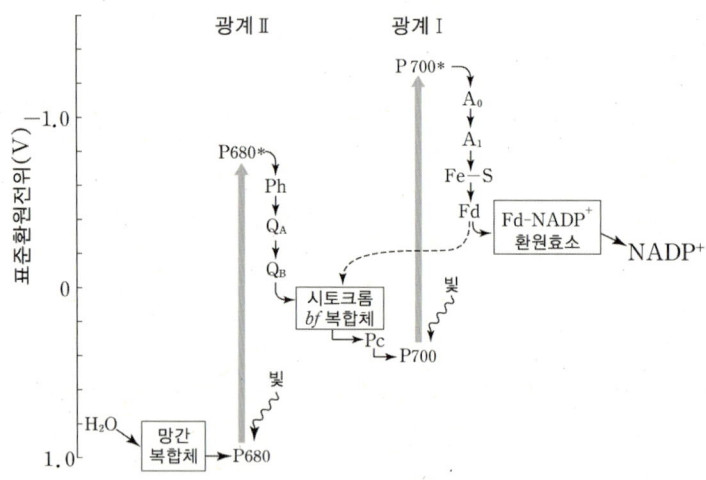

이에 대한 설명으로 옳은 것만을 〈보기〉에서 있는 대로 고른 것은?

• 보기 •

ㄱ. 산소 1분자가 발생될 때 3분자의 NADPH가 생성된다.
ㄴ. 산소가 발생되지 않으면 광인산화 반응이 일어나지 않는다.
ㄷ. 매우 강한 빛에서 광계 Ⅱ가 손상되어 광저해 현상이 일어난다.
ㄹ. NADPH가 생성되는 동안 망간 복합체는 양성자 농도 기울기 형성에 기여한다.

① ㄱ, ㄴ   ② ㄱ, ㄹ   ③ ㄴ, ㄷ
④ ㄴ, ㄹ   ⑤ ㄷ, ㄹ

059

그림은 분리한 엽록체에 이산화탄소를 첨가한 후 빛을 비춰주면서 산소 발생량과 이산화탄소 고정량을 각각 측정한 결과이다.

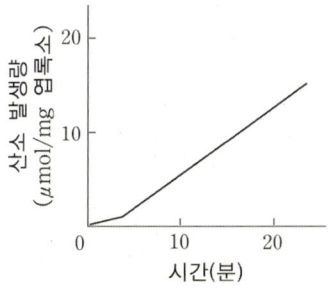
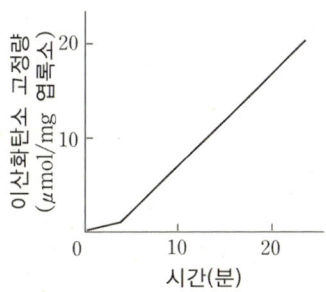

위 그림에서 15분 시점(↓)에 짝풀림인자(uncoupler)인 NH_4Cl 또는 ATP 합성효소 억제제인 올리고마이신을 각각 첨가하고, 15분 동안 산소 발생량과 이산화탄소 고정량을 측정하였다. 이때 일어난 변화를 나타낸 그래프로 가장 적절한 것은? (단, 답지의 x축은 시간이고, y축은 각각 산소 발생량과 이산화탄소 고정량이다.)

060

2009학년도 01번

대부분의 육상 C_4 식물에는 엽육세포와 유관속초세포라는 두 종류의 광합성 세포가 있다. 그림은 C_4 광합성의 단계를 나타낸 것이다.

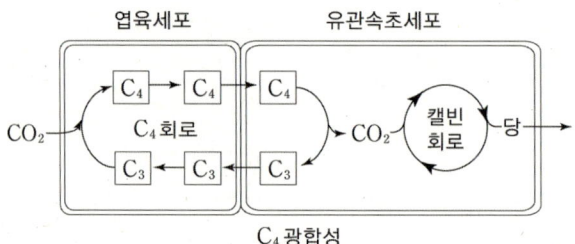

C_4 광합성

최근에 일부 명아주과 식물(*Barszczowia aralocaspica*)에서 C_4 광합성이 한 세포 내에서 일어난다는 사실이 밝혀졌다. 이 명아주과 식물에 대한 설명으로 옳지 <u>않은</u> 것은?

① C_3 식물보다 광호흡율이 낮다.
② C_4 산 고정은 대기와 가까운 세포 부위에서 일어난다.
③ 루비스코 활성 부위에서는 대기에 비해 CO_2의 분압이 높다.
④ C_3 산과 C_4 산의 순환이 방향성을 갖기 위해서는 세포 내 구획화가 필요하다.
⑤ C_4 산이 고정되는 엽록체와 루비스코에 의한 탄소 고정이 일어나는 엽록체는 서로 다르다.

061

식물의 탄소고정 과정은 생육 환경에 따라 C_3, C_4, CAM 형으로 나뉜다. 그림 (가)는 이들 대사과정의 모식도이며, 표 (나)는 광합성 관련 특성을 나타낸 것이다.

(가)
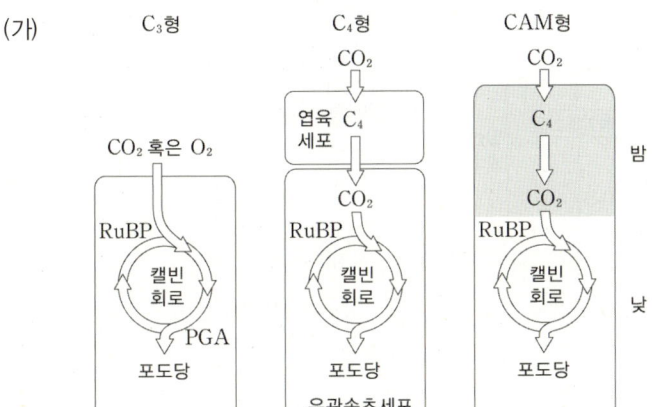

(나)

특성 \ 유형	C_3 형	C_4 형	CAM 형
광호흡	있음	거의 없음	없음
대기의 CO_2 고정 효소	루비스코 (Rubisco)	PEP 카르복시화효소	PEP 카르복시화효소
기공 열림	낮	낮	밤

(PEP: 포스포에놀피루브산)

세 가지 유형의 광합성에 대한 설명 중 옳지 않은 것은?

① CAM형의 광합성을 수행하는 세포의 pH는 낮보다 밤에 높다.
② C_3 형의 일부 식물 종은 가뭄 등 극한 상황에서는 CAM 형의 광합성을 수행하기도 한다.
③ 동일한 양의 광합성 산물을 생산해 내기 위해 가장 많은 물을 소모하는 식물은 C_3 형의 식물이다.
④ C_4 또는 CAM형의 광합성이 수행되는 중요한 이유는 루비스코가 고온에서 카르복시화 효소 활성보다 산화효소 활성이 강해지기 때문이다.
⑤ 세 가지 유형의 광합성 모두 캘빈회로를 통해 포도당이 생성되며, 공통적으로 이산화탄소 형태로 이 회로에 유입되어 유기화합물로 전환된다.

062

그림은 식물에서 일어나는 당 대사 과정의 일부를 나타낸 것이다.

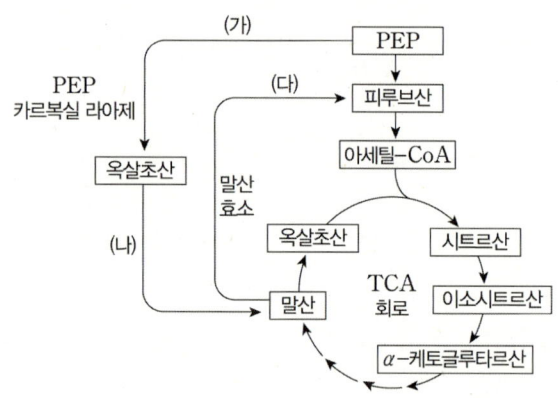

이에 대한 설명으로 옳은 것만을 〈보기〉에서 있는 대로 고른 것은?

― 보기 ―

ㄱ. (가) 과정은 미토콘드리아에서 일어난다.
ㄴ. (가) 과정은 C_4 식물에서 CO_2의 고정에 이용된다.
ㄷ. CAM 식물에서 낮 동안 엽록체에 CO_2를 공급하는 데 (다) 과정이 이용된다.

① ㄱ   ② ㄴ   ③ ㄷ
④ ㄱ, ㄴ   ⑤ ㄴ, ㄷ

063

2014학년도 14번

그림은 식물의 엽육세포에서 일어나는 캘빈회로와 설탕 합성 과정을 나타낸 것이다. 표는 하루 중 특정 시간에 엽육세포에 존재하는 대사물질의 양을 나타낸 것이다.

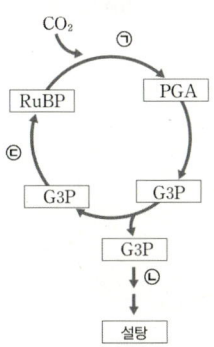

대사물질	상대적 양(%)		
	오전 9시	오후 4시	밤 10시
설탕	1.1	47.6	16.4
PGA	20.5	16.9	1.2
G3P	17.3	14.5	2.1
RuBP	37.9	12.3	5.2
기타 물질	23.2	8.7	75.1

이에 대한 설명으로 옳은 것만을 〈보기〉에서 있는 대로 고른 것은?

───── • 보기 • ─────
ㄱ. 단계 ㉠이 밤에 일어나지 않는 이유는 명반응에서 생성된 에너지가 없기 때문이다.
ㄴ. 단계 ㉡은 스트로마에서 일어난다.
ㄷ. 오전에는 G3P의 대부분이 단계 ㉡보다 단계 ㉢으로 진행된다.

① ㄱ   ② ㄴ   ③ ㄷ
④ ㄱ, ㄷ   ⑤ ㄴ, ㄷ

064

그림은 식물세포 내 세 종류의 세포소기관을 통해 일어나는 물질대사 경로의 일부를 나타낸 것이다.

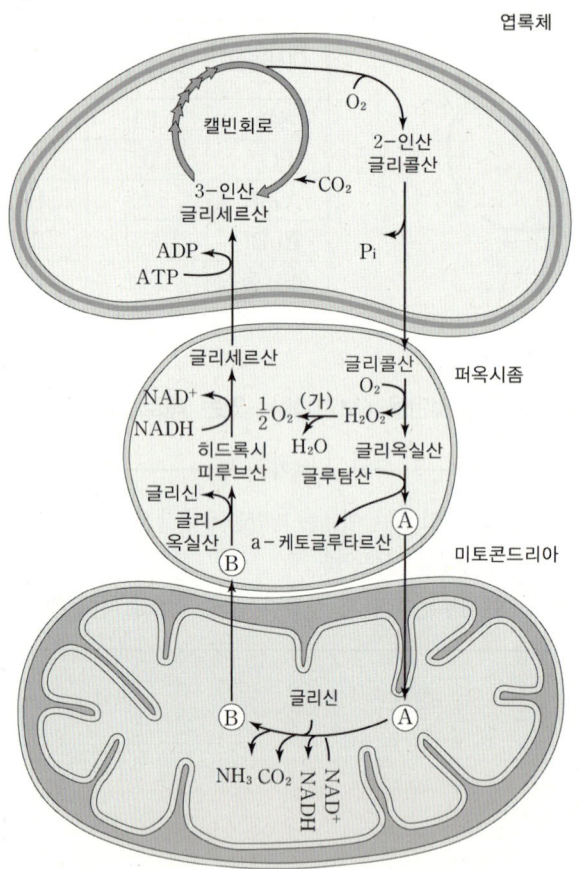

이에 대한 설명으로 옳지 않은 것은?

① Ⓐ는 글리신이고, Ⓑ는 세린이다.
② C_4 식물의 유관속초세포에는 퍼옥시좀이 없다.
③ 위 그림의 물질대사는 광호흡 과정을 포함한다.
④ 2-인산글리콜산은 루비스코(Rubisco)에 의해서 만들어진다.
⑤ (가)를 촉매하는 효소는 퍼옥시좀의 지표효소(marker enzyme)이다.

065

2015학년도 26번

다음은 시아노박테리아 *Oscillatoria limnetica*에서 전자공여체 유형에 따른 광합성률을 알아보기 위한 실험이다.

〈자료〉
- *O. limnetica*의 광계 I 은 673 nm의 빛을, 광계 II는 580 nm의 빛을 흡수한다.
- *O. limnetica*는 H_2S가 없을 때는 H_2O를, H_2S가 있을 때는 H_2S를 최초전자공여체로 사용한다.

〈실험 과정〉
(가) H_2S가 없는 배양기 A~C와 H_2S가 있는 배양기 D~F를 준비한다.
(나) A와 D에는 580 nm의 빛을, B와 E에는 673 nm의 빛을, C와 F에는 580 nm와 673 nm의 빛을 각각 비추면서 *O. limnetica*를 배양한다.
(다) 6분 후 광합성률을 측정한다.

〈실험 결과〉

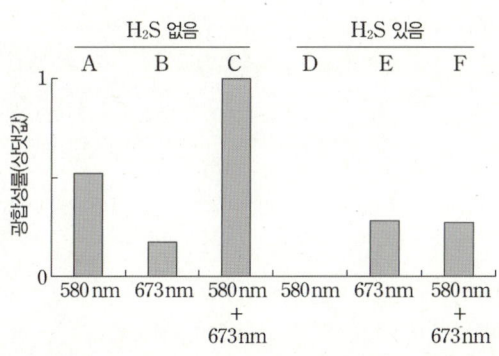

이에 대한 설명으로 옳은 것만을 〈보기〉에서 있는 대로 고른 것은?

--- 보기 ---
ㄱ. C에서 최초 전자공여체로부터 나온 전자는 광계 I로 직접 전달된다.
ㄴ. F에서 광합성 산물로 황(S)이 생성된다.
ㄷ. H_2S가 있을 때 광합성에 광계 I 만 이용된다.

① ㄱ ② ㄷ ③ ㄱ, ㄴ
④ ㄴ, ㄷ ⑤ ㄱ, ㄴ, ㄷ

MD for PEET
생물추론

2018 MEGAMD

PART II
유전학

08   세포분열

09   유전법칙

10   DNA 구조와 복제

11   유전자 발현

12   돌연변이

13   바이러스와 세균의 유전학

14   진핵생물의 유전체와 유전자 발현조절

15   분자생물학 연구기법과 생명공학

II. 유전학

001

2009학년도 18번

다음은 유성생식 생물의 대표적인 생활사를 나타낸 것이다.

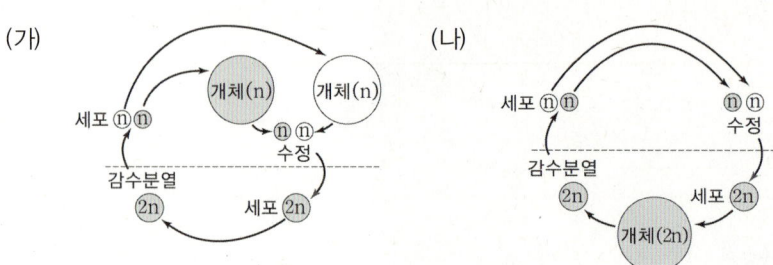

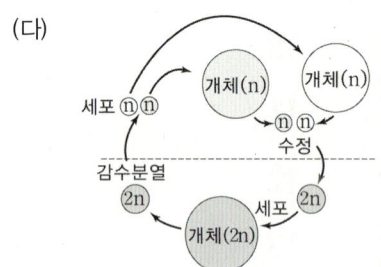

이에 대한 설명으로 옳은 것만을 〈보기〉에서 있는 대로 고른 것은?

보기

ㄱ. (가)는 일부 균류와 일부 조류에서 나타나며 반수체 시기에 체세포분열이 일어난다.
ㄴ. (나)는 동물에서 나타나며 반수체 시기에 체세포분열에 의해 배우자 수가 증가한다.
ㄷ. (다)는 식물에서 나타나며 배우체에서 생긴 생식세포는 수정을 거쳐 개체(2n)로 발생한다.

① ㄱ ② ㄴ ③ ㄷ
④ ㄱ, ㄷ ⑤ ㄴ, ㄷ

002

그림은 배양 중인 동물세포의 세포당 DNA 함량을 유세포 분석기(flow cytometry)로 조사한 것이다.

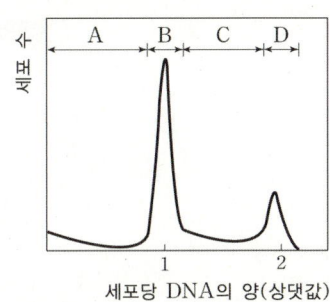

위 조사 결과에 대한 설명으로 옳지 <u>않은</u> 것은?

① 세포사멸(apoptosis)이 일어나면 A의 세포 수가 증가한다.
② 세포주기 중 G_1기의 세포는 B에 있다.
③ 세포 크기 검문지점(check point)은 C에 있다.
④ 방추사 형성을 억제하면 D의 세포 수가 증가한다.
⑤ 염색체를 광학현미경으로 관찰할 수 있는 지점은 D이다.

003

2010학년도 01번

다음은 진핵생물에서 DNA가 염색체로 응축되는 기작을 나타낸 모식도이다.

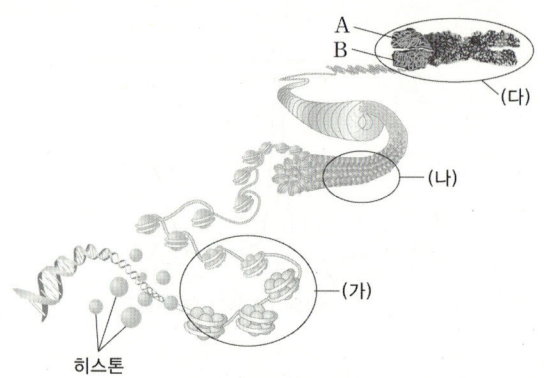

이에 대한 설명으로 옳은 것만을 〈보기〉에서 있는 대로 고른 것은?

─────── 보기 ───────

ㄱ. A는 B의 상동염색체이다.
ㄴ. 히스톤에서 염색사 응축에 관여하는 리신 잔기들은 (가)의 상태에서보다 (나)의 상태에서 더 많이 아세틸화되어 있다.
ㄷ. (나)에서 히스톤 H4의 수는 히스톤 H1의 수보다 더 많다.
ㄹ. 유사분열에서 (다)의 모양이 가장 뚜렷하게 관찰되는 시기는 중기이다.

① ㄱ, ㄴ　　② ㄱ, ㄷ　　③ ㄴ, ㄹ
④ ㄷ, ㄹ　　⑤ ㄴ, ㄷ, ㄹ

004

세포분열의 속도는 세포마다 다른데, 이것은 세포주기 조절계(cell cycle control system)에 의하여 조절되기 때문이다. 다음은 세포주기가 조절되는 과정을 나타낸 모식도이다.

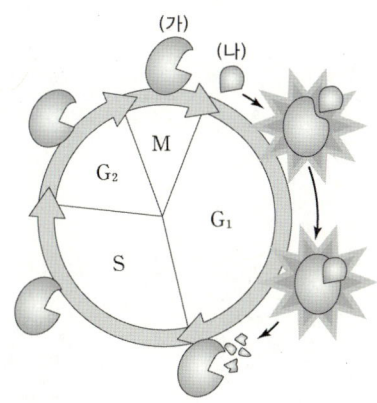

세포분열과 세포주기 조절에 대한 설명으로 옳지 <u>않은</u> 것은?

① 핵분열과 세포질분열은 M기에서 일어난다.
② G_1기에는 리보솜과 단백질의 합성이 활발하게 일어난다.
③ 세포주기에는 다음 단계로 가기 위한 검문시점이 단계별로 있다.
④ 시클린 의존성 키나아제 (가)는 시클린 (나)와 결합해야 활성이 유지된다.
⑤ 암세포의 경우 G_2기가 상실됨으로써 세포분열이 멈추지 않고 지속된다.

005

그림 (가)와 (나)는 세포가 죽는 서로 다른 두 과정에서 일어나는 세포의 미세구조 변화를 나타낸 것이다.

(가)
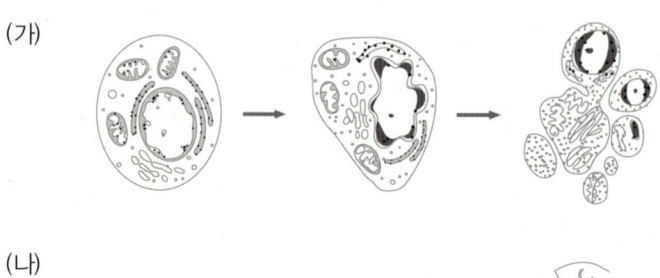

(나)
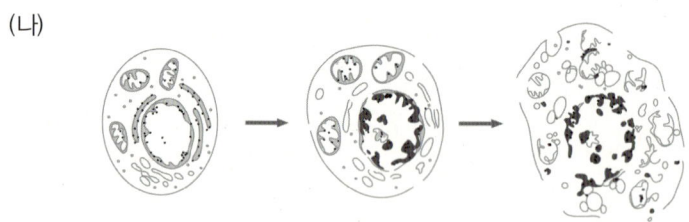

이에 대한 설명으로 옳은 것만을 〈보기〉에서 있는 대로 고른 것은?

―● 보기 ●―
ㄱ. (가)에서 DNA가 단편화되고 핵이 응축된다.
ㄴ. (나)는 카스파아제(caspase)에 의해 촉매된다.
ㄷ. (나)에서 미토콘드리아와 소포체가 팽창한다.
ㄹ. (가)보다 (나)가 더 높은 염증반응을 유발한다.

① ㄱ, ㄴ ② ㄱ, ㄷ ③ ㄷ, ㄹ
④ ㄱ, ㄷ, ㄹ ⑤ ㄴ, ㄷ, ㄹ

006

2012학년도 30번

다음은 유세포분석기를 이용하여 세포주기를 조사한 실험이다.

〈실험 과정〉
(가) HeLa 세포를 원심분리하여 세포를 수확하고 PBS로 세포 현탁액을 만든다.
(나) 차가운 70% 에탄올을 세포현탁액에 한 방울씩 떨어뜨리면서 잘 섞는다.
(다) 4℃에 1시간 방치한 후 원심분리하여 세포를 수확하고 PBS를 첨가하여 1 mL의 세포현탁액을 얻는다.
(라) 10 mg/mL의 (X) 용액 20 μL를 첨가하고 37℃에서 1시간 동안 반응시킨다.
(마) 1 mg/mL의 propidium iodide 용액 10 μL를 첨가하고 5분간 암실에 방치한다.
(바) 유세포분석기에서 488 nm 파장의 빛을 조사하면서 세포의 형광을 측정한다.

〈실험 결과〉

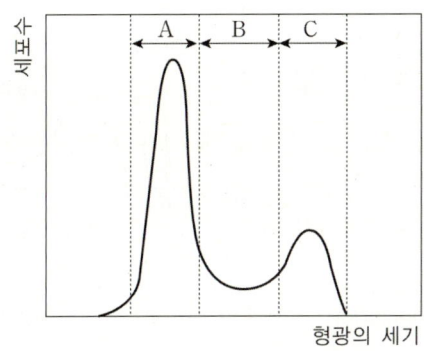

이에 대한 설명으로 옳지 않은 것은?

① (나) 과정에서 세포가 고정된다.
② (라)에서 X로 RNase A를 사용한다.
③ (마)에서 BrdU(5'-bromodeoxyuridine)를 대신 사용할 수 있다.
④ 세포주기 S기는 구간 B에 해당한다.
⑤ 실험 결과에서 형광의 세기는 DNA의 양에 비례한다.

007

2015학년도 12번

다음은 효모에서 탄소원에 따른 세포 크기 조절에 관련된 신호 전달 과정을 알아보기 위한 실험이다.

〈자료〉

탄소원 신호에 의해 GPCR(G protein-coupled receptor)인 Gpr1과 PKA가 활성화되면 세포의 크기가 커진다.

〈실험 Ⅰ〉

(가) 야생형 균주(WT)와 *GPR1* 결손 균주($\Delta gpr1$)를 각각 에탄올 또는 포도당이 포함된 배지에서 배양한다.
(나) 유세포분석기를 이용하여 세포 크기별 세포 수를 측정한다.

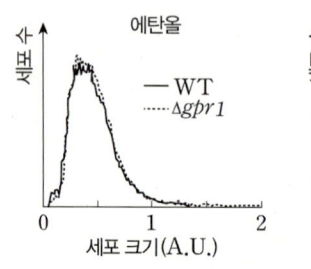
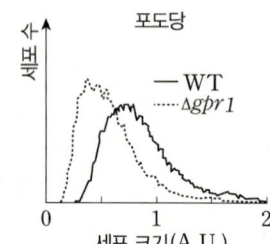

〈실험 Ⅱ〉

(가) 동기화(synchronization)된 WT와 $\Delta gpr1$을 각각 에탄올 또는 포도당이 포함된 배지에서 배양한다.
(나) 유세포분석기를 이용하여 시간별로 DNA 함량별 세포 수를 측정한다.

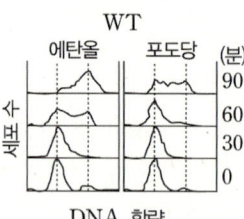
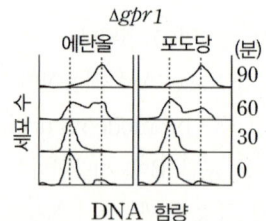

이에 대한 설명으로 옳은 것만을 〈보기〉에서 있는 대로 고른 것은?

─── 보기 ───

ㄱ. 야생형 효모의 평균 크기는 포도당 배지보다 에탄올 배지에서 크다.
ㄴ. cAMP phosphodiesterase의 활성이 증가하면 효모의 평균 크기가 커진다.
ㄷ. 세포 주기의 진행이 지연되면 세포 크기가 커진다.

① ㄱ ② ㄷ ③ ㄱ, ㄴ ④ ㄴ, ㄷ ⑤ ㄱ, ㄴ, ㄷ

008 [심화이해]

2005학년도 16번

서로 다른 세포주기 상태에 있는 2개의 세포를 융합시켜 이핵체(heterokaryon)로 만든 후, 2개 핵의 상태를 관찰한 결과를 표로 나타내었다.

융합 전 세포주기 상태		융합 후 핵의 상태	
세포 A	세포 B	핵 A	핵 B
S기	G_1기	DNA 복제를 진행함	DNA 복제를 즉시 개시함
S기	G_2기	DNA 복제를 진행함	• DNA 복제를 즉시 개시하지 않음 • 핵 A의 DNA 복제가 끝난 후 분열함
M기	G_1기	분열함	염색체가 조기 응축함
M기	G_2기	분열함	염색체가 조기 응축함
G_1기	G_2기	정상적으로 S기로 진행함	정상적으로 M기로 진행함

위의 실험 결과에 대한 추론으로 옳지 않은 것은?

① 염색체는 세포주기당 1회만 복제를 한다.
② M기의 세포에는 유사분열 유도인자가 있다.
③ S기의 세포에는 DNA 복제 유도인자가 있다.
④ S기의 세포에는 유사분열을 저해하는 물질이 있다
⑤ G_2기의 세포에는 DNA 복제를 저해하는 물질이 있다.

009

어떤 곤충(2n=10)의 대부분의 세포는 1개의 핵을 가지고 있다. 핵당 염색체수는 10개이고 DNA양은 0.1 ng이다. 그러나 이 곤충의 어떤 세포 A~C에서는 표와 같이 DNA양, 핵의 개수, 염색체수가 관찰되었다.

세포	DNA양/세포	핵의 개수/세포	염색체수/핵
A	100 ng	1,000	10
B	100 ng	1	10,000
C	100 ng	1	10

A~C에 대한 설명으로 옳지 않은 것은?

① A에서는 핵분열은 일어났으나 세포질 분열은 일어나지 않았다.
② A와 B의 세포당 염색체수는 같다.
③ B에서는 염색체가 복제된 후 자매염색분체가 분리되지 않았다.
④ C에서는 거대염색체가 관찰된다.
⑤ C와 같은 특성을 보이는 세포는 유충의 침샘에서 관찰된다.

010

2005학년도 17번

토끼의 검은 털 대립유전자 B는 흰 털 대립유전자 b에 대하여 완전우성이며 상염색체 상에 존재한다. 그림은 이 토끼 교배의 한 예이다. 이 그림에 대한 해석으로 옳은 것은?

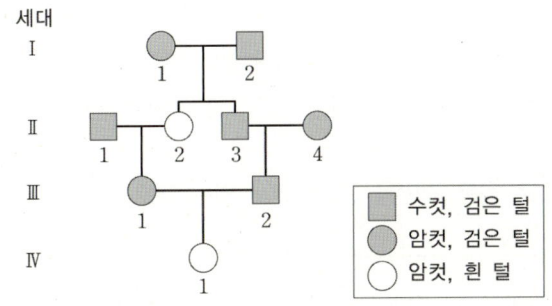

① Ⅰ-1과 Ⅰ-2 중 한 개체는 동형접합체이다.
② Ⅱ-2가 나타날 확률은 유전자형과 표현형이 각각 25%이다.
③ Ⅱ-2와 Ⅲ-2를 교배하였을 때 나타나는 자손은 모두 검은 털을 가지게 된다.
④ Ⅲ-1과 Ⅲ-2를 교배하였을 때 Ⅳ-1의 표현형이 나타날 확률은 50%이다.
⑤ Ⅱ-3과 Ⅱ-4의 유전자형은 두 개체가 동시에 동형접합체일 수 없으며 동시에 이형접합일 수도 없다.

011

2015학년도 25번

다음은 예쁜꼬마선충에서 유전자 A가 생식 능력에 미치는 영향에 대한 자료이다.

- 예쁜꼬마선충의 핵상은 $2n$이고, 성별은 자웅동체(XX) 또는 수컷(XO)이다.
- 자웅동체인 예쁜꼬마선충 ㉠은 A에 돌연변이가 생긴 A^*를 지녀서 자가수정(self-fertilization)에 의한 생식 능력이 없다.
- ㉠과 야생형 수컷을 교배하여 얻은 모든 F_1은 생식 능력이 있다.

이에 대한 설명으로 옳은 것만을 〈보기〉에서 있는 대로 고른 것은?

---- 보기 ----

ㄱ. A는 상염색체에 위치한다.
ㄴ. A^*는 열성 대립 유전자이다.
ㄷ. F_1의 자웅동체와 F_1의 수컷을 교배하여 얻은 F_2의 수컷 중 $\frac{1}{2}$은 생식 능력이 없다.

① ㄱ 　　② ㄷ 　　③ ㄱ, ㄴ
④ ㄴ, ㄷ 　　⑤ ㄱ, ㄴ, ㄷ

012

2017학년도 예비검사 14번

그림은 유전병 A에 대한 가계도를 나타낸 것이다.

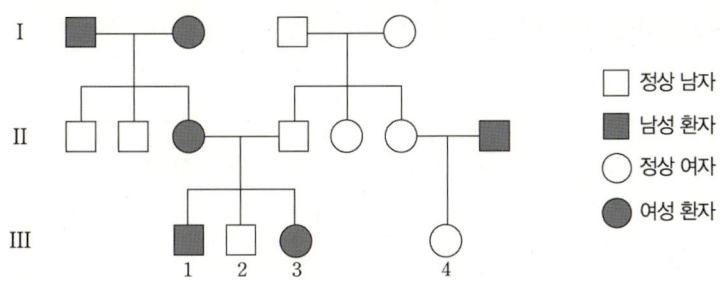

□ 정상 남자
■ 남성 환자
○ 정상 여자
● 여성 환자

이에 대한 설명으로 옳은 것만을 〈보기〉에서 있는 대로 고른 것은?

―― 보기 ――
ㄱ. 유전병 A 대립유전자가 동형접합인 구성원은 1명이다.
ㄴ. Ⅲ-1은 이형접합이다.
ㄷ. Ⅲ-4의 동생이 태어날 때 유전병 A를 가질 확률은 50%이다.

① ㄱ　　② ㄴ　　③ ㄷ
④ ㄱ, ㄴ　　⑤ ㄴ, ㄷ

013

2006학년도 14번

식물의 형질전환을 위해서는 토양 세균인 *Agrobacterium*에 있는 Ti-플라스미드의 일부분인 T-DNA를 이용한다. 야생형 메밀의 꽃은 흰색이며, 단일유전자 P가 동형접합체로 도입되어 발현된 메밀은 자주색 꽃이 핀다. 이 사실을 이용하여 메밀의 형질전환 실험을 수행하고 다음과 같은 결과를 얻었다.

> (가) 야생형 메밀을 P 유전자가 삽입된 T-DNA로 형질전환시킨 후 조직배양을 통하여 재분화시켰더니 진분홍 꽃이 피었다.
> (나) 진분홍 개체의 유전체를 조사하였더니 P 유전자 사본(copy) 하나만이 삽입되었음을 알 수 있었다.
> (다) 진분홍 꽃을 가진 개체끼리 교배하였더니 자주색 꽃, 진분홍 꽃, 흰 꽃을 가진 개체가 각각 1 : 2 : 1로 나타났다.

위의 메밀 형질전환 실험에 대한 설명 중 옳은 것은?

① P 유전자는 메밀의 흰 꽃을 나타내는 유전자에 대해서 완전 열성이다.
② 메밀꽃 색깔 표현형의 분리비와 이에 해당하는 유전자형의 분리비는 서로 다르게 나타난다.
③ 형질전환된 메밀의 꽃 색깔은 삽입된 P 유전자 산물의 합성량과는 관련이 없을 것이다.
④ 흰 꽃을 가진 개체와 진분홍 꽃을 가진 개체를 교배하면 흰 꽃과 진분홍 꽃의 개체가 1 : 1로 나타날 것이다.
⑤ 자주색 꽃을 가진 개체와 흰 꽃을 가진 개체를 교배하여 얻은 자손을 자가수분하면 자주색 꽃과 흰 꽃의 개체가 1 : 1로 나타날 것이다.

014

2007학년도 07번

양의 상염색체에 존재하는 유전자(h^+)는 뿔의 형성을 유도하는데 수컷에서는 우성, 암컷에서는 열성으로 작용한다. 뿔이 없는 수컷과 뿔이 있는 암컷을 교배하여 F_1을 얻었고, 이들을 무작위로 교배시켜 F_2를 얻었다. 이 F_2 개체 중 뿔이 있는 수컷과 뿔이 없는 암컷이 나타날 확률은 각각 얼마인가? (단, 암수는 동일한 비율로 태어난다고 가정한다.)

	뿔이 있는 수컷	뿔이 없는 암컷
①	3/16	1/16
②	3/16	1/8
③	3/16	3/8
④	3/8	3/16
⑤	3/8	3/8

015

2006학년도 21번

여러 생물체를 이용하여 양성잡종교배 실험을 했을 때 제2세대 자손의 표현형 비율이 각각 9 : 7, 9 : 3 : 4 및 12 : 3 : 1로 나왔고, 이를 기초로 하여 서로 다른 두 유전자들이 상호작용하는 경로를 〈보기〉와 같이 추론하였다.

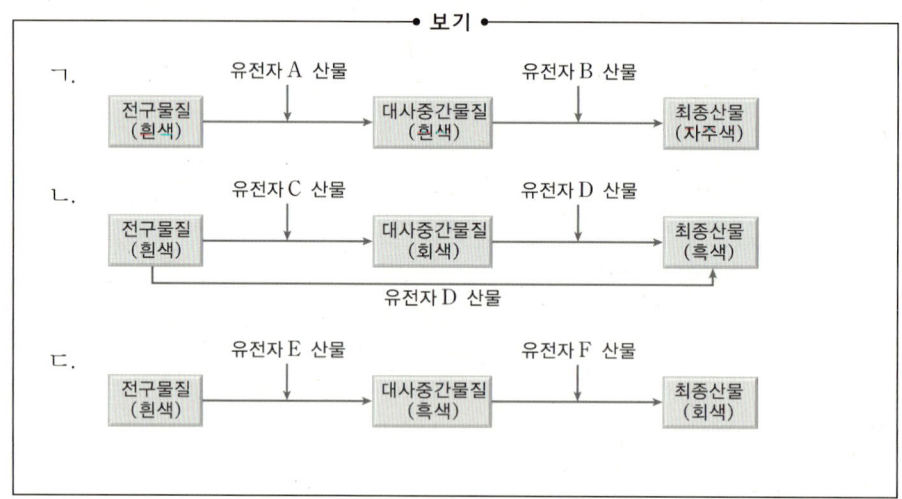

제2세대 자손의 표현형 비율과 유전자들의 상호작용 경로를 바르게 짝지은 것은?

	9 : 7	9 : 3 : 4	12 : 3 : 1		9 : 7	9 : 3 : 4	12 : 3 : 1
①	ㄱ	ㄴ	ㄷ	②	ㄱ	ㄷ	ㄴ
③	ㄴ	ㄱ	ㄷ	④	ㄴ	ㄷ	ㄱ
⑤	ㄷ	ㄱ	ㄴ				

016

2009학년도 23번

표는 완두콩과 초파리를 이용한 교배실험 결과이다. 완두콩의 교배는 $RrYy \times rryy$ 이며, 초파리의 교배는 $PpVv \times ppvv$ 이다. Y(노란색 콩)는 y(녹색 콩)에, R(둥근 콩)은 r(주름진 콩)에, P(빨간 눈)는 p(자주색 눈)에, V(정상날개)는 v(흔적날개)에 대해 각각 우성이다.

표현형	종자 수
노란색, 둥근 콩	493
녹색, 주름진 콩	510
노란색, 주름진 콩	502
녹색, 둥근 콩	495
합계	2,000

표현형	종자 수
빨간 눈, 정상날개	889
자주색 눈, 흔적날개	897
빨간 눈, 흔적날개	111
자주색 눈, 정상날개	103
합계	2,000

이에 대한 설명으로 옳은 것만을 〈보기〉에서 있는 대로 고른 것은?

보기

ㄱ. R과 Y유전자는 연관되어 있다.
ㄴ. P와 V유전자는 교차율이 0.214이다.
ㄷ. 완두 꽃가루의 유전자형 $RY : rY$ 비율은 1 : 1이다.
ㄹ. 감수분열 시 형성된 Pv유전자형 배우자는 재조합형이다.

① ㄱ, ㄴ   ② ㄱ, ㄷ   ③ ㄴ, ㄹ
④ ㄷ, ㄹ   ⑤ ㄴ, ㄷ, ㄹ

017

A, B 유전자 사이의 재조합빈도는 1%이다. 이에 대한 설명으로 적절하지 않은 것은?

① 정원세포 100개당 1개에서 A와 B 유전자 사이에 1번의 교차가 일어난다.
② 동일 염색체상에서 A와 B 유전자 사이의 거리가 1센티모건(cM)이다.
③ 정자 200개당 A와 B 유전자의 재조합이 일어난 정자는 2개이다.
④ A와 B 유전자 사이의 거리는 1 유전자지도단위이다.
⑤ 재조합빈도 1%는 2 cM 떨어진 두 유전자 사이에서 일어나는 재조합빈도의 $\frac{1}{2}$이다.

018

어떤 식물에서 유전자 A, B, C는 동일 염색체상에 존재한다. 세 유전자의 열성 동형 접합체를 대상으로 교배 실험을 수행하여 다음과 같은 결과를 얻었다. (단, A, B, C 유전자의 열성 동형접합체는 각각 작은 키(aa), 노란색 잎(bb), 조기 개화(cc)의 표현형을 보인다.)

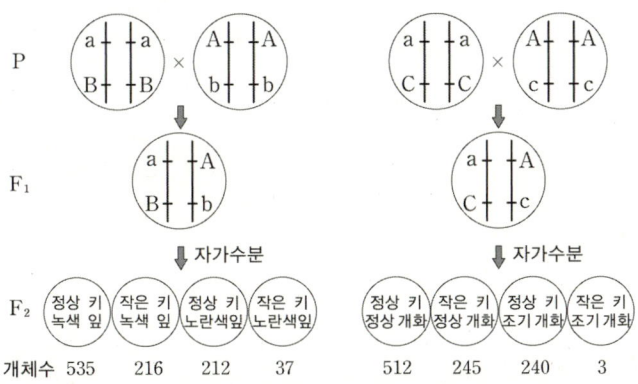

위 실험에 관한 설명으로 옳은 것을 〈보기〉에서 있는 대로 고른 것은?

보기

ㄱ. 유전자 A는 B보다 C에 더 가까이 위치한다.
ㄴ. F_1 개체의 생식세포 형성 과정에서 교차가 일어나 a와 b가 하나의 염색체상에 최초로 배열되는 시기는 감수제1분열의 중기이다.
ㄷ. F_2에서 작은 키와 녹색 잎을 가진 개체들의 유전자형은 두 종류일 수 있다.

---

① ㄱ   ② ㄴ   ③ ㄷ
④ ㄱ, ㄴ   ⑤ ㄱ, ㄷ

019

2006학년도 34번

사슴생쥐의 Orb 유전자는 X염색체에 연관되어 있으며, Orb^+는 오리발의 형태를 나타내게 하는 우성 대립유전자이다. 하디-바인베르크(Hardy-Weinberg) 평형을 이루고 있는 집단에서 대립 유전자 Orb^+와 Orb의 빈도는 각각 0.2와 0.8이다. 이 집단에서 암수의 비가 1 : 1로 유지된다고 가정할 때, 오리발을 가지는 개체의 비율은?

① 0.18 ② 0.24 ③ 0.28
④ 0.32 ⑤ 0.36

020

2013학년도 22번

표는 사람 500명에서 유전자 X의 유전자형을 조사한 것이다. X에는 4가지 대립유전자 Xa, Xb, Xc, Xd가 있다. 각 대립유전자는 서로 다른 표현형을 나타내며, Xa와 Xb는 Xc와 Xd에 대해 완전우성, Xc는 Xd에 대해 완전우성, Xa와 Xb는 공동우성이다(Xa=Xb>Xc>Xd).

유전자형	인원(명)
Xa/Xa	25
Xa/Xb	50
Xa/Xc	80
Xa/Xd	45
Xb/Xb	20
Xb/Xc	75
Xb/Xd	40
Xc/Xc	70
Xc/Xd	70
Xd/Xd	25
계	500

이에 대한 설명으로 옳은 것만을 〈보기〉에서 있는 대로 고른 것은?

― 보기 ―

ㄱ. 유전자 X의 표현형은 4가지이다.
ㄴ. Xa 표현형의 빈도는 0.3이다.
ㄷ. 대립유전자의 빈도는 Xb보다 Xd가 크다.

① ㄱ ② ㄴ ③ ㄱ, ㄷ
④ ㄴ, ㄷ ⑤ ㄱ, ㄴ, ㄷ

021

2010학년도 30번

다음은 어떤 개체군 내에서 임의로 선발한 10개체에 대한 효소 X의 알로자임(allozyme) 다형현상을 보여주는 비변성화겔(non-denaturing gel)의 전기영동 자료이다.

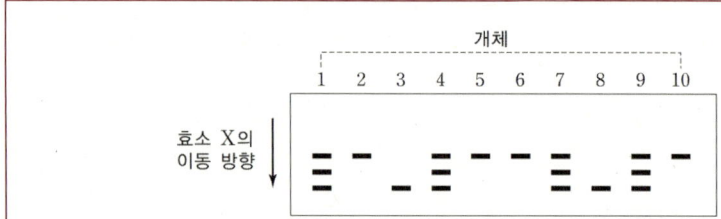

- 효소 X는 이량체(dimer)이며, 이를 암호화하는 두 대립유전자는 공동우성(codominance)이다. 효소 X는 이량체의 구성에 따라 비변성화겔 전기영동에서 이동 속도가 서로 다르다.
- 각 유전자형의 빈도는 암컷과 수컷에서 동일하며, 교배는 무작위적으로 일어난다.

이 개체군이 다음 세대에서 1,000개체의 자손을 생산할 때, 효소 X의 이형접합자 유전자형을 가진 자손 수를 예측한 것으로 옳은 것은? (단, 이 개체군은 하디-바인베르크 평형을 유지하며, 선발된 10개체의 유전자형 빈도는 이 개체군의 유전자형 빈도를 대표한다.)

① 160   ② 240   ③ 480
④ 600   ⑤ 720

022

초파리의 날개 길이는 상염색체에 존재하는 한 쌍의 대립 유전자 A와 a에 의해 결정되고, 정상 날개 유전자 A는 흔적 날개 유전자 a에 대해 완전 우성이다. 그림은 초파리 두 집단 (가)와 (나)에서 세대별 정상 날개 유전자 A의 빈도를 나타낸 것이다.

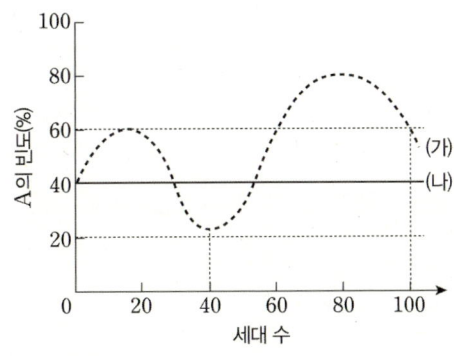

이에 대한 설명으로 옳은 것만을 〈보기〉에서 있는 대로 고른 것은?

───── 보기 ─────
ㄱ. (가)에서 A와 a의 비는 하디-바인베르크 평형을 이룬다.
ㄴ. 40세대 집단의 $\dfrac{(가)에서\ 흔적\ 날개\ 개체\ 수의\ 비율}{(나)에서\ 정상\ 날개\ 개체\ 수의\ 비율}$ 은 1보다 작다.
ㄷ. 100세대의 (가)와 (나)에서 날개 길이 유전자가 이형접합인 개체 수의 비율은 동일하다.

① ㄱ   ② ㄴ   ③ ㄷ
④ ㄱ, ㄷ   ⑤ ㄴ, ㄷ

023

2017학년도 예비검사 22번

표는 어떤 식물 집단 P에서 특정 형질의 유전자형과 개체 수를 나타낸 것이다. 대립유전자 R는 r에 대해 완전 우성이다.

유전자형	개체 수
RR	140
Rr	40
rr	20

이에 대한 설명으로 옳은 것만을 〈보기〉에서 있는 대로 고른 것은?

• 보기 •

ㄱ. P는 하디-바인베르크 평형을 이루고 있다.
ㄴ. P에서 이입, 이주, 돌연변이 없이 무작위적인 교배가 이루어지면 우성 형질을 갖는 개체의 비율이 증가한다.
ㄷ. P에서 유전자형이 RR인 개체가 임의의 개체와 무작위적으로 교배될 때 자손(F_1)이 열성 대립유전자를 가질 확률은 20%이다.

① ㄱ   ② ㄷ   ③ ㄱ, ㄴ
④ ㄴ, ㄷ   ⑤ ㄱ, ㄴ, ㄷ

024

2016학년도 34번

다음은 예쁜꼬마선충에서 유전자 A와 B의 관계를 알아보기 위한 실험이다.

〈자료〉
- A는 세포주기를 조절한다.
- A와 B는 서로 다른 염색체에 있는 유사 유전자이다.
- A가 결손된 동형접합 돌연변이체(aa)와 B가 결손된 동형접합 돌연변이체(bb)의 표현형은 모두 정상이다.
- 유전자 C는 A와 인접한 마커이고, C의 열성동형접합 돌연변이체(cc)는 몸길이가 짧다.
- 유전자 D는 B와 인접한 마커이고, D의 열성동형접합 돌연변이체(dd)는 움직임이 둔하다.
- 마커 유전자 C와 D는 생존에 영향을 미치지 않는다.

〈실험 과정〉
(가) $aaccBBDD$ 돌연변이체 수컷과 $AACCbbdd$ 돌연변이체 자웅동체를 교배시켜 F_1을 얻는다.
(나) 자웅동체 F_1이 낳은 수정란의 개수를 조사한다.
(다) (나)의 수정란 중 성충이 된 예쁜꼬마선충(F_2)의 개체수를 조사한다.

〈실험 결과〉

F_1이 낳은 수정란의 개수 (개)	1600
성충(F_2)의 개체수 (마리)	1500

- F_2에는 몸길이가 짧으면서 움직임이 둔한 성충이 없었다.

이에 대한 설명으로 옳은 것만을 〈보기〉에서 있는 대로 고른 것은? (단, A와 C, B와 D 사이에는 재조합이 일어나지 않는다.)

─ 보기 ─
ㄱ. A와 B의 기능은 중복(redundancy)된다.
ㄴ. F_2 중 몸길이가 짧은 성충의 개체수는 전체 개체수의 $\frac{1}{5}$이다.
ㄷ. $aabb$ 돌연변이는 배아 치사를 일으킨다.

① ㄱ   ② ㄴ   ③ ㄱ, ㄷ
④ ㄴ, ㄷ ⑤ ㄱ, ㄴ, ㄷ

025

2017학년도 10번

다음은 어떤 곤충의 표피 색깔에 대한 자료이다.

- 표피 색깔은 검정색, 노란색, 회색 색소에 의해 결정되며, 색소 형성에 유전자 A와 B가 관여한다.
- A와 B에는 각각 한 쌍의 대립유전자가 있으며, 대립유전자사이에 완전한 우열 관계가 있다.
- A가 암호화하는 효소 I은 색소 ㉠을 색소 ㉡으로 전환시킨다.
- B가 암호화하는 효소 II는 색소 ㉠과 ㉡을 색소 ㉢으로 전환시킨다.

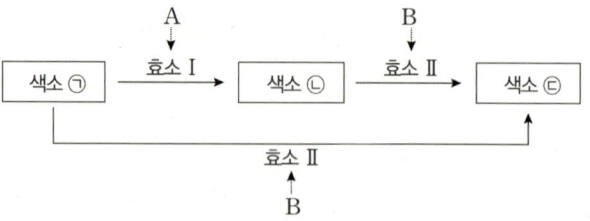

- A와 B가 모두 이형접합인 검정색 곤충을 자가교배하여 얻은 자손 F_1 1600마리의 표현형은 다음과 같다.

표현형	개체 수(마리)
검정색	1200
노란색	300
회색	100

이에 대한 설명으로 옳은 것만을 〈보기〉에서 있는 대로 고른 것은?

보기
ㄱ. ㉢은 검정색이다.
ㄴ. 노란색 F_1에서 효소 II가 합성된다.
ㄷ. A와 B에 대해 검정색 F_1이 가질 수 있는 대립유전자의 조합은 4 가지이다.

① ㄱ ② ㄴ ③ ㄷ
④ ㄱ, ㄴ ⑤ ㄱ, ㄷ

026 [심화이해]

2017학년도 예비검사 24번

초파리에서 유전자의 위치와 거리를 알아본 실험이다.

〈자료〉
- 대립유전자 b^+은 b에 대해, w^+는 w에 대해, e^+은 e에 대해 완전 우성이며, 이들은 같은 염색체에 존재한다.

〈실험〉

(가) 야생형 초파리($b^+b^+w^+w^+e^+e^+$)와 돌연변이 초파리($bbwwee$)를 교배시켜 F_1을 얻는다.

(나) F_1을 검정교배하여 F_2를 얻는다.

표현형	개체 수
$bb\,wwee$	806
$bb\,wwe^+\_$	8
$bb\,w^+\_ee$	192
$bb\,w^+\_e^+\_$	53
b^+_wwee	47
$b^+\_wwe^+\_$	208
$b^+\_w^+\_ee$	12
$b^+\_w^+\_e^+\_$	794
합	2000

이에 대한 설명으로 옳은 것만을 〈보기〉에서 있는 대로 고른 것은? (단, 인접한 두 유전자 사이에 교차가 일어날 때 한 번만 일어난다.)

─── 보기 ───

ㄱ. e^+는 b^+와 w^+ 사이에 존재한다.
ㄴ. 이중교차가 일어난 확률은 1.0%이다.
ㄷ. b^+와 w^+ 사이 거리는 b^+와 e^+ 사이 거리의 4.5배이다.

① ㄱ　　② ㄴ　　③ ㄱ, ㄷ
④ ㄴ, ㄷ　　⑤ ㄱ, ㄴ, ㄷ

027

2005학년도 30번

어떤 식물의 세 유전자 X, Y, Z의 이형접합체를 검정교배하여 다음의 결과를 얻었다. (단, X, Y, Z 유전자는 x, y, z에 대하여 완전 우성이다.)

교배	$XxYyZz \times xxyyzz$	
	표현형	개체수
자손	XYZ	122
	xyz	119
	XYz	117
	xyZ	122
	xYZ	31
	Xyz	28
	XyZ	29
	xYz	32
총개체수		600

위 실험 결과에 관한 설명이나 분석으로 옳은 것을 〈보기〉에서 있는 대로 고른 것은?

─── 보기 ───

ㄱ. X와 Y 유전자의 교차율은 20%이다.
ㄴ. 염색체상의 세 유전자의 순서는 Y-X-Z 또는 Z-X-Y이다.
ㄷ. $XXZZ$와 $xxzz$ 개체를 교배하여 얻은 자손에서 부모의 생식세포 유전자형과 다른 생식세포가 나올 수 있는 확률은 50%이다.

① ㄱ
② ㄴ
③ ㄷ
④ ㄱ, ㄴ
⑤ ㄱ, ㄷ

028 [심화이해]

2014학년도 23번

미지의 유전자 X가 열성동형접합(xx)인 초파리 M은 날개가 없다. 다음은 초파리에서 X의 위치를 확인한 후(mapping), X가 기존에 알려진 날개 형성 유전자들 중 어떤 유전자인지 알아보기 위한 실험이다.

[실험 I]

〈자료〉

- 대립유전자 A와 a는 2번 염색체에 있으며, $A\_$의 몸 색깔은 검은색이고, aa는 노란색이다.
- 대립유전자 B와 b는 3번 염색체에 있으며, $B\_$는 빨간 눈이고, bb는 분홍 눈이다.

〈실험 및 결과〉

- M과 노란색 초파리를 교배하거나(가), M과 분홍 눈 초파리를 교배하여(나) 각각 F_1을 얻는다. F_1을 자매교배(sibling mating)하여 얻은 F_2 1600마리의 표현형을 조사한다.

교배	F_2 표현형	개체 수(마리)
(가)	검은색 몸, 날개 있음	820
	검은색 몸, 날개 없음	380
	노란색 몸, 날개 있음	380
	노란색 몸, 날개 없음	20
(나)	빨간 눈, 날개 있음	900
	빨간 눈, 날개 없음	300
	분홍 눈, 날개 있음	300
	분홍 눈, 날개 없음	100

[실험 II]

- 실험 I로부터 X가 위치하는 것으로 밝혀진 염색체에는 날개 형성 유전자 C와 D가 있으며, 이들의 열성동형접합자(cc와 dd)는 모두 날개가 없다.

〈실험 및 결과〉

- cc와 dd를 M(xx)과 각각 교배하여 얻은 F_1 표현형을 조사한다.

교배	F_1 표현형
$cc \times xx$	모두 날개 있음
$dd \times xx$	모두 날개 없음

이에 대한 설명으로 옳은 것만을 〈보기〉에서 있는 대로 고른 것은?

― 보기 ―
ㄱ. 실험 I 의 (가)에서 F_1은 날개가 있다.
ㄴ. X는 2번 염색체에 있다.
ㄷ. X는 C이다.

① ㄱ   ② ㄷ   ③ ㄱ, ㄴ
④ ㄴ, ㄷ   ⑤ ㄱ, ㄴ, ㄷ

029

2016학년도 26번

다음은 우성유전질환 D에 대한 자료이다.

- D에 대한 대립유전자 A와 A*는 1번 염색체에 있으며, A*는 A에 대해 우성이다.
- 1번 염색체에 미세반복염기서열(microsatellite) S가 있고, S의 대립인자 S1∼S4를 PCR로 증폭하면 각각 50 bp, 70 bp, 100 bp, 150 bp의 생성물이 나온다.
- 그림 (가)는 D에 대한 가계도를, (나)는 (가)의 구성원의 S를 증폭한 PCR 결과를 나타낸 것이다.

(가)
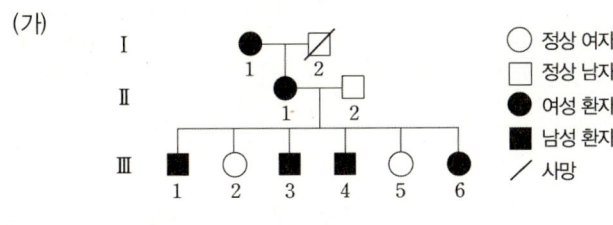

(나)
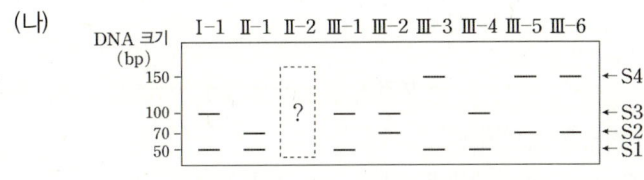

이에 대한 설명으로 옳은 것만을 〈보기〉에서 있는 대로 고른 것은? (단, (가)의 구성원 전체에서 A 또는 A*와 S 사이에 재조합은 한 번만 일어났다.)

──── 보기 ────
ㄱ. Ⅱ-1의 대립유전자 A*는 S1과 연관되어 있다.
ㄴ. Ⅱ-2는 대립인자 S2와 S4를 갖는다.
ㄷ. (나)에서 Ⅲ-6의 결과는 대립유전자 A*와 S 사이에 일어난 재조합 때문이다.

① ㄱ ② ㄴ ③ ㄱ, ㄷ
④ ㄴ, ㄷ ⑤ ㄱ, ㄴ, ㄷ

030

2011학년도 13번

다음은 어떤 식물의 키 유전자와 종자 색깔 유전자에 대한 자료이다.

- 두 유전자는 연관되어 있다.
- 대립유전자 T(큰 키)는 t(작은 키)에 대해, Y(노란 종자)는 y(녹색 종자)에 대해 각각 완전 우성이다.
- 표는 큰 키, 노란 종자 식물(P)을 자가수분할 때 나타나는 F_1 표현형의 빈도이다.

P	큰 키, 노란 종자(TtYy)			
F_1 표현형	큰 키, 노란 종자	큰 키, 녹색 종자	작은 키, 노란 종자	작은 키, 녹색 종자
F_1 빈도	0.51	0.24	0.24	0.01

이에 대한 설명으로 옳은 것만을 〈보기〉에서 있는 대로 고른 것은? (단, 두 유전자 사이의 교차는 단일 교차만 고려한다.)

— 보기 —

ㄱ. P에서 t와 y는 동일한 염색체에 있다.
ㄴ. F_1 중 작은 키, 노란 종자 개체의 일부는 교차 때문에 생겨난다.
ㄷ. 연관된 두 유전자 사이의 교차율은 10%이다.

① ㄱ ② ㄴ ③ ㄷ
④ ㄱ, ㄴ ⑤ ㄴ, ㄷ

031

그림은 열성형질 A와 B에 대한 가계도이다.

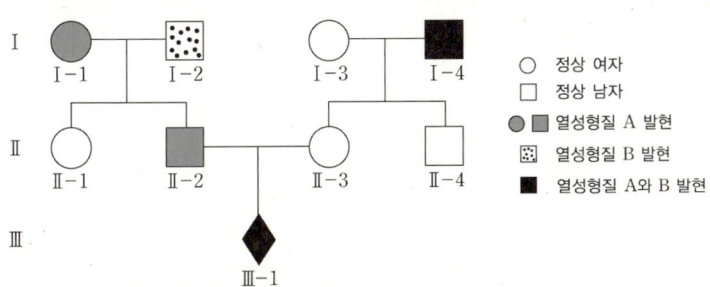

열성형질 A와 B를 각각 결정하는 두 유전자가 동일한 상염색체에 존재하고 유전적 거리가 10 cM일 때, Ⅱ-2와 Ⅱ-3 사이에서 태어난 Ⅲ-1이 열성형질 A와 B를 모두 나타낼 확률은?

① $\dfrac{1}{10}$ ② $\dfrac{3}{20}$ ③ $\dfrac{1}{5}$

④ $\dfrac{9}{40}$ ⑤ $\dfrac{3}{10}$

032

다음은 초파리에서 3가지 형질의 유전에 대한 실험이다.

(가) 긴 날개, 갈색 몸, 붉은 눈의 초파리(P)를 자가교배하여 1600마리의 F_1을 얻는다.

(나) F_1의 암수를 구분하여 표현형에 따라 개체 수를 구한다.

암수	표현형	개체 수(마리)
암컷	긴 날개, 갈색 몸, 붉은 눈	600
	긴 날개, 노란 몸, 붉은 눈	200
수컷	긴 날개, 갈색 몸, 붉은 눈	300
	긴 날개, 노란 몸, 붉은 눈	100
	흔적 날개, 갈색 몸, 흰 눈	300
	⊙흔적 날개, 노란 몸, 흰 눈	100

(다) ⊙의 초파리를 P의 암컷 초파리와 교배하여 F_2를 얻는다.

이에 대한 설명으로 옳은 것만을 〈보기〉에서 있는 대로 고른 것은?

● 보기 ●

ㄱ. 몸 색깔과 눈 색깔을 결정하는 유전자가 연관되어 있다.
ㄴ. 날개 길이를 결정하는 유전자가 X염색체 상에 있다.
ㄷ. F_2에서 $\dfrac{\text{긴 날개, 갈색 몸, 붉은 눈의 초파리 수}}{\text{흔적 날개, 노란 몸, 흰 눈의 초파리 수}} = 3$이다.

① ㄱ ② ㄴ ③ ㄷ
④ ㄴ, ㄷ ⑤ ㄱ, ㄴ, ㄷ

033 [심화 이해]

2014학년도 40번

어떤 동물 종 P에서 몸 색깔을 결정하는 유전자 C의 대립유전자는 Cr, Cb, Cw이며, 상염색체에 존재한다. 표는 유전자형에 따른 몸 색깔을 나타낸 것이다.

유전자형	몸 색깔
CrCr	빨간색
CbCb	파란색
CwCw	흰색
CrCb	보라색
CrCw	빨간색
CbCw	파란색

멘델집단인 P집단 10000마리에서 흰색 개체가 100마리, 빨간색 개체가 2400마리이다. 이 집단에서 보라색 개체가 임의의 개체와 교배하여 자손(F_1)을 낳을 때, F_1의 몸 색깔이 파란색일 확률은? (단, 이 집단에서 암컷과 수컷의 수는 같다.)

① 25% ② 30% ③ 33%
④ 35% ⑤ 40%

034

2017학년도 17번

그림은 사람의 *CCR5* 유전자를 PCR하여 전기영동했을 때 나타나는 3가지 결과 ㉠~㉢과, *CCR5* 유전자형에 따른 HIV에 대한 내성 여부를 나타낸 것이다.

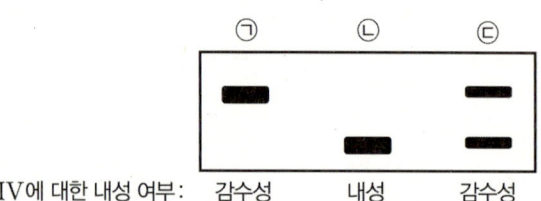

멘델 집단 P에서 HIV에 대해 내성인 사람과 감수성인 사람의 비가 9 : 16이다. P에서 ㉢의 유전자형을 갖는 여성이 HIV에 대해 감수성인 임의의 남성과 결혼하여 아이를 낳을 때, 이 아이가 HIV에 내성일 확률은? (단, *CCR5*는 한 쌍의 대립유전자를 갖는다.)

① $\dfrac{3}{5}$ ② $\dfrac{3}{10}$ ③ $\dfrac{1}{4}$

④ $\dfrac{3}{16}$ ⑤ $\dfrac{3}{25}$

035

2017학년도 26번

다음은 달팽이에서 껍데기 나선 방향의 모계 유전에 대한 실험이다.

〈자료〉
- 자신의 유전자형이 아닌 모계의 유전자형에 의해 나선 방향이 결정된다.
- 나선 방향을 결정하는 유전자에서, 우선형 대립유전자 R는 좌선형 대립유전자 r에 대해 완전 우성이다.

〈실험〉
(가) 좌선형 껍데기를 갖는 RR형 수컷과 우선형 껍데기를 갖는 rr형 암컷을 교배하여 F_1을 얻는다.
(나) F_1을 자가수정하여 F_2를 얻는다.

이에 대한 설명으로 옳은 것만을 〈보기〉에서 있는 대로 고른 것은?

— 보기 —
ㄱ. F_1은 모두 좌선형의 껍데기를 갖는다.
ㄴ. F_2 전체에서 R와 r의 비는 1 : 1이다.
ㄷ. F_2는 모두 우선형의 껍데기를 갖는다.

① ㄱ ② ㄷ ③ ㄱ, ㄴ
④ ㄴ, ㄷ ⑤ ㄱ, ㄴ, ㄷ

036

2014학년도 7번

다음은 나방 애벌레의 눈 색깔에 대한 가계도의 일부이다. 나방 애벌레의 눈 색깔은 유전자 A에 의해 결정되고, 어미가 우성 형질을 지닐 때 모계 효과(maternal effect)를 나타낸다.

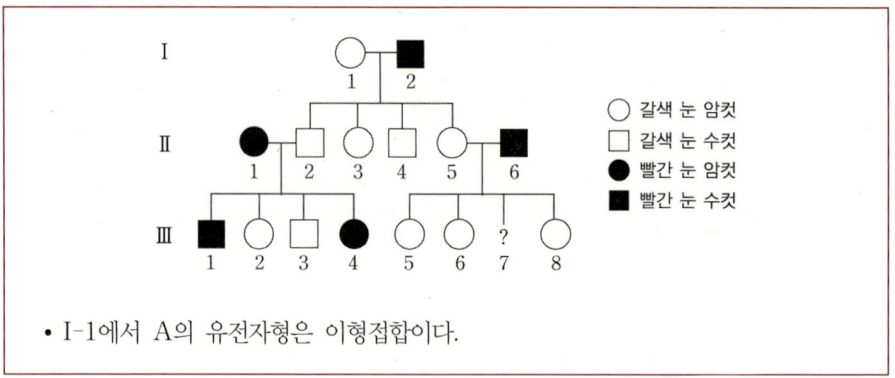

- I-1에서 A의 유전자형은 이형접합이다.

이에 대한 설명으로 옳은 것만을 〈보기〉에서 있는 대로 고른 것은?

──── 보기 ────
ㄱ. 나방 애벌레의 빨간 눈은 열성 형질이다.
ㄴ. 나방 애벌레의 눈 색깔은 성염색체 연관 유전이다.
ㄷ. III-7이 수컷일 경우 눈 색깔은 갈색이다.

① ㄱ ② ㄴ ③ ㄱ, ㄷ
④ ㄴ, ㄷ ⑤ ㄱ, ㄴ, ㄷ

037

그림은 대장균에서 DNA 복제 과정 중 복제분기점 부위를 나타낸 것이다. A~D는 각각 DNA 중합효소Ⅲ, 프리메이즈(primase), DNA 자이레이즈 (gyrase), 헬리케이즈 (helicase) 중 하나이다.

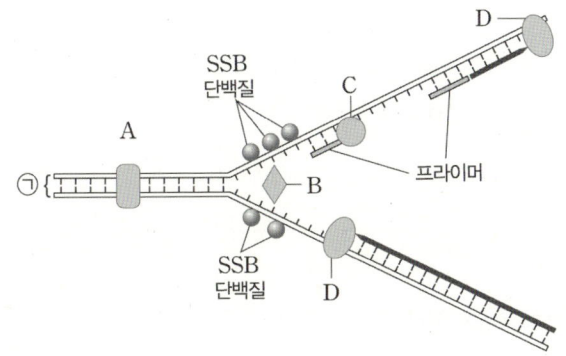

이에 대한 설명으로 옳은 것은?

① A는 초나선 형성을 촉진한다.
② B는 단일가닥 DNA에 결합한다.
③ C는 지연가닥의 주형에만 결합하여 작용한다.
④ D는 5′ → 3′의 exonuclease 활성을 갖는다.
⑤ ㉠에서 지연가닥의 주형 말단은 5′이다.

038

그림은 사람에 있는 어떤 세포 A, B의 염색체 말단소체(telomere) 길이 변화를 시간에 따라 나타낸 것이다.

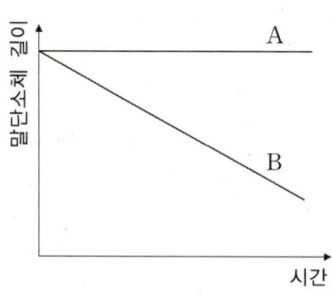

이에 대한 설명으로 옳은 것을 <보기>에서 고른 것은?

• 보기 •

ㄱ. 정원세포는 A와 같은 유형을 보인다.
ㄴ. B가 분열을 멈추어도 말단소체의 길이는 줄어든다.
ㄷ. 말단소체에는 DNA 반복 서열이 있다.
ㄹ. 말단소체복원효소(telomerase) 안에 있는 DNA 서열이 DNA 중합작용의 주형으로 작용한다.

① ㄱ, ㄴ ② ㄱ, ㄷ ③ ㄴ, ㄷ
④ ㄴ, ㄹ ⑤ ㄷ, ㄹ

039

2016학년도 19번

다음은 고초균의 DNA 복제 개시와 진행 과정을 알아보기 위한 DNA 마이크로어레이 실험이다.

〈자료〉
- 고초균 A는 복제개시인자인 DnaA를 암호화하는 유전자(*dnaA*)의 온도민감성 돌연변이주이다.
- 물질 X는 DnaA의 기능을 억제한다.

〈실험 Ⅰ〉
(가) A를 45℃에서 1시간 동안 배양하여 DNA 복제 개시를 억제 한 후, 배양액 일부에서 염색체 DNA를 분리한다. (0분 시료)
(나) 나머지 배양액을 30℃로 옮겨 20분, 40분, 80분 동안 추가 배양하고 염색체 DNA를 분리한다.
(다) (가)와 (나)의 DNA 시료를 형광 표지하여, 고초균의 전체 유전자를 포함하는 DNA 칩에 각각 혼성화한다.
(라) 형광량을 측정하여 각 DNA 시료에 존재하는 모든 유전자의 상대량을 결정한다.
(마) *oriC*를 중심으로 복제종결서열(*ter*)까지 배열된 유전자의 순서에 따라 (라)의 결과를 그래프로 나타낸다.

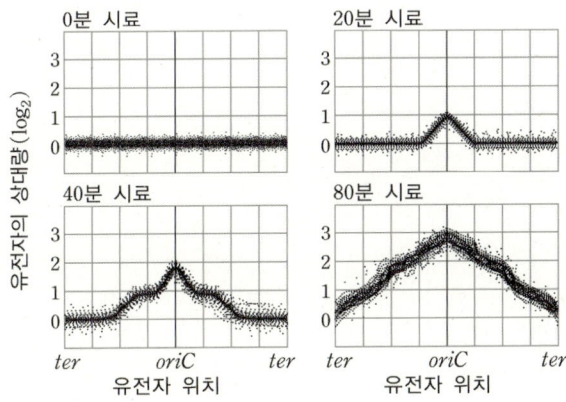

〈실험 Ⅱ〉
(가) 실험 Ⅰ(나)의 20분 배양액에 X를 첨가한 후 40분 동안 배양한다.
(나) DNA를 분리하여 형광 표지한 후, 고초균의 전체 유전자를 포함하는 DNA 칩에 혼성화한다.
(다) 실험 Ⅰ의 (라)~(마) 과정을 수행한다.

다음 중 실험 Ⅱ의 결과로 가장 적절한 것은?

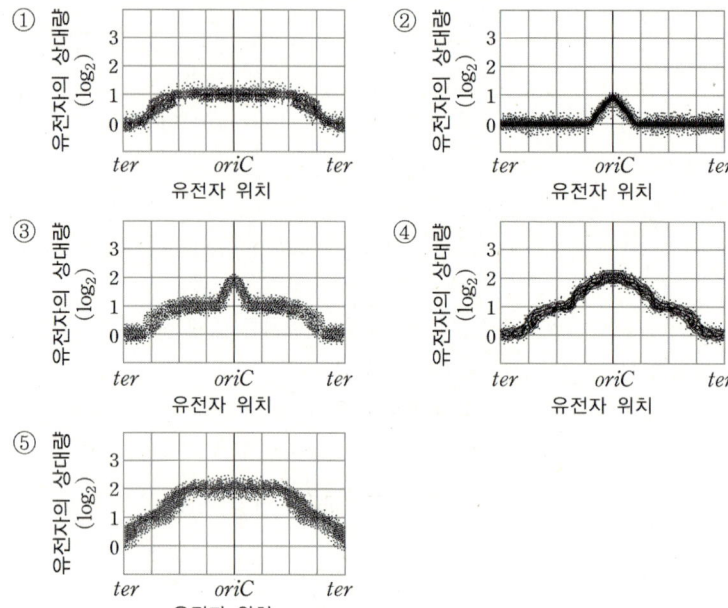

040

2006학년도 35번

[^{3}H]dT(데옥시티미딘)은 세포 내 DNA를 방사성동위원소로 표지하는 데 사용하는 화합물이다. [^{3}H]dT를 이용하여 다음 두 가지 실험을 하였다.

〈실험 A〉

대장균을 [^{3}H]dT가 함유된 배지에서 30초간 배양한 후, 즉시 균체를 모아 DNA를 분리하였다. 이 DNA를 단일가닥 상태로 초원심분리하여 질량에 따라 분리하였다. 원심분리관의 위에서부터 일정량씩 분획을 받은 후 각 분획의 방사능을 측정하였다 (답지의 실선).

〈실험 B〉

대장균을 [^{3}H]dT가 함유된 배지에서 30초간 배양한 후 균체를 모아 씻고, [^{3}H]dT가 함유되지 않은 배지에서 다시 2분간 배양하였다. 다시 균체를 모아 DNA를 분리하고 이 DNA를 〈실험 A〉와 동일한 방법으로 초원심분리한 후 방사능을 측정하였다(답지의 점선).

위 실험에서 얻어진 결과를 나타낼 수 있는 유형으로 가장 적당한 것은?

①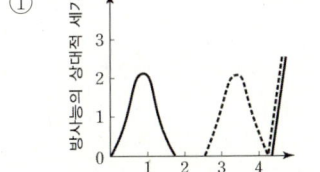

②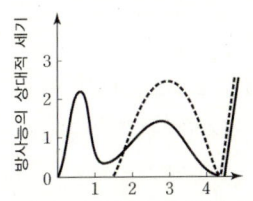

③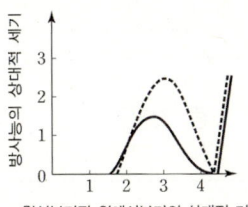

④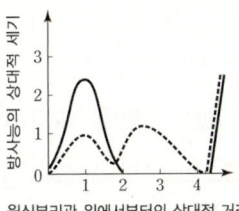

⑤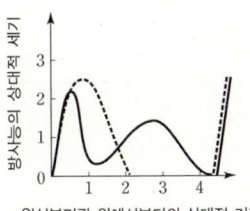

041

2015학년도 21번

다음은 대장균의 DNA 복제에 필요한 풀림효소(helicase) X의 특성을 알아보기 위한 실험이다.

〈실험 과정〉

(가) 길이가 2500 뉴클레오타이드(nt)인 선형의 단일가닥 DNA를 준비한다.

(나) (가)의 DNA 양쪽 말단에 단일가닥 DNA a~h를 결합시켜 4 종류의 기질 I ~Ⅳ를 만든다.

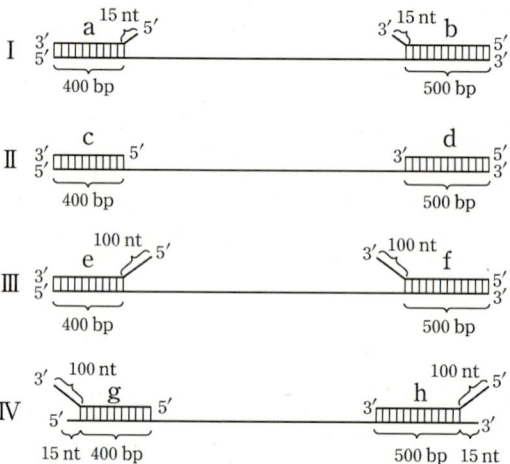

(다) 각각의 기질을 풀림효소 X와 ATP가 포함된 용액에 넣어 반응시킨다.

(라) 아가로스겔 전기영동으로 풀린 DNA 가닥을 확인한다.

〈실험 결과〉

기질	I	Ⅱ	Ⅲ	Ⅳ
풀린 DNA 가닥	b	없음	e, f	㉠

이에 대한 설명으로 옳은 것만을 〈보기〉에서 있는 대로 고른 것은?

― 보기 ―

ㄱ. ㉠은 g, h이다.
ㄴ. X는 지연가닥의 주형 사슬을 따라 이동하며 DNA를 푼다.
ㄷ. X는 DNA 복제 분기점(replication fork)에서 작용한다.

① ㄱ   ② ㄴ   ③ ㄱ, ㄴ
④ ㄱ, ㄷ   ⑤ ㄴ, ㄷ

042

2013학년도 23번

다음은 유전 암호에 대한 여러 가설 중에서 가모프(Gamow)가 제안한 중복암호(overlapping code)에 대한 설명이다.

> 하나의 코돈은 3개의 뉴클레오티드로 구성되어 있으며, 한 뉴클레오티드씩 이동하면서 아미노산을 암호화한다. 예를 들어, 5′-ATCGTC-3′ 염기 서열에서 첫 번째 코돈이 ATC일 때 두 번째 코돈은 TCG, 세 번째 코돈은 CGT, 네 번째 코돈은 GTC가 된다.

이 가설이 틀렸음을 증명하는 실험으로 옳은 것만을 〈보기〉에서 있는 대로 고른 것은?

─── 보기 ───
ㄱ. 5개의 메티오닌을 포함하는 어떤 단백질에서 각각의 메티오닌 바로 다음에 존재하는 아미노산이 모두 달랐다.
ㄴ. 5′-AATTGCC-3′에서 G를 A로 치환하였더니 하나의 아미노산이 바뀌었다.
ㄷ. 폴리 U RNA를 이용하여 UUU가 페닐알라닌 코돈임을 알아냈다.

① ㄱ ② ㄴ ③ ㄱ, ㄴ
④ ㄱ, ㄷ ⑤ ㄴ, ㄷ

043

다음은 단백질 합성에 관한 실험이다.

(가) 시스테인과 결합된 정상적인 tRNA^{Cys}(Cys-tRNA^{Cys})를 화학적으로 변형시켜서 tRNA에는 변화가 없으나 시스테인이 알라닌으로 변형된 Ala-tRNA^{Cys}를 만들었다.

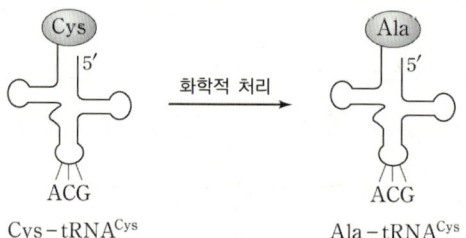

(나) Ala-tRNA^{Cys}를 단백질합성체계(*in vitro* translation system)속에 넣고 반응시켰을 때 코돈의 유전정보에 의해 시스테인이라고 예측되었던 곳에 알라닌이 있었다.

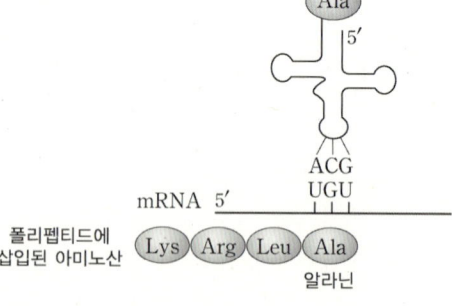

위 실험에서 밝히고자 하는 것을 가장 잘 설명한 것은?

① 유전 암호의 해독에 필요한 tRNA의 수는 코돈의 수보다 적다.
② 하나의 코돈에는 한 가지 이상의 충전된 tRNA(아미노아실-tRNA)가 결합될 수 있다.
③ 코돈의 세 번째 염기는 안티코돈의 첫 번째 염기와 비표준적인 염기쌍을 이룰 수 있다.
④ DNA 서열에 변화가 일어나더라도 단백질을 구성하는 아미노산은 변하지 않는 경우도 있다.
⑤ 단백질이 합성될 때 충전된 tRNA(아미노아실-tRNA)에서 아미노산이 아니라 tRNA가 인식된다.

044

그림은 리보솜의 50S와 30S 소단위체(subunit)가 mRNA, 아미노아실-tRNA와 결합한 모습을 나타낸 것이다.

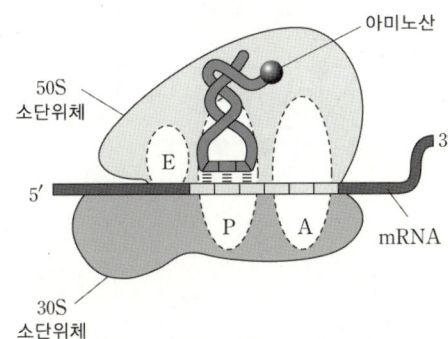

이에 대한 설명으로 옳은 것만을 〈보기〉에서 있는 대로 고른 것은?

── 보기 ──

ㄱ. 50S 소단위체에 있는 rRNA가 펩티드결합을 촉매한다.
ㄴ. 번역 종결 시 방출인자(release factor)는 E자리에 결합한다.
ㄷ. fMet-tRNA^{fMet}는 P자리에서 mRNA의 개시코돈 AUG를 인식한다.
ㄹ. 단백질 합성 시 mRNA에 30S 소단위체보다 50S 소단위체가 먼저 결합한다.

① ㄱ, ㄴ   ② ㄱ, ㄷ   ③ ㄴ, ㄹ
④ ㄱ, ㄷ, ㄹ   ⑤ ㄴ, ㄷ, ㄹ

045

그림은 세포 내에서 일어나는 어떤 유전자의 발현 양상을 모식도로 나타낸 것이다.

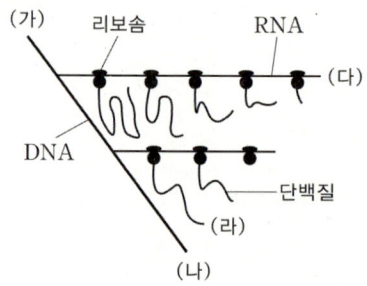

이와 같은 유전자 발현 양상에 대한 설명으로 옳은 것은?

① 위의 리보솜은 80S이다.
② 전사된 RNA의 (다) 지점은 3′ 말단이다.
③ RNA중합효소는 (가)에서 (나) 방향으로 전사를 진행한다.
④ 번역된 단백질의 (라) 말단은 카르복실(carboxyl) 말단이다.
⑤ 전사 주형으로 사용된 DNA 가닥의 (가) 지점은 5′ 말단이다.

046

2008학년도 11번

다음은 엽록체 단백질 X와 미토콘드리아 단백질 Y에 대한 자료이다.

(가) 단백질 X는 세포질과 엽록체에, 단백질 Y는 세포질과 미토콘드리아에 존재한다.

(나) 그림과 같이 단백질 X와 Y는 세포 내 위치에 따라 크기가 다르다.

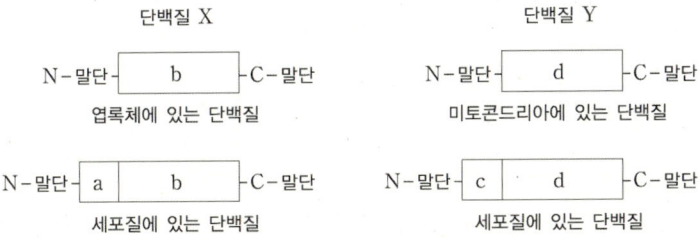

(다) 단백질 X의 b 부위를 암호화하는 DNA와 단백질 Y의 d 부위를 암호화하는 DNA를 발현시켜 생긴 b와 d는 세포질에만 존재한다.

이에 대한 설명으로 옳은 것을 〈보기〉에서 있는 대로 고른 것은?

• 보기 •
ㄱ. 단백질 X와 Y의 유전자는 핵 내에 존재한다.
ㄴ. 단백질 Y가 세포질에서 미토콘드리아 안으로 들어가는 과정에서 c 부위보다 d 부위가 더 중요한 역할을 한다.
ㄷ. 단백질 X의 a 부위와 단백질 Y의 d 부위를 연결시킨 혼성단백질(fusion protein)의 d 부위는 미토콘드리아에 존재할 것이다.

① ㄱ
② ㄴ
③ ㄷ
④ ㄱ, ㄷ
⑤ ㄱ, ㄴ, ㄷ

047

2012학년도 예비검사 48번

다음은 유전 암호를 해독하는 실험이다.

〈실험 방법〉
아래 그림과 같이 합성 mRNA를 무세포 번역 시스템과 20종의 아미노산이 들어 있는 시험관에 넣고 반응시킨 후, 합성된 폴리펩티드의 아미노산 조성을 분석한다.

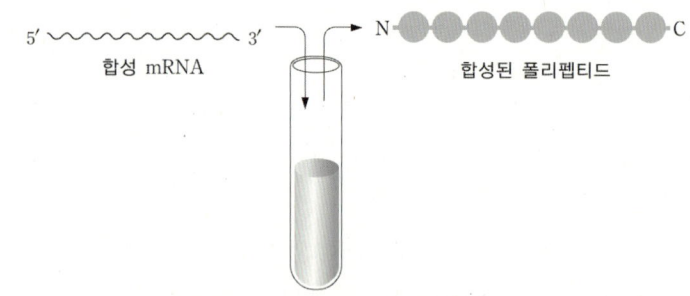

	첨가한 mRNA	폴리펩티드를 조성하는 아미노산의 상대비
실험 1	5'……CACACACACAC……3'	트레오닌 100 히스티딘 100
실험 2	ATP : CTP의 농도 비율이 5:1인 혼합물을 이용하여 합성된 mRNA	리신 100 트레오닌 26 아스파라긴 24 글루타민 24 프롤린 7 히스티딘 6

실험 1과 2의 결과로부터 추론할 수 있는 트레오닌과 히스티딘의 코돈은?

	트레오닌	히스티딘
①	AAA	CCC
②	ACA	CAC
③	CAC	ACA
④	AAC	CCA
⑤	CAA	ACC

048

그림은 연속적인 효소반응 (가)와 (나)에 의해 특정 아미노산이 해당 tRNA에 충전되는 과정을 나타낸 것이다.

$$^+H_3N-\underset{H}{\overset{R}{C}}-C\overset{O}{\underset{O^-}{=}} \xrightarrow[ATP \quad ?]{(가)} {}^+H_3N-\underset{H}{\overset{R}{C}}-C\overset{O}{\underset{\boxed{X}}{=}} \xrightarrow[tRNA \quad X]{(가)} {}^+H_3N-\underset{H}{\overset{R}{C}}-C\overset{O}{\underset{\boxed{tRNA}}{=}}$$

이에 대한 설명으로 옳은 것만을 〈보기〉에서 있는 대로 고른 것은?

― 보기 ―

ㄱ. X는 AMP이다.
ㄴ. (가)와 (나)는 서로 다른 종류의 효소에 의해 일어난다.
ㄷ. 아미노산은 tRNA 3′-말단 뉴클레오티드의 염기에 결합한다.

① ㄱ ② ㄴ ③ ㄱ, ㄷ
④ ㄴ, ㄷ ⑤ ㄱ, ㄴ, ㄷ

049

2013학년도 14번

다음은 방사성 동위 원소 표지 방법을 이용하여 단백질 X의 합성 방향을 확인한 실험이다.

〈자료〉

- 무세포(cell-free) 단백질 합성 시스템에서 단백질 X의 합성은 개시부터 종료까지 15℃에서 20분 소요되며, 합성이 종료되기 전에 동일한 mRNA로부터 합성이 연속적으로 개시된다.
- A는 X의 트립신 절단 위치와 생성된 펩티드 조각을, B는 이 펩티드 조각들(1~5)의 SDS-PAGE 분리 결과를 나타낸 것이다.

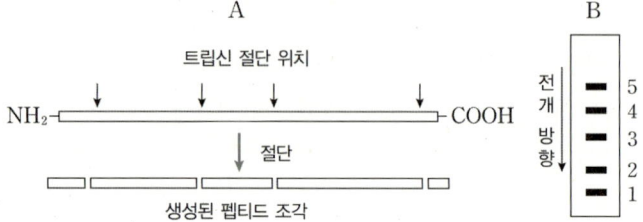

〈실험 방법〉

(가) 아미노산을 포함한 무세포 단백질 합성 시스템과 단백질 X의 mRNA를 시험관에 넣어 15℃에서 20분 동안 반응시킨다.
(나) ^{14}C로 표지한 20종류의 아미노산 혼합물을 첨가하고 15℃에서 20분 동안 추가로 반응시킨다.
(다) 완성된(full-length) X를 분리하여 트립신을 처리한다.
(라) 생성된 펩티드 조각들을 SDS-PAGE로 분리한다.
(마) 각 펩티드 조각들의 단위 길이 당 방사선량을 측정한다.

다음 중 펩티드 조각 1~5의 단위 길이 당 방사선량을 측정한 결과로 가장 적절한 것은?

①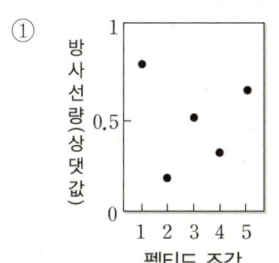

②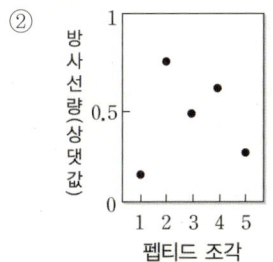

③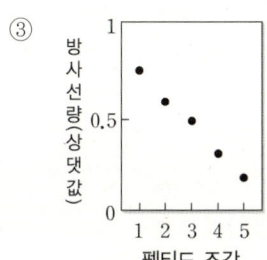

④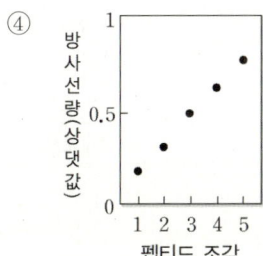

⑤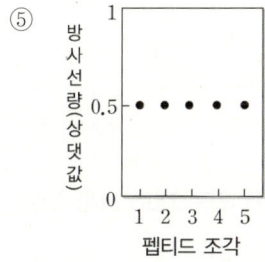

050

그림은 HAN과 BOK 단백질을 암호화하고 있는 유전자와 이들에서 특정 부위가 제거된 유전자의 구조를 나타낸 것이며, 표는 유전자를 발현시켰을 때, 세포 내에서 단백질의 분포를 나타낸 것이다. (단, HAN과 BOK 단백질은 세포 내에서 서로 직접 결합한다.)

HAN [영역 A | 영역 B] BOK [영역 C]
△A-HAN △C-BOK
△B-HAN

발현시킨 유전자 종류 \ 단백질 분포	HAN, △A-HAN 또는 △B-HAN 단백질	BOK 또는 △C-BOK 단백질
HAN	세포막	−
△A-HAN	세포질	−
△B-HAN	세포막	−
BOK	−	핵
△C-BOK	−	핵
HAN+BOK	핵	핵
△A-HAN+BOK	핵	핵
△B-HAN+BOK	세포막	핵
△A-HAN+△C-BOK	세포질	핵

− : 발현시키지 않음

위 실험 결과로 추론할 수 있는 것으로 옳은 것을 〈보기〉에서 있는 대로 고른 것은?

• 보기 •
ㄱ. HAN 단백질의 영역 B는 BOK 단백질과의 결합에 필요하다.
ㄴ. BOK 단백질의 영역 C는 HAN 단백질과의 결합에 필요하다.
ㄷ. BOK 단백질의 영역 C는 BOK 단백질의 세포 내 위치 결정에 필요하다.

① ㄴ ② ㄷ ③ ㄱ, ㄴ
④ ㄱ, ㄷ ⑤ ㄴ, ㄷ

051

2013학년도 15번

다음은 동물 세포에서 막단백질의 수송(trafficking)을 알아보기 위한 실험이다.

〈실험 과정〉

[실험 I]

(가) 단백질 수송에 관련된 유전자 X에 대한 온도 민감성 돌연변이 세포주 Y를 준비한다.
(나) 막단백질 A 유전자를 Y에 도입하고, 40℃에서 2시간 배양하면서 A를 과발현시킨다.
(다) (나)의 세포를 둘로 나누어 40℃와 32℃에서 2차 배양한다.
(라) 배양 시간에 따라 세포내막(endomembrane)을 분리하고, endoglycosidase D로 처리하여 당사슬이 제거된 A의 양을 측정한다.

[실험 II]

(가) 형광단백질 GFP가 연결된 막단백질 A(A-GFP) 유전자를 Y에 도입하고, 40℃에서 2시간 배양하면서 A-GFP를 과발현시킨다.
(나) (가)의 세포를 32℃에서 2차 배양하면서 시간에 따라 소포체, 골지체, 세포막에 각각 존재하는 A의 양을 GFP의 형광량으로 측정한다.

〈실험 결과〉 [실험 I] [실험 II]

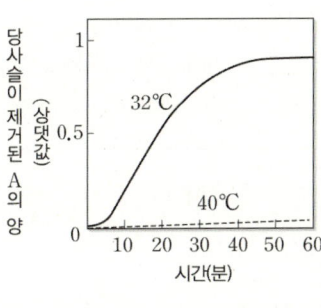
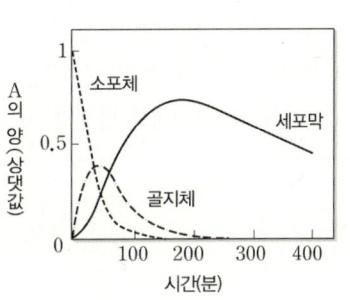

이에 대한 설명으로 옳은 것만을 〈보기〉에서 있는 대로 고른 것은? (단, GFP는 막단백질 A의 수송에 영향을 미치지 않는다.)

─── 보기 ───
ㄱ. A는 소포체 → 골지체 → 세포막 순으로 이동한다.
ㄴ. X의 산물은 A가 소포체에서 골지체로 이동하는 데 필요하다.
ㄷ. Endoglycosidase D는 소포체에 존재하는 A에 작용한다.

① ㄱ ② ㄷ ③ ㄱ, ㄴ
④ ㄴ, ㄷ ⑤ ㄱ, ㄴ, ㄷ

052

2005학년도 18번

어떤 식물에서 특정 호르몬의 합성이 크게 감소된 2종류의 돌연변이체를 발견 하였으며, 이들을 분석한 결과 다음과 같은 사실을 확인하였다.

- 두 돌연변이체는 완전우성 대립유전자인 A와 B에 각각 돌연변이가 일어난 결과이다.
- 돌연변이에 의해 생긴 열성 대립유전자 a와 b는 호르몬 합성의 기능을 상실한 단백질을 암호화한다.
- a는 단백질 암호화 부위에 있는 뉴클레오티드 하나가 결실되었다.
- b는 단백질 암호화 부위에 있는 뉴클레오티드 하나가 다른 뉴클레오티드로 치환되었다.

위의 사실에 근거한 추론으로 옳은 것을 〈보기〉에서 있는 대로 고른 것은?

● 보기 ●

ㄱ. a와 b의 1차 전사체(primary transcript)는 A와 B의 1차 전사체에 비해 길이가 훨씬 짧을 수 있다.
ㄴ. b에서 암호화되는 단백질은 B에서 암호화되는 단백질에 비해 작은 분자량을 갖는 경우가 있다.
ㄷ. a에서 결실이 일어난 부위가 번역개시부위에 가까울수록 a와 A에서 암호화되는 단백질 사이의 아미노산 서열 유사성은 더 낮아질 수 있다.
ㄹ. a 돌연변이체와 b 돌연변이체를 교배하여 얻은 F_1 세대에서 호르몬을 정상적으로 합성하는 식물체를 발견할 수 있다.

① ㄱ, ㄴ   ② ㄱ, ㄷ   ③ ㄷ, ㄹ
④ ㄱ, ㄴ, ㄹ   ⑤ ㄴ, ㄷ, ㄹ

053

어떤 단백질 X의 기능을 가장 심하게 저해할 것으로 예상되는 X 유전자의 돌연변이는?

① 암호영역의 끝 부분에 뉴클레오티드 1개가 삽입된 돌연변이
② 암호영역의 시작 부분에 뉴클레오티드 1개가 결손된 돌연변이
③ 암호영역의 중간 부분에 뉴클레오티드 3개가 연속해서 결손된 돌연변이
④ 암호영역의 끝 부분에 뉴클레오티드 4개가 연속해서 결손된 돌연변이
⑤ 암호영역의 중간 부분에 뉴클레오티드 1개가 치환된 돌연변이

054

2017학년도 24번

다음은 돌연변이원 a~d와 이에 의한 DNA 상의 돌연변이가 아미노산 서열에 미치는 영향에 대한 자료이다.

〈자료Ⅰ〉
- a : 시토신을 탈아민시켜 우라실로 바꾼다.
- b : 티민 유사체로서 염기전이(transition)를 유발한다.
- c : 구아닌을 변형하여 염기전환(transversion)을 유발한다.
- d : 이웃한 염기쌍 사이에 끼어든다(intercalation).

〈자료Ⅱ〉
- 야생형 유전자 X를 지닌 대장균에 a~d를 각각 처리하였을 때, X의 1~7번 아미노산 암호화 부위에서 발견된 돌연변이를 순서 없이 ㉠~㉣로 나타냈다.

	1 2 3 4 5 6 7
야생형 X	5'-ATG ACC GAC CCG GAA GGG ACC-3'
돌연변이 ㉠	5'-ATG **G**CC GAC CCG GAA GGG ACC-3'
돌연변이 ㉡	5'-ATG ACC GAC CC**A** GAA GGG ACC-3'
돌연변이 ㉢	5'-ATG ACC GAC **G**CC GGA AGG GAC-3'
돌연변이 ㉣	5'-ATG ACC GAC CCG **T**AA GGG ACC-3'

이에 대한 설명으로 옳은 것만을 〈보기〉에서 있는 대로 고른 것은? (단, 돌연변이의 효과는 X의 1~7번 아미노산 암호화 부위만 고려한다.)

─── 보기 ───
ㄱ. a는 침묵 돌연변이를 일으켰다.
ㄴ. b는 종결코돈을 생성했다.
ㄷ. c는 하나의 아미노산을 바꾸었다.
ㄹ. d는 4개의 아미노산을 바꾸었다.

① ㄱ, ㄴ ② ㄱ, ㄷ ③ ㄱ, ㄹ
④ ㄴ, ㄷ ⑤ ㄷ, ㄹ

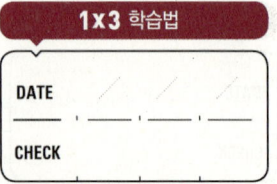

055

DNA 수선(repair) 기능이 결여된 살모넬라 히스티딘 요구성 돌연변이 균주 (His⁻)를 이용하여 화합물 A의 돌연변이 유발성을 측정하기 위하여 다음과 같은 실험을 하였다.

〈실험 과정〉
(가) 배지 I 은 히스티딘이 결여된 한천배지이며, 배지 II는 배지 I 에 동물 간(liver) 세포 효소액을 첨가한 것이다.
(나) 살모넬라(His⁻) 균을 배지에 접종하였다.
(다) 화합물 A를 증류수에 녹이고 여과지 디스크에 적신 후 배지의 중앙에 놓고 일정 시간 확산되도록 하였다.
(라) 37℃에서 이틀 동안 배양한 후 그림과 같은 분포의 콜로니(colony)가 형성된 것을 관찰하고 콜로니 수를 측정하였다.

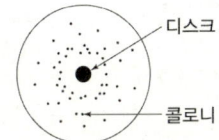

〈실험 결과〉

시료	콜로니 수	
	배지 I	배지 II
화합물 A	20	220
증류수	4	5

위 실험에 대한 추론 중 옳지 않은 것은?

① 화합물 A는 인체 내에서 발암물질일 가능성이 있다.
② 배지에서 자란 균들은 복귀돌연변이체이다.
③ 콜로니 중에는 자연돌연변이체(His⁺)도 포함되어 있다.
④ DNA 수선 기능이 정상인 균주를 사용하면 콜로니 수는 더 많아질 것이다.
⑤ 디스크 주변에 콜로니가 나타나지 않는 것은 균이 자라지 못할 정도로 화합물의 농도가 높기 때문이다.

056

2017학년도 예비검사 19번

그림(가)와 (나)는 각각 정상적혈구와 낫형적혈구에서 헤모글로빈의 복합체 구조가 형성되는 단계를 나타낸 것이다.

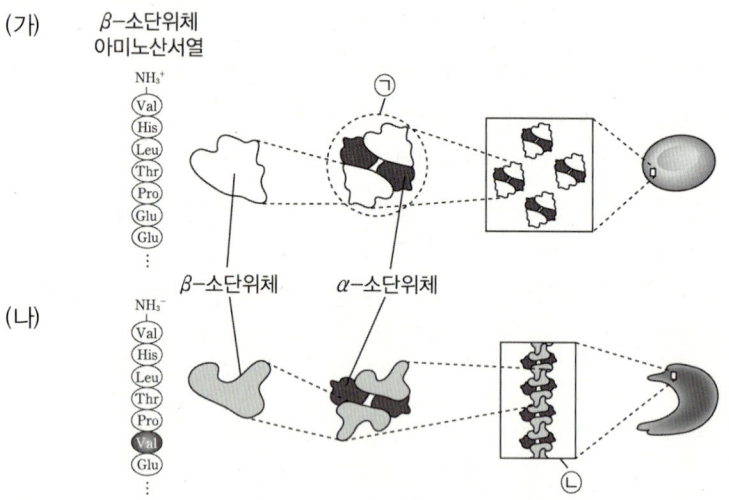

이에 대한 설명으로 옳은 것만을 〈보기〉에서 있는 대로 고른 것은?

― 보기 ―
ㄱ. Glu → Val 아미노산 치환은 β-소단위체의 2차 구조를 변화시킨다.
ㄴ. ㉠은 단백질의 3차 구조를 나타낸다.
ㄷ. ㉡ 구조에 의해 적혈구의 형태가 낫형으로 된다.

① ㄱ 　　② ㄴ 　　③ ㄱ, ㄷ
④ ㄴ, ㄷ 　　⑤ ㄱ, ㄴ, ㄷ

057

2017학년도 09번

다음은 복제 플레이팅(replica plating) 방법을 이용하여 자연돌연변이와 유도돌연변이를 구분하는 실험이다.

〈자료〉
- 대장균 ton^r 돌연변이주는 T1 파지에 의해 용해되지 않는다.
- 5-bromouracil(5BU)은 돌연변이를 유도하는 화학물질이다.

〈실험 과정〉
(가) 대장균을 T1 파지가 없는 배지에 도말하여 콜로니를 얻는다(M플레이트).
(나) 방향(×)을 정하여 M 플레이트의 콜로니를 벨벳천 위로 옮긴다.
(다) 벨벳 위의 콜로니를 T1 파지가 존재하는 배지 ㉠과, T1 파지와 5BU가 모두 존재하는 배지 ㉡에 각각 옮겨서 키운다.
(라) 복제 플레이트 ㉠과 ㉡에 생성된 대장균 콜로니의 위치를 확인한다.

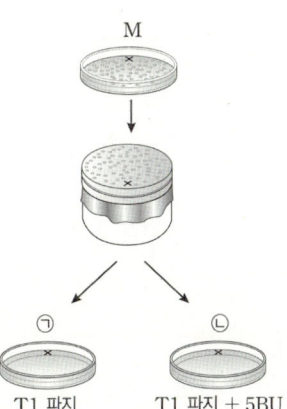

㉠ T1 파지   ㉡ T1 파지 + 5BU

〈실험 결과〉
- ㉠과 ㉡의 동일한 위치에 존재하는 콜로니는 검정색으로, ㉡에만 존재하는 콜로니는 흰색으로 표시하였다.

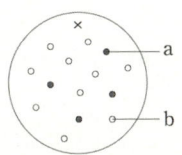

이에 대한 설명으로 옳은 것만을 〈보기〉에서 있는 대로 고른 것은? (단, 5BU는 T1 파지의 용균 능력에 영향을 미치지 않는다.)

─ 보기 ─
ㄱ. a는 M플레이트에 존재하는 ton^r 돌연변이주이다.
ㄴ. a의 ton^r 돌연변이는 T1 파지에 의해 유도되었다.
ㄷ. b의 ton^r 돌연변이는 (다) 과정에서 생성되었다.

① ㄱ ② ㄴ ③ ㄱ, ㄷ
④ ㄴ, ㄷ ⑤ ㄱ, ㄴ, ㄷ

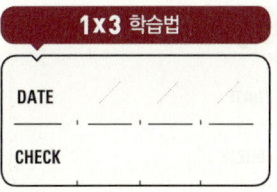

058

사람 DNA에 산재하는 5'-CG-3' 디뉴클레오티드(dinucleotide)의 C염기는 흔히 메틸화되어 있다(예: 5'-CACCTGC*GCCAC*GAA-3', C*는 메틸화된 C). 이곳에 메틸화된 C가 탈아미노화되면 C → T로의 전이(transition)가 일어난다. (가)는 사람 X염색체상의 5개 유전자에 있는 5,028개의 코돈 중에서 변이가 일어나 치환된 2,446개의 아미노산에 대하여 아미노산 종류별로 변이율을 나타낸 것이다.

(가)

(나)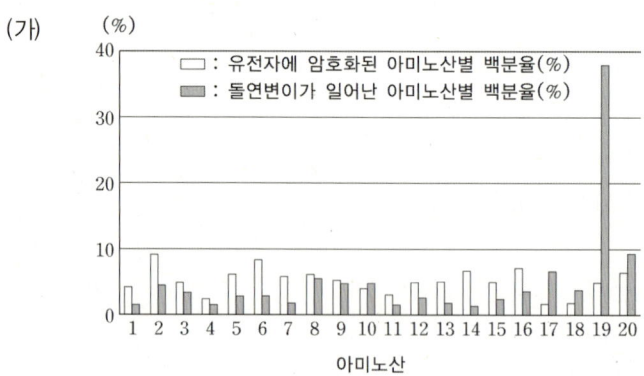

(가)의 20개 아미노산 중 변이가 가장 높게 나타난 19번 아미노산을 옳게 추정한 것은? (유전암호표 참조)

① Ser   ② Leu   ③ Ala
④ Pro   ⑤ Arg

059 [심화이해]

2017학년도 예비검사 15번

다음은 초파리에서 X 염색체 연관 형질에 대한 실험이다.

〈자료〉
- 대립유전자 빨간색 눈(w^+)은 흰색 눈(w)에 대해, 정상날개(m^+)는 미니날개(m)에 대해 완전 우성이며, 모두 X 염색체에 존재한다.

〈실험〉
- 흰색 눈 암컷($X^{w,m+} X^{w,m+}$)과 미니날개 수컷($X^{w+,m}$ Y)을 교배하여 얻은 F_1의 성별, 표현형, 성염색체 구성을 조사한다.

그룹	성별	표현형	성염색체	개체 수
A	암컷	빨간색 눈, 정상날개	XX	1500
B	수컷	흰색 눈, 정상날개	XY	1500
C	암컷	흰색 눈, 정상날개	XXY	1
D	수컷	빨간색 눈, 미니날개	XO	1

이에 대한 설명으로 옳은 것만을 〈보기〉에서 있는 대로 고른 것은? (단, X 염색체 사이에 재조합은 일어나지 않는다.)

—— • 보기 • ——

ㄱ. A초파리를 야생형 수컷과 교배하여 얻은 암컷은 모두 우성형질을 지닌다.
ㄴ. C 초파리의 X 염색체 2개는 부모로부터 각각 전달되었다.
ㄷ. D 초파리는 X 염색체가 없는 난자에 정자가 수정하여 발생했다.

① ㄱ   ② ㄴ   ③ ㄷ
④ ㄱ, ㄷ   ⑤ ㄴ, ㄷ

060

2010학년도 33번

대장균에 화학물질 I, II, III을 각각 처리하여 여러 원돌연변이체(original mutant)를 만들었다. 이 원돌연변이체에 5-Bromouracil, Hydroxylamine 또는 Acridine orange 를 각각 처리하여 복귀돌연변이체(reverse mutant)가 만들어지는지를 확인하였다.

〈실험 결과〉

원돌연변이체를 유발한 화학물질	복귀돌연변이체 유발에 사용한 화학물질		
	5-Bromouracil	Hydroxylamine	Acridine orange
I	+	−	−
II	+	+/−	−
III	−	−	+

+: 복귀돌연변이체 형성
−: 복귀돌연변이체 미형성
+/−: 원돌연변이체의 DNA 변이 상태에 따라 복귀돌연변이체 형성/미형성

〈화학물질의 특징〉

- 5-Bromouracil은 티민(T)의 염기유사체로, 아데닌(A) 또는 구아닌(G)과 결합한다.
- Hydroxylamine은 시토신(C)에 수산기를 첨가한다. 수산기가 첨가된 시토신은 아데닌(A)과 결합한다.
- Acridine orange는 DNA 이중나선의 염기 사이에 끼어들어간다.

이에 대한 추론으로 옳은 것만을 〈보기〉에서 있는 대로 고른 것은? (단, 억제돌연변이 (suppressor mutation)에 의한 복귀돌연변이체 형성은 배제한다.)

― 보기 ―

ㄱ. I은 G·C → A·T의 염기치환(transition) 돌연변이를 유발한다.
ㄴ. II는 A·T → C·G의 염기전환(transversion) 돌연변이를 유발한다.
ㄷ. III은 염기의 삽입 또는 결실을 유발한다.

① ㄱ ② ㄴ ③ ㄷ
④ ㄱ, ㄷ ⑤ ㄴ, ㄷ

061

2015학년도 27번

다음은 생쥐에서 활성 산소가 유발하는 DNA 돌연변이와 수선에 대한 자료이다.

- 활성 산소는 구아닌 염기의 8번 탄소를 산화시켜 8-옥소-구아닌(8-oxo-G)으로 바꾼다.
- 8-oxo-G는 그림과 같이 두 가지 형태의 염기쌍을 형성한다.

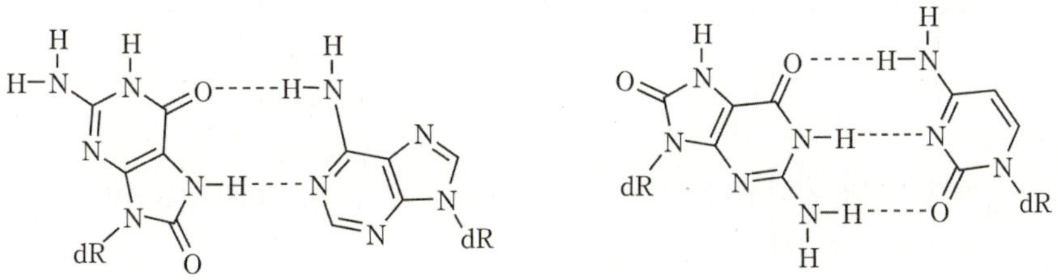

8-oxo-G   아데닌   8-oxo-G   시토신

dR : 디옥시리보스

- 8-oxo-G에 의한 돌연변이는 다음과 같은 두 가지 효소에 의해 억제 또는 수선된다.
  - OGG1 : DNA에 존재하는 8-oxo-G를 디옥시리보스로부터 제거함
  - MTH1 : 8-oxo-dGTP로부터 이인산(PP_i)을 제거함

이에 대한 설명으로 옳은 것만을 〈보기〉에서 있는 대로 고른 것은?

─── 보기 ───

ㄱ. DNA에 존재하는 8-oxo-G는 G가 T로 치환되는 돌연변이 빈도를 높인다.
ㄴ. OGG1은 염기 절제 수선(base excision repair)에 이용된다.
ㄷ. T가 G로 치환되는 돌연변이의 빈도는 야생형 생쥐보다 MTH1 결손 생쥐에서 높다.

① ㄱ   ② ㄴ   ③ ㄱ, ㄷ
④ ㄴ, ㄷ   ⑤ ㄱ, ㄴ, ㄷ

062

2017학년도 예비검사 26번

다음은 T4 파지에서 플라크 형성에 관여하는 점돌연변이의 위치를 결정한 실험이다.

〈자료〉
- T4 파지의 rIIA 돌연변이주는 rIIA 유전자에 기능 상실 돌연변이가 일어난 것이다.
- rIIA 돌연변이주 중 하나인 r103은 rIIA 유전자 부위에 점돌연변이를 지닌다.
- rIIA 돌연변이주는 대장균 K12(λ)에 감염해도 플라크를 형성하지 못한다.

〈실험〉
(가) 아래 그림과 같이 rIIA 유전자의 전체 또는 일부가 결손된 rIIA 돌연변이주 ⓐ~ⓕ를 준비한다.
(나) ⓐ~ⓕ 각각과 r103을 액체배지 내의 대장균 K12(λ)에 함께 감염시켜 (coinfection) 배양한다.
(다) (나)의 시료를 대장균 K12(λ)가 존재하는 한천배지와 각각 섞어 플라크의 형성을 관찰한다.

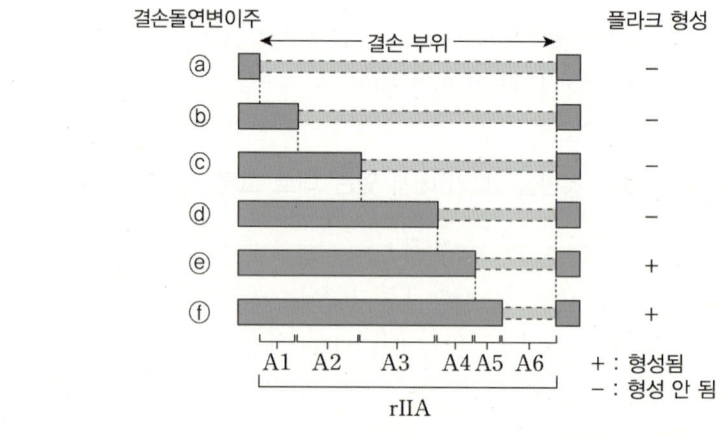

이에 대한 설명으로 옳은 것만을 〈보기〉에서 있는 대로 고른 것은?

●보기●
ㄱ. 형성된 플라크에 존재하는 T4 파지는 야생형이다.
ㄴ. r103의 점돌연변이는 A4 부위에 존재한다.
ㄷ. 감염한 두 파지의 상보성(complementation)에 의해 플라크가 형성된다.

① ㄱ   ② ㄴ   ③ ㄱ, ㄴ
④ ㄴ, ㄷ   ⑤ ㄱ, ㄴ, ㄷ

063

다음은 초파리에서 날개 형성에 관여하는 유전자의 돌연변이를 대상으로 상보성(complementation)과 30℃에서의 온도민감성을 조사한 자료이다.

- w1~w4는 30℃에서 얻은 긴 날개 돌연변이체이고, 상염색체 열성동형접합체이다.
- 표는 w1~w4를 교배시키고 30℃와 25℃에서 각각 배양하여 얻은 F_1 100마리의 표현형을 나타낸 것이다.

교배	F_1의 개체수 (마리)			
	30℃		25℃	
	긴 날개	정상 날개	긴 날개	정상 날개
w1 × w1	100	0	100	0
w1 × w2	100	0	0	100
w1 × w3	0	100	0	100
w1 × w4	100	0	100	0
w2 × w3	?	㉠	?	?

이에 대한 설명으로 옳은 것만을 〈보기〉에서 있는 대로 고른 것은?

---- 보기 ----

ㄱ. w1과 w3은 동일한 유전자에 돌연변이가 있다.
ㄴ. ㉠은 100이다.
ㄷ. w4는 날개 형성에 대한 온도민감성 돌연변이체가 아니다.

① ㄱ   ② ㄷ   ③ ㄱ, ㄴ
④ ㄴ, ㄷ   ⑤ ㄱ, ㄴ, ㄷ

064

2012학년도 예비검사 50번

효모의 프롤린 생합성 과정에는 효소 a, b, c가 필요하다. 다음은 a 유전자의 돌연변이체 A, b 유전자의 돌연변이체 B, c 유전자의 돌연변이체 C를 이용한 실험이다.

[실험 I]
22℃에서 A, B, C를 최소영양배지에 도말하여 cross-feeding test를 수행한다.

⟨결과 및 해석⟩

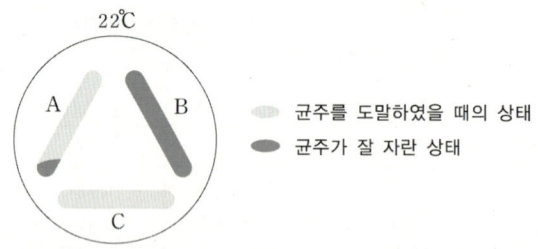

- 프롤린을 합성하지 못하는 돌연변이체에서 생성된 프롤린 생합성 중간물질은 세포 안에 축적되고, 이 물질은 한천배지를 통해 확산된다.
- C 도말 지역과 인접한 지역에서 잘 자란 A는 C로부터 확산된 중간물질을 프롤린 생합성에 이용한다.

[실험 II]
30℃와 42℃에서 A, B, C를 최소영양배지에 도말하여 cross-feeding test를 수행한다.

⟨결과⟩

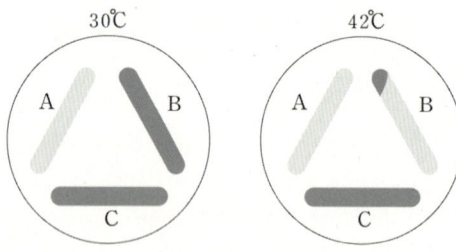

이에 대한 설명으로 옳은 것만을 〈보기〉에서 있는 대로 고른 것은? (단, 효모의 최적 생장온도는 30℃이다.)

─────── • 보기 • ───────
ㄱ. A는 온도민감성 돌연변이체이다.
ㄴ. 42℃ 배양에서 A에서 축적된 중간물질이 확산되어 B에서 프롤린 생합성에 이용되었다.
ㄷ. 프롤린 생합성 과정에서 효소의 작용 순서는 b → a → c이다.

① ㄴ　　　　② ㄱ, ㄴ　　　　③ ㄱ, ㄷ
④ ㄴ, ㄷ　　　⑤ ㄱ, ㄴ, ㄷ

065

2011학년도 16번

다음은 어떤 대장균의 돌연변이 억제(suppression) 현상에 대한 자료이다.

- 단일 사본(single copy)으로 존재하는 유전자 A의 중간 부위에 염기치환 돌연변이가 일어나 정상 크기의 절반에 해당하는 폴리펩티드가 번역 과정에서 만들어졌다.
- 이 돌연변이체의 또 다른 유전자 B에 돌연변이가 일어나서 유전자 A로부터 정상 크기의 단백질이 일부 합성되었다.
- 돌연변이가 일어난 유전자 B의 산물은 유전자 A의 번역 과정에 작용한다.

이에 대한 설명으로 옳은 것만을 〈보기〉에서 있는 대로 고른 것은?

— 보기 —

ㄱ. 유전자 B의 산물은 tRNA이다.
ㄴ. 유전자 B에 일어난 돌연변이는 주로 염기치환 돌연변이다.
ㄷ. 유전자 B에 일어난 돌연변이는 유전자 A 이외의 다른 유전자의 단백질 합성에는 영향을 미치지 않는다.

① ㄱ ② ㄴ ③ ㄷ
④ ㄱ, ㄴ ⑤ ㄱ, ㄷ

066

2008학년도 23번

다음은 페닐케톤뇨증(PKU)에 대한 자료이다.

> (가) PKU는 페닐알라닌을 티로신으로 전환하는 페닐알라닌수산화효소(PAH)가 돌연변이된 유전병이다.
> (나) 정상인 부부에서 태어난 PKU 남녀 신생아가 페닐알라닌이 적은 음식을 섭취하지 않으면 신경 발달이 억제된 정신지체아가 된다.
> (다) (나)의 PKU신생아가 출생 초기부터 페닐알라닌이 적은 음식을 섭취하면 신경 발달이 정상적으로 되고, 이후 음식 조절이 없어도 정상 생활이 가능하다.
> (라) 그런데 (다)의 정상 생활이 가능한 여성이 정상 남자(동형접합자)와 결혼하여 정신지체 자식들을 낳았고, 이 아이들에게는 페닐알라닌이 적은 음식의 효과가 없었다.

이에 대한 설명으로 옳은 것을 〈보기〉에서 있는 대로 고른 것은? (단, PKU 아이와 PKU 여성은 PAH 유전자형에 의한 명칭이다.)

— 보기 —
ㄱ. PKU 아이는 PAH 유전자의 우성 변이 대립인자를 갖고 있다.
ㄴ. PKU 아이의 PAH 이형접합자 어머니는 정상적인 PAH 효소를 가지고 있다.
ㄷ. PKU 여성은 임신기간 동안 페닐알라닌이 적은 음식을 먹음으로써 태아의 정신지체를 예방할 수 있다.
ㄹ. (나)와 (라)의 아이의 PKU 유전자형은 서로 다르다.

① ㄱ, ㄴ   ② ㄱ, ㄷ   ③ ㄴ, ㄹ
④ ㄷ, ㄹ   ⑤ ㄴ, ㄷ, ㄹ

067

레트로바이러스의 일반적 특성을 지니는 어떤 렌티바이러스는 분열하지 않는 뉴런을 감염한다. 그림은 뉴런에서 렌티바이러스의 생활사를 나타낸 것이다.

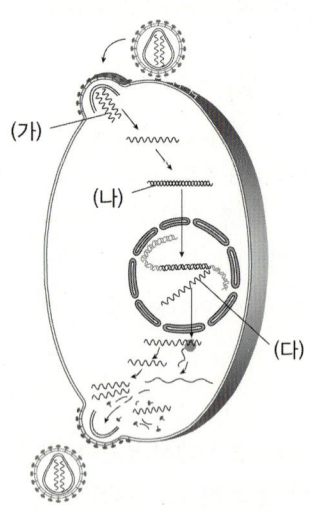

이에 대한 설명으로 옳은 것만을 <보기>에서 있는 대로 고른 것은?

─────● 보기 ●─────
ㄱ. (가)는 poly-A tail을 가지고 있다.
ㄴ. (나)가 숙주의 핵 내로 들어갈 때 핵막의 소실이 필요하다.
ㄷ. (다)는 숙주의 RNA 중합효소를 이용하여 형성된다.

① ㄱ   ② ㄴ   ③ ㄷ
④ ㄱ, ㄴ   ⑤ ㄱ, ㄷ

068

그림은 식물의 근두암종(crown gall)을 유발하는 아그로박테리움의 유전자 전달 과정을 나타낸 것이다. 세균의 Ti 플라스미드에 존재하는 T-DNA는 식물의 염색체 DNA로 전달된다.

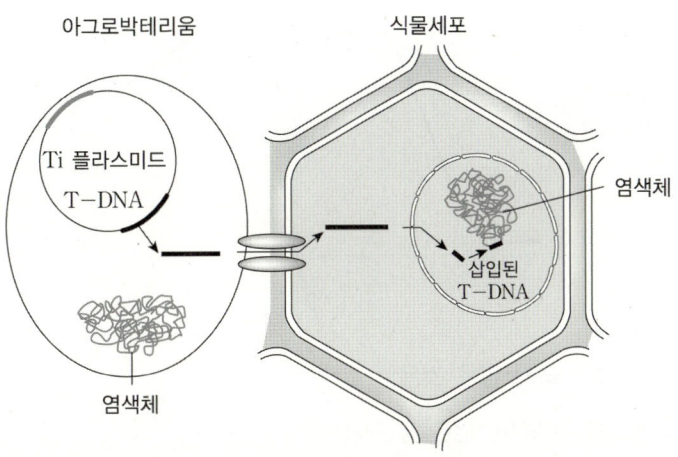

이에 대한 설명으로 옳은 것만을 〈보기〉에서 있는 대로 고른 것은?

― 보기 ―
ㄱ. T-DNA는 전위효소(transposase)에 의해 이동된다.
ㄴ. T-DNA가 세균에서 식물세포로 전달되는 방식은 형질도입(transduction)이다.
ㄷ. 세균에서 식물세포로의 T-DNA 전달은 수평유전자전달(horizontal gene transfer)의 한 예이다.

① ㄱ ② ㄴ ③ ㄷ
④ ㄱ, ㄴ ⑤ ㄴ, ㄷ

069

그림은 세균을 회분배양(batch culture)하면서 시간별로 생균수와 흡광도를 각각 측정하여 얻은 생장곡선이다.

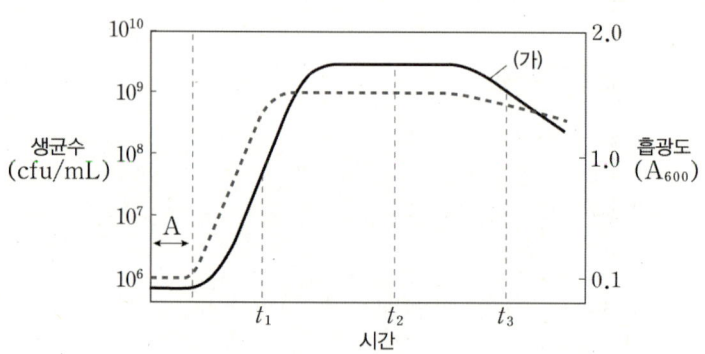

이에 대한 설명으로 옳지 <u>않은</u> 것은?

① (가)는 흡광도를 측정하여 얻은 생장곡선이다.
② 시점 t_1에서 세균은 지수생장(exponential growth)을 하고 있다.
③ 시점 t_2에서 세균의 분열속도와 사멸속도는 동일하다.
④ 시점 t_3에서 세균의 수는 지수적으로 감소하고 있다.
⑤ 시점 t_1과 t_3의 세균을 각각 새로운 배지에 동수 접종하여 생장곡선을 구하면 구간 A의 길이가 서로 다르다.

070

그림은 세균의 생장곡선을 나타낸 것이다.

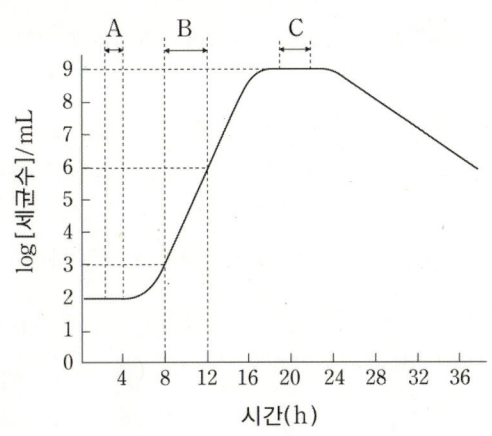

이에 대한 설명으로 옳은 것만을 〈보기〉에서 있는 대로 고른 것은?

• 보기 •

ㄱ. 구간 A에서 세균의 대사활동은 없다.
ㄴ. 구간 B에서 세균의 배가시간(doubling time)은 4시간이다.
ㄷ. 구간 C에서 세균의 생장률은 0이다.

① ㄱ ② ㄴ ③ ㄷ
④ ㄱ, ㄴ ⑤ ㄴ, ㄷ

071

2015학년도 05번

다음은 원핵생물에서 유전자의 전사 개시 효율 조절에 관한 자료이다.

- 전사 개시 효율은 전사 조절자(regulator)와 이의 활성을 조절하는 작용자(effector)의 존재 유무에 의해 결정된다.
- 전사 조절자에는 활성화 인자와 억제 인자가 있다.
- 작용자에는 유도자(inducer), 저해자(inhibitor), 보조억제자(corepressor)가 있다.
- 그림의 A~D는 각각 서로 다른 한 종류의 전사 조절자와 이에 결합하는 작용자의 유무에 따라 유전자 발현이 조절되는 4가지 기작을 나타낸 것이다.

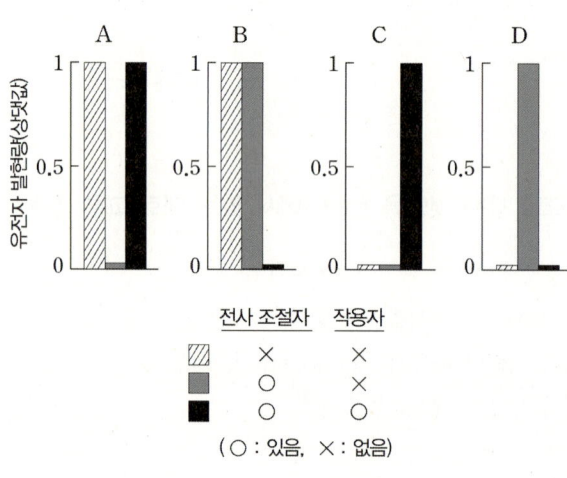

이에 대한 설명으로 옳은 것만을 〈보기〉에서 있는 대로 고른 것은?

― 보기 ―
ㄱ. 젖당 오페론은 A와 C의 기작에 의해 조절된다.
ㄴ. 트립토판 생합성에서 트립토판이 작용자로 이용되는 기작은 B이다.
ㄷ. C와 D는 양성 조절 기작이다.

① ㄱ ② ㄴ ③ ㄱ, ㄷ
④ ㄴ, ㄷ ⑤ ㄱ, ㄴ, ㄷ

072

(가)는 시험관에서 대장균을 배양할 때의 생장 곡선이고, (나)는 이 때 대장균내의 β-갈락토시다아제의 합성량을 나타낸 것이다. (단, 배양액에는 에너지원으로 포도당과 젖당을 동시에 넣어 주었다.)

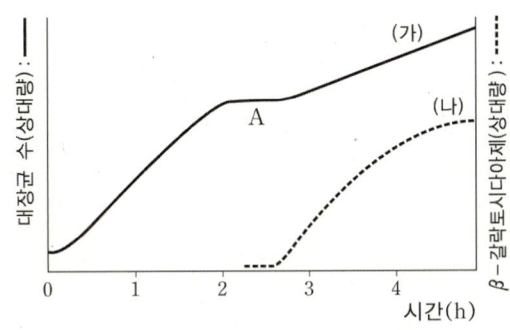

이 그래프에 대한 설명이나 추론으로 옳지 않은 것은?

① 먼저 사용된 에너지원은 포도당이다.
② 먼저 사용된 에너지원이 이용될 때 생장 속도가 더 빠르다.
③ 먼저 사용된 에너지원이 고갈된 후 β-갈락토시다아제의 생성이 증가한다.
④ A시기에서 이화물질 활성화단백질(CAP)이 불활성화된다.
⑤ A에서 생장이 일시적으로 지연되는 이유는 젖당오페론의 작동에 시간이 걸리기 때문이다.

073

그림은 대장균을 포도당과 젖당 혼합 배양액에 배양하면서, 시간에 따른 개체수 변화를 나타낸 것이다.

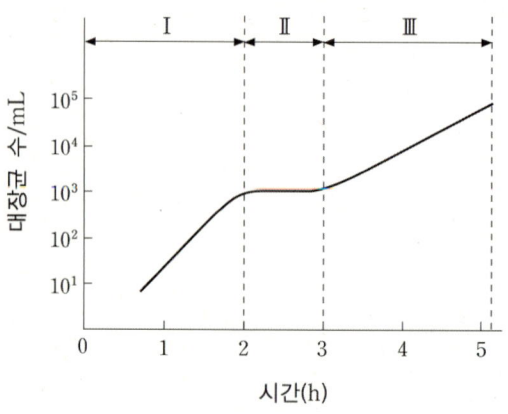

구간 Ⅰ, Ⅱ, Ⅲ의 대장균에서 일어나는 현상을 옳게 설명한 것은?

① lacI 단백질의 농도는 Ⅰ > Ⅱ > Ⅲ 순으로 낮다.
② Ⅰ보다 Ⅲ에서 cAMP 농도가 더 높다.
③ cAMP-CAP(catabolic activator protein) 복합체가 Ⅱ에서 서로 분리된다.
④ Ⅰ보다 Ⅱ에서 β-갈락토시다제의 농도는 더 낮다.
⑤ CAP의 발현이 Ⅰ > Ⅱ > Ⅲ 순으로 높다.

074

분절된 RNA 유전체를 갖는 인플루엔자 바이러스는 두 가지 기작을 통해 항원성의 변이를 일으킨다. 그림 (가)는 한 종류의 바이러스가 연속적으로 증식하면서, (나)는 유전자형이 다른 두 종류의 바이러스가 동일 숙주 세포에서 증식하면서 새로운 항원성을 갖는 바이러스가 생성되는 과정을 나타낸 것이다.

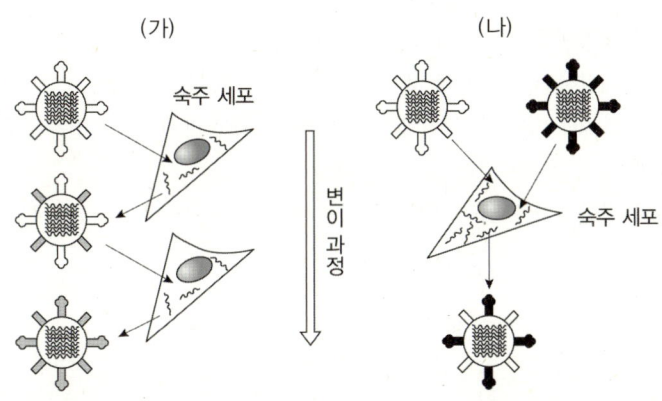

이에 대한 설명으로 옳은 것만을 〈보기〉에서 있는 대로 고른 것은?

―― 보기 ――
ㄱ. (가)에서 항원성 변이가 생기는 원인은 바이러스의 유전체가 복제될 때 돌연변이가 일어나기 때문이다.
ㄴ. (나)는 바이러스의 분절된 유전체가 재편성(reassortment)되는 과정을 거친다.
ㄷ. 새로운 아형(subtype)의 인플루엔자 바이러스는 (나) 기작을 통해 생성된다.

① ㄱ ② ㄴ ③ ㄱ, ㄷ
④ ㄴ, ㄷ ⑤ ㄱ, ㄴ, ㄷ

075

다음은 T4 파지(bacteriophage)의 일단계 증식 실험(one-step growth experiment)이다.

⟨실험 과정⟩

(가) T4 파지의 현탁액을 MOI(multiplicity of infection)가 0.1이 되도록 대장균과 섞어 항온수조에서 천천히 흔들면서 2분간 배양한다.
(나) (가)의 배양액을 배지로 100배 희석한다.
(다) (나)를 배양하면서 동량의 샘플을 4분 간격으로 취한다.
(라) (다)의 샘플과 미리 준비한 대장균 배양액을 45℃의 0.5% 한천용액에 넣고 신속하게 섞어 한천평판배지에 붓는다.
(마) (라)의 평판배지를 37℃에서 24시간 배양하고 플라크(plaque)수를 센다.

⟨실험 결과⟩

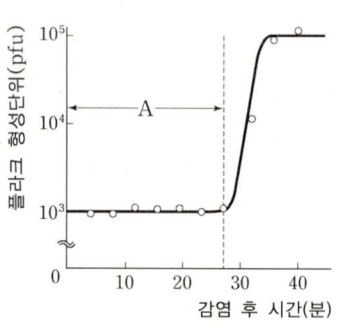

이 실험에 대한 설명으로 옳지 않은 것은?

① (가)에서 2분간 배양할 때 파지가 대장균에 부착한다.
② (가)에서 MOI 0.1보다 MOI 1.0을 사용하면 하나의 대장균에 두 개 이상의 파지가 함께 감염할 확률이 더 높다.
③ (나)에서 배양액을 100배 희석한 것은 대장균에 더 이상의 새로운 파지가 감염하는 것을 막기 위해서이다.
④ 구간 A는 파지 감염 시부터 자손 파지가 방출될 때까지 걸린 시간이다.
⑤ 이 실험에서 T4파지의 방출량(burst size)은 10^5이다.

076

2014학년도 02번

다음은 살모넬라균을 이용한 세균의 수평적 유전자 전달 방법을 알아보기 위한 실험이다.

〈실험 과정〉

(가) 영양요구성 살모넬라균 균주 A($phe^+\ trp^+\ met^-\ his^-$)와 균주 B($phe^-\ trp^-\ met^+\ his^+$) 중 하나는 P22 파지를, 다른 하나는 F^+ 플라스미드를 갖는다.
(나) 균주 A와 B를 완전배지에서 각각 배양한 후 배양액에 DNase I을 처리한다.
(다) 구경이 0.1 μm인 여과기가 부착된 U자형 관 양쪽에 (나)의 시료를 각각 옮긴다.
(라) U자형 관의 한쪽을 통해 가압과 감압을 교대로 반복한다.
(마) 10분 후 U자형 관 양쪽에 존재하는 균을 Phe, Trp, Met, His가 결핍된 최소배지에서 각각 배양한다.

〈실험 결과〉

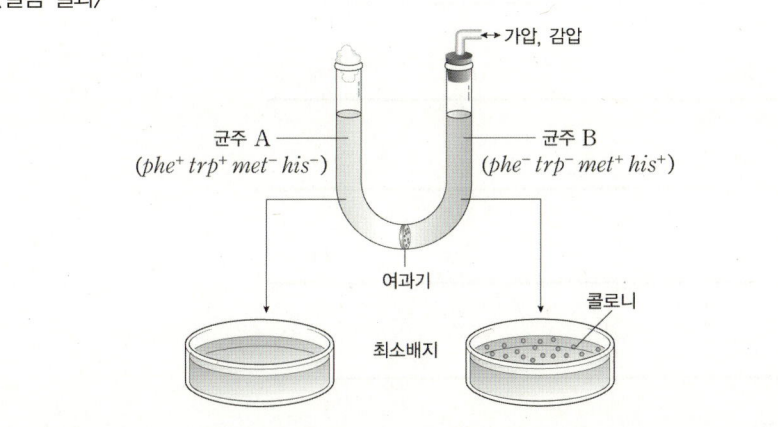

이에 대한 설명으로 옳은 것만을 〈보기〉에서 있는 대로 고른 것은?

─ 보기 ─

ㄱ. F^+ 플라스미드를 통해 유전자가 전달된다.
ㄴ. B에서 유전자 재조합이 일어나 콜로니가 형성된다.
ㄷ. DNase I을 처리하는 이유는 유리된 DNA에 의한 형질전환을 막기 위한 것이다.

① ㄱ   ② ㄷ   ③ ㄱ, ㄴ
④ ㄴ, ㄷ   ⑤ ㄱ, ㄴ, ㄷ

077

P1 파지를 $thy^+lys^+cys^+$인 대장균에 감염시켜 용균액을 얻었다. 이 용균액을 $thy^-lys^-cys^-$인 대장균에 감염시킨 후 thy^+와 lys^+인 재조합 균주를 선별하였다. 이들 재조합 균주들의 영양 요구성을 조사하여 다음과 같은 결과를 얻었다.

재조합 균주	영양 요구성	
thy^+ 균주	lys^+ 46%	lys^- 54%
	cys^+ 3%	cys^- 97%
lys^+ 균주	thy^+ 50%	thy^- 50%
	cys^+ 0%	cys^- 100%

세 유전자의 상대적 위치를 옳게 표시한 것은?

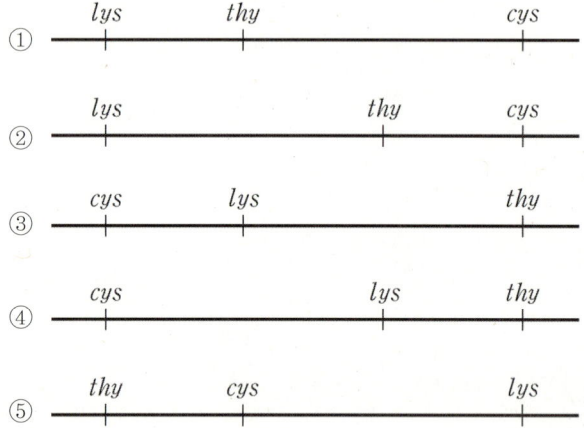

078

2011학년도 11번

다음은 대장균의 접합 중단(interrupted mating) 실험에 이용된 균주에 대한 자료이다. (가)는 공여체인 고빈도재조합(Hfr) 균주의 염색체 DNA 일부를, (나)는 수용체 균주의 표현형을 나타낸 것이다.

(가) 공여체 균주(스트렙토마이신 감수성이고, $A \sim D$와 $W \sim Z$는 야생형 유전자이다.)

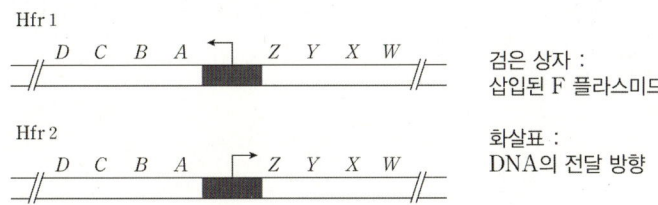

검은 상자 : 삽입된 F 플라스미드
화살표 : DNA의 전달 방향

(나) 수용체 균주(스트렙토마이신 저항성이고, $A \sim D$와 $W \sim Z$의 모든 유전자에 대한 기능상실 돌연변이체이다.)

균주	표현형
a	Rec^+, F^+
b	Rec^+, F^-
c	Rec^-, F^-

Rec^+ : 상동재조합이 가능함. F^+ : F 플라스미드를 가짐.

(가)와 (나)의 대장균을 혼합한 후에 스트렙토마이신이 포함된 배지에서 선별한 형질전환체에 대한 설명으로 옳은 것은? (단, 접합 중단 실험은 30분 동안 수행하였으며, 죽은 대장균에서 방출된 DNA에 의한 형질전환은 고려하지 않는다.)

	사용된 균주	형질전환체에서 출현하는 유전자 순서
①	Hfr1 + a	$A \to B \to C \to D$
②	Hfr1 + b	$W \to X \to Y \to Z$
③	Hfr1 + c	$A \to B \to C \to D$
④	Hfr2 + b	$Z \to Y \to X \to W$
⑤	Hfr2 + c	$Z \to Y \to X \to W$

079

2011학년도 12번

표는 정상 대장균의 젖당 오페론에서 젖당이 억제자(repressor)와 작동자(operator)의 결합에 미치는 영향을 나타낸 것이다. 그림은 포도당이 고갈된 배지에 젖당을 첨가했을 때, 정상 대장균과 어떤 대장균 (가)에서 관찰된 젖당오페론의 발현 정도를 나타낸 것이다.

억제자+작동자 ⇌ 억제자·작동자 $K_a = \dfrac{[억제자 \cdot 작동자]_{eq}}{[억제자]_{eq}[작동자]_{eq}}$	$K_a(M^{-1})$	
	젖당이 없을 경우	젖당이 있을 경우
	2×10^{13}	2×10^{10}

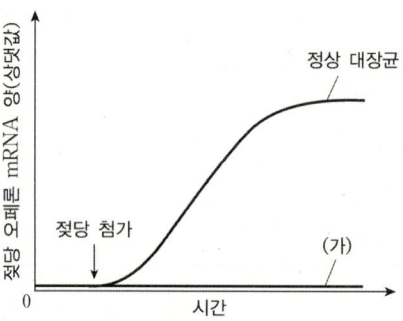

이에 대한 설명으로 옳은 것만을 〈보기〉에서 있는 대로 고른 것은?

---- 보기 ----

ㄱ. 젖당 대신 IPTG(isopropyl-thio-galactoside)를 첨가할 경우 K_a 값은 2×10^{13} 보다 크다.
ㄴ. 알로락토오스와 결합하지 못하는 억제자를 가지는 돌연변이 대장균은 (가)의 발현을 보인다.
ㄷ. 작동자에 돌연변이가 일어나서 억제자가 작동자에 결합하지 못하는 돌연변이 대장균은 (가)의 발현을 보인다.

① ㄴ ② ㄷ ③ ㄱ, ㄴ
④ ㄱ, ㄷ ⑤ ㄴ, ㄷ

080

2016학년도 15번

다음은 대장균의 이화산물억제(catabolite repression)에 관한 실험이다.

〈자료〉
- 아데닐고리화효소(AC)는 ATP로부터 cAMP를 만든다.
- AC의 돌연변이 효소 AC^C는 포도당의 유무와 상관없이 항상 활성을 가진다.

〈실험〉
(가) AC^C를 암호화하는 유전자를 야생형 대장균과 다음과 같은 돌연변이주 각각에 도입하여 발현시킨다.
  - Δcrp : CAP (catabolite activator protein)를 암호화하는 유전자가 결손된 균주
  - $\Delta lacI$: Lac 억제 단백질을 암호화하는 유전자가 결손된 균주

(나) 포도당 또는 젖당을 유일한 탄소원으로 첨가한 최소배지에 (가)의 대장균을 각각 배양한다.
(다) 각각의 배양시료에서 β-galactosidase의 발현 여부를 조사한다.

대장균	포도당	젖당
야생형	㉠	+
Δcrp	㉡	−
$\Delta lacI$	㉢	㉣

(+ : 발현됨, − : 발현 안 됨)

㉠~㉣로 옳은 것은?

	㉠	㉡	㉢	㉣
①	+	+	+	−
②	+	+	−	−
③	−	+	+	+
④	−	−	+	+
⑤	−	−	−	+

081

다음은 대장균의 트립토판 오페론(*trp* LEDCBA)과 이 오페론으로부터 합성된 mRNA의 모식도이다.

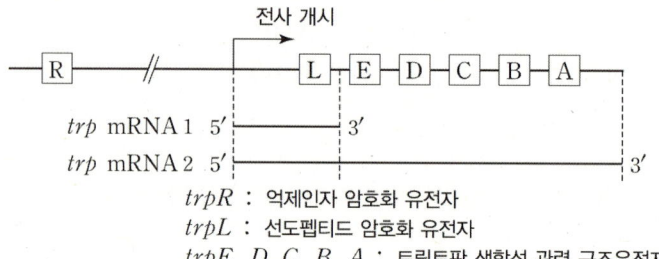

trpR : 억제인자 암호화 유전자
trpL : 선도펩티드 암호화 유전자
trpE, *D*, *C*, *B*, *A* : 트립토판 생합성 관련 구조유전자

트립토판 오페론의 유전자 발현 조절에 대한 설명으로 옳은 것은?

① 기능성 억제인자(TrpR)를 만들지 못하는 *trpR*돌연변이체에서는 세포 내 트립토판 농도 변화와 상관없이 *trp* mRNA 2의 합성이 유도된다.
② 트립토판과 결합한 tRNA^{Trp}의 농도가 세포 내에서 높을 때, *trpL*과 *trpE* 사이에서 Rho-의존적 전사 종결이 유도된다.
③ *trpL*의 트립토판 코돈들을 모두 결실시키면, *trpL*과 *trpE* 사이에서 조기 전사 종결이 유도된다.
④ *trp* mRNA 2의 선도펩티드 암호화 부분에 리보솜이 머물면(stalling), 이 mRNA에서 다른 폴리펩티드는 합성되지 않는다.
⑤ 트립토판오페론의 전사감쇄(attenuation) 기작은 진핵생물에서도 일어난다.

082

2017학년도 14번

다음은 대장균의 트립토판 오페론에서 트립토판에 의한 전사조절기작을 알아본 실험이다.

〈자료〉

- 트립토판 오페론과 조절자의 구성

  ―R―//―P―O―L―E―D―C―B―A―
  (전사 개시)

  (R : 억제인자 유전자, P : 프로모터, O : 작동자, L : 선도펩티드 유전자, A~E : 구조 유전자)

〈실험〉

- 야생형과 돌연변이 대장균에서 트립토판의 유무에 따라 TrpB 발현량을 각각 조사하여 트립토판에 의한 억제 효과를 알아본다.

대장균	TrpB 발현량		억제효과(배)
	트립토판 있음	트립토판 없음	
야생형	1	150	150
$trpR^-$	50	?	?
$trpL^-$	㉠	?	50
$trpR^-$, $trpL^-$	150	150	1

($trpR^-$: 억제인자의 기능 상실, $trpL^-$: 전사종결신호의 기능 상실)

이에 대한 설명으로 옳은 것만을 〈보기〉에서 있는 대로 고른 것은?

―● 보기 ●―

ㄱ. ㉠은 3이다.
ㄴ. 전사감쇠(attenuation)를 통한 트립토판의 억제 효과는 3배이다.
ㄷ. 억제인자가 결합하지 못하는 $trpO^-$ 돌연변이체에서 트립토판의 억제 효과는 50배이다.

① ㄱ ② ㄴ ③ ㄱ, ㄴ
④ ㄱ, ㄷ ⑤ ㄴ, ㄷ

083

DNA 가닥과 결합하는 히스톤의 변형 (modification)에 따라 유전자 발현이 조절된다. 그림은 뉴클레오솜 구성 성분 중 하나인 히스톤 H3의 N-말단 리신의 아세틸화 상태를 나타낸 것이다.

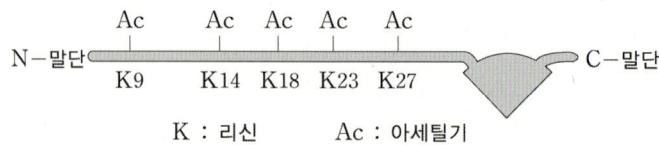

이에 대한 설명으로 옳은 것을 〈보기〉에서 있는 대로 고른 것은?

● 보기 ●

ㄱ. 응축된 염색질에서는 리신이 탈아세틸화되었다.
ㄴ. 아세틸화된 히스톤 H3는 염색질의 활성화에 기여한다.
ㄷ. 이 부위에 있는 리신과 DNA가닥의 결합은 공유결합이다.
ㄹ. 리신이 탈아세틸화되면 히스톤 H3와 DNA가닥의 결합력이 강화된다.

① ㄱ, ㄴ　　② ㄱ, ㄷ　　③ ㄴ, ㄷ
④ ㄷ, ㄹ　　⑤ ㄱ, ㄴ, ㄹ

084

닭의 적혈구세포에서 염색질을 추출하여 다음과 같은 실험을 하였다.

〈실험 과정〉
(가) 일정한 양의 염색질 시료를 여러 농도의 DNase I으로 처리한 후 반응을 정지시켰다.
(나) 반응물에서 DNA를 추출하고 제한효소를 처리하였다.
(다) 전기영동을 한 다음, β-globin과 ovalbumin 유전자를 탐침(probe)으로 사용하여 서던흡입법(Southern blotting)을 수행하였다.

〈실험 결과〉

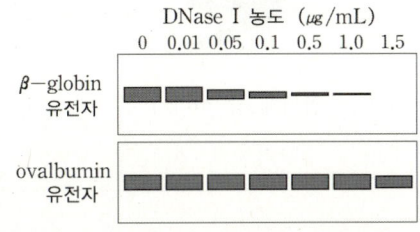

위의 실험에서 밝히고자 하는 것을 가장 잘 설명한 것은?

① 적혈구세포의 β-globin 유전자 염색질은 풀려 있다.
② 적혈구세포에는 β-globin과 ovalbumin 유전자가 있다.
③ 적혈구세포에서 β-globin 유전자의 발현은 점차 감소한다.
④ 적혈구세포에는 덜 응축된 진정염색질(euchromatin)이 많다.
⑤ 적혈구세포의 β-globin과 ovalbumin 유전자 염색질은 응축과 풀림을 반복한다.

085

다음은 고양이의 털 색깔에 관한 자료이다.

- 고양이의 검은색과 노란색 털 색깔은 X 염색체에 위치한 유전자 A에 의해 결정된다.
- 그림은 검은색과 노란색 모자이크 털 색깔을 갖는 암컷 고양이를 나타낸 것이다.

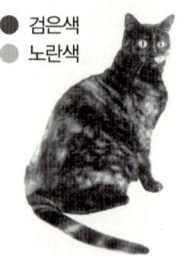

- 이 고양이에서 두 개의 X 염색체 중 하나가 무작위로 불활성화되어 털 색깔이 모자이크로 나타난다.

이에 대한 설명으로 옳지 않은 것은?

① 이 고양이에서 A는 이형접합이다.
② 발생 초기에 불활성화된 X 염색체는 딸세포에서 활성화된다.
③ X 염색체 불활성화에 *Xist* RNA가 필요하다.
④ X 염색체 불활성화에 의해 X염색체 양적 보상(dosage compensation)이 일어난다.
⑤ XY형 수컷에서는 검은색과 노란색 모자이크 털 색깔이 관찰되지 않는다.

086

그림은 진핵생물의 유전자에서 전사가 시작될 때 프로모터와 전사에 관련된 여러 단백질들을 나타낸 것이다.

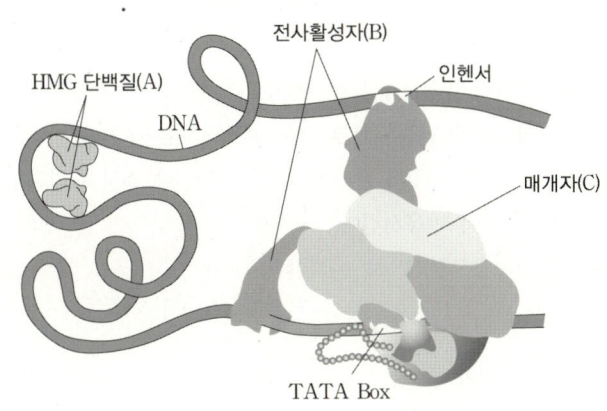

이에 대한 설명으로 옳은 것만을 〈보기〉에서 있는 대로 고른 것은?

— 보기 —
ㄱ. A는 전사활성자가 멀리서도 RNA중합효소 Ⅱ에 작용할 수 있도록 DNA를 구부리는 역할을 한다.
ㄴ. B는 인헨서(enhancer)와 공유결합을 형성한다.
ㄷ. C는 RNA중합효소 Ⅱ의 C-말단 영역(CTD)을 탈인산화시킨다.

① ㄱ   ② ㄴ   ③ ㄷ
④ ㄱ, ㄴ   ⑤ ㄴ, ㄷ

087

다음은 정상 쥐의 각 조직에서 유전자 X의 발현을 알아보기 위한 실험이다.

〈실험 과정〉
(가) 쥐의 여러 조직에서 mRNA를 각각 추출한다.
(나) 각 조직에서 추출한 mRNA를 아가로오스 겔에서 전기영동한다.
(다) (나)의 겔 속의 mRNA를 니트로셀룰로오스막으로 옮긴다.
(라) (다)의 니트로셀룰로오스막을 유전자 X와 β-액틴에 대한 탐침자(probe)가 들어 있는 용액에 넣어 반응시킨다.
(마) 세척 후 방사선자동사진법으로 분석한다.

〈실험 결과〉

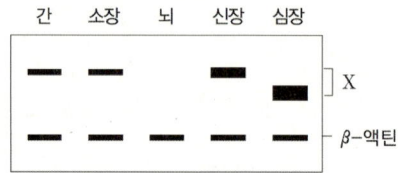

이에 대한 설명으로 옳은 것은?

① 위의 실험은 서던블롯 방법이다.
② 항체가 부착된 탐침자가 사용되었다.
③ 뇌에는 유전자 X가 존재하지 않는다.
④ 유전자 X의 크기는 심장에서보다 신장에서 더 크다.
⑤ (나)의 전기영동에 사용한 mRNA양은 서로 같다.

088

2011학년도 15번

그림은 microRNA(miRNA)의 합성과 가공 과정(processing)을 나타낸 것이다.

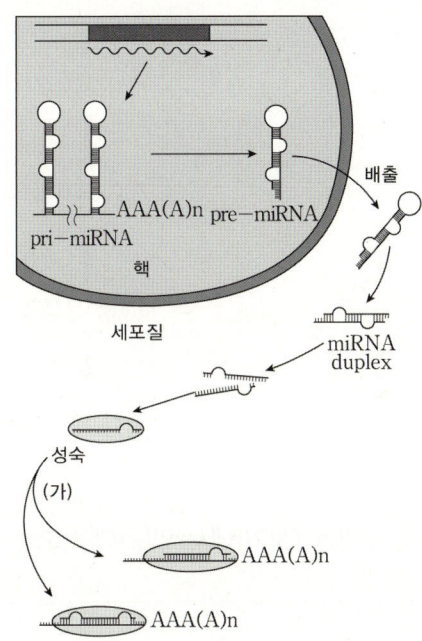

이에 대한 설명으로 옳은 것만을 〈보기〉에서 있는 대로 고른 것은?

─── • 보기 • ───
ㄱ. pri-miRNA는 RNA 중합효소 Ⅱ에 의해 전사된다.
ㄴ. (가)에서 다이서(dicer)가 표적mRNA를 선택한다.
ㄷ. 성숙 miRNA는 표적mRNA를 안정화시켜서 번역이 잘 되도록 도와준다.

① ㄱ ② ㄴ ③ ㄷ
④ ㄱ, ㄴ ⑤ ㄴ, ㄷ

089

그림은 세포에서 microRNA가 생성되는 두 가지 과정 (가), (나)를 나타낸 것이다.

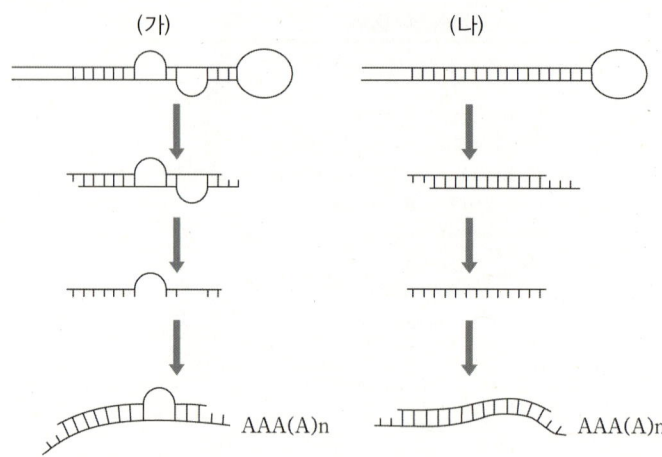

이에 대한 설명으로 옳은 것만을 〈보기〉에서 있는 대로 고른 것은?

— 보기 —

ㄱ. (가) 과정으로 생성된 microRNA는 표적 mRNA의 5' UTR에 결합하여 mRNA를 파괴한다.
ㄴ. (나) 과정으로 생성된 microRNA는 리보자임이다.
ㄷ. microRNA는 초파리, 식물, 포유동물 같은 고등 진핵세포에서 발견된다.

① ㄱ ② ㄴ ③ ㄷ
④ ㄱ, ㄴ ⑤ ㄱ, ㄷ

090

2008학년도 29번

다음은 옥수수의 안토시아닌 색소 유전자 C와 전이인자(transposable element) Ac와 Ds에 대한 맥클린톡의 연구 결과이다.

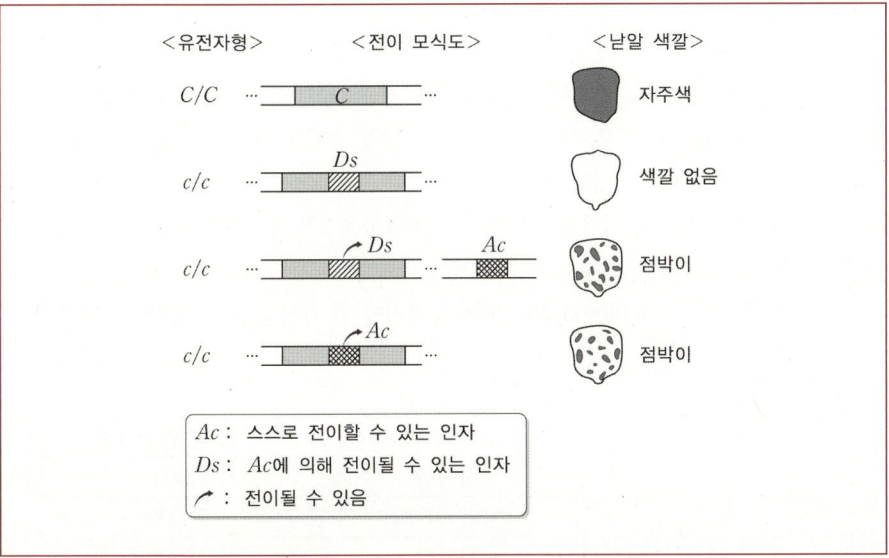

이에 대한 설명으로 옳은 것을 〈보기〉에서 있는 대로 고른 것은?

─── • 보기 • ───

ㄱ. Ds는 Ac가 돌연변이된 전이인자이다.
ㄴ. 점박이 낟알에서 점의 크기는 삽입된 전이인자의 길이에 비례한다.
ㄷ. Ac가 유전자 C에 삽입되어 있는 경우 스스로 전이되어 점박이 낟알이 생겼다.
ㄹ. 점박이 낟알을 키워서 자가교배하면 F_1에서 자주색과 색깔 없는 옥수수가 1:1로 생긴다.

① ㄱ, ㄴ ② ㄱ, ㄷ ③ ㄴ, ㄹ
④ ㄷ, ㄹ ⑤ ㄱ, ㄷ, ㄹ

091

2013학년도 28번

다음은 사람 b-globin 유전자의 크로마틴 응축도를 조사한 DNase I 민감도 실험이다.

⟨실험 과정⟩

(가) 사람 세포 X와 Y에서 핵을 분리하여 같은 양의 DNase I을 처리한다.
(나) DNA를 분리하고 초음파 분쇄를 통해 평균 500 bp 크기로 절단한다.
(다) (나)의 시료에 ^{32}P로 균일하게 표지된 단일 가닥의 유전자 탐침을 첨가하여 DNA 혼성화를 수행한다.
(라) (다)의 두 시료를 각각 둘로 나누어, 한 그룹은 S1 핵산 분해 효소를 처리하고 (X^+, Y^+) 다른 그룹은 처리하지 않는다(X^-, Y^-).
(마) 4가지 시료를 trichloroacetic acid로 처리한 후 침전물의 방사선량을 측정한다.

⟨실험 결과⟩

시료	S1 처리 여부	방사선량(cpm)
X^+	처리함	4000
X^-	처리 안 함	16000
Y^+	처리함	15000
Y^-	처리 안 함	16000

이에 대한 설명으로 옳지 않은 것은?

① (가)에서 응축되지 않은 β-globin 유전자가 분해된다.
② (라)에서 혼성화되지 않은 탐침이 분해된다.
③ 세포 X는 적혈구로 분화된다.
④ β-globin 유전자의 크로마틴 응축도는 세포 Y보다 세포 X에서 높다.
⑤ β-globin 유전자의 CpG DNA 메틸화 정도는 세포 X보다 세포 Y에서 높다.

092

2007학년도 17번

c-myc 유전자가 면역글로불린 유전자 좌위에 삽입된 형질전환 생쥐를 얻었다. (가)~(라)는 이 생쥐를 야생형과 교배하여 얻은 자손에서 삽입된 c-myc 유전자의 메틸화를 보여주는 가계도이다. 메틸화된 c-myc 유전자는 발현되지 않는다.

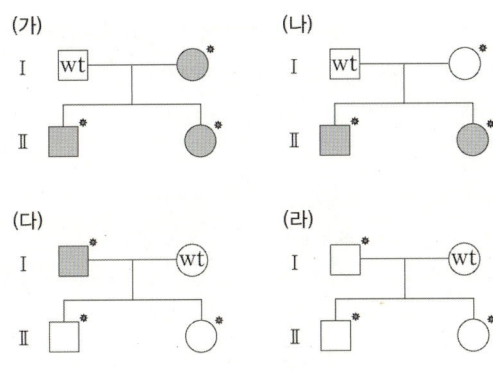

wt : 야생형
* : 형질전환체
□ : 삽입된 c-myc 유전자가 메틸화되지 않은 수컷
○ : 삽입된 c-myc 유전자가 메틸화되지 않은 암컷
■ : 삽입된 c-myc 유전자가 메틸화된 수컷
● : 삽입된 c-myc 유전자가 메틸화된 암컷

위 실험 결과에 대한 설명으로 옳지 않은 것은?

① 삽입된 c-myc 유전자가 암컷 부모로부터 올 때에는 자손의 성별에 관계없이 메틸화된다.
② (가)-Ⅱ의 암컷을 형질전환 수컷과 교배하여 낳은 모든 자손에서는 삽입된 cmyc 유전자가 발현되지 않는다.
③ (나)-Ⅱ 수컷의 메틸화된 c-myc 유전자는 정자를 형성할 때 탈메틸화된다.
④ (다)-Ⅱ의 암컷에서는 삽입된 c-myc 유전자가 발현된다.
⑤ (라)-Ⅱ의 암컷이 야생형 수컷과 교배하여 낳은 모든 자손에서는 삽입된 c-myc 유전자가 발현되지 않는다.

093

2014학년도 33번

다음은 사람의 유전질환인 프라더-윌리(Prader-Willi) 증후군과 앵겔만(Angelman) 증후군에 대한 자료이다.

- 프라더-윌리 증후군과 앵겔만 증후군은 염색체 결실과 유전체 각인(genomic imprinting)에 의해 특정 유전자의 발현이 억제되어 나타나는 열성 형질이다.
- 환자 A는 프라더-윌리 증후군, 환자 B는 앵겔만 증후군을 보인다.
- A는 부계 15번 염색체에, B는 모계 15번 염색체에 (가) 부위(15q11-13)가 각각 결실되어 있다.

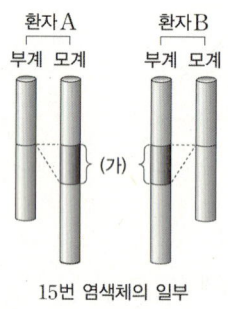

15번 염색체의 일부

이에 대한 설명으로 옳은 것만을 〈보기〉에서 있는 대로 고른 것은? (단, 15번 염색체의 (가) 부위 결실 이외 다른 돌연변이는 없다.)

─── 보기 ───
ㄱ. A와 B의 질환 관련 유전자는 서로 다르다.
ㄴ. A와 B의 정상 15번 염색체에서 (가) 부위의 메틸화 양상은 동일하다.
ㄷ. 앵겔만 증후군은 여성에게만 나타난다.

① ㄱ   ② ㄴ   ③ ㄱ, ㄷ
④ ㄴ, ㄷ   ⑤ ㄱ, ㄴ, ㄷ

094 2006학년도 01번

유전자 X의 조절 기작을 알아보기 위하여 이 유전자의 조절 부위를 리포터 유전자와 연결하여 동물세포에 도입하였다. 이때 X의 전사인자 A와 B의 유전자를 액틴 프로모터와 연결하여 아래 조건으로 함께 도입하였다.

〈실험〉		리포터유전자의 발현 여부
(가)	[1][2][리포터] X 유전자 조절 부위	−
(나)	[액틴 프로모터][리포터]	+
(다)	[액틴 프로모터][유전자 A] [1][2][리포터] X 유전자 조절 부위	+
(라)	[액틴 프로모터][유전자 B] [액틴 프로모터][유전자 A] [1][2][리포터] X 유전자 조절 부위	−
(마)	[액틴 프로모터][유전자 B] [액틴 프로모터][유전자 A] [2][리포터] X 유전자 조절 부위	+

위 실험 결과에 대한 해석이나 추론으로 옳지 <u>않은</u> 것은?

① A는 X 유전자 발현을 촉진한다.
② B는 X 유전자 발현을 억제한다.
③ 사용한 세포에는 액틴 유전자의 발현을 촉진하는 전사인자가 있다.
④ B가 X 유전자의 발현을 조절하려면 X 유전자 조절 부위 2가 필요하다.
⑤ 실험 (가)에서 리포터 유전자가 발현되지 않은 이유는 세포에 이 발현을 촉진하는 전사인자가 없거나 작용하지 못하기 때문이다.

095

2005학년도 38번

식물의 잎에서 발현되는 유전자의 프로모터를 포함하는 전사조절 부위의 기능을 알아보기 위하여 다음과 같은 실험을 하였다. (단, 리포터(reporter)는 유전자 발현정도를 쉽게 측정할 수 있는 유전자이다.)

〈실험 과정〉
(가) 전사조절 부위를 A, B, C, D의 4부위로 나눈 다음, 아래와 같이 리포터 유전자에 연결한 일련의 재조합 벡터를 만들었다. 프로모터는 D에 포함되어 있다.
(나) 각 벡터를 포함하는 형질전환 식물체를 만든 후, 광조건과 암조건에서 리포터 유전자의 발현정도를 조사하였다.

〈실험 결과〉

재조합 벡터의 구조 (전사조절 부위)	리포터 유전자의 발현정도	
	광조건	암조건
A | B | C | D | 리포터 유전자	+	−
B | C | D | 리포터 유전자	++++	−
C | D | 리포터 유전자	−	−
B | D | 리포터 유전자	++++	−
B | * | C | D | 리포터 유전자	++++	−

* : 유전자 발현에 영향을 주지 않는 DNA 절편
+ : 발현정도
− : 발현이 거의 없음

위의 실험과 관련된 해석이나 추론으로 옳은 것을 〈보기〉에서 있는 대로 고른 것은?

● 보기 ●
ㄱ. A는 광조건에서 전사 방해에 관여할 것이다.
ㄴ. B와 전사개시부위 사이의 거리는 B의 기능에 큰 영향을 미칠 것이다.
ㄷ. B는 빛에 의한 전사 활성에 반드시 필요하며, 전사 활성 정도는 A에 의해 영향을 받을 것이다.
ㄹ. 전사조절 부위에서 D만을 제거할 경우, 빛에 의한 전사 활성이 일어나지 않을 것이다.

① ㄱ, ㄴ   ② ㄱ, ㄹ   ③ ㄴ, ㄷ
④ ㄱ, ㄷ, ㄹ   ⑤ ㄴ, ㄷ, ㄹ

096

2009학년도 35번

토양 세균 Agrobacterium이 가지고 있는 Ti 플라스미드의 일부분인 T-DNA는 식물의 형질전환에 이용되며, 식물체로 도입된 T-DNA는 게놈 DNA에 무작위로 삽입된다. (가)~(다)는 식물체 형질전환에 이용되는 3가지 벡터의 T-DNA부위를 각각 나타낸 것이다.

(가)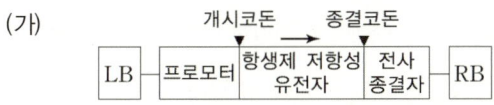

(나)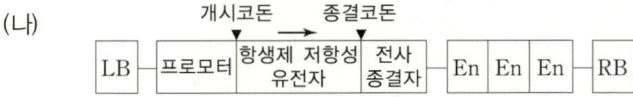

(다)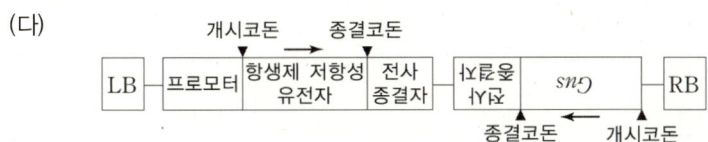

LB : T-DNA의 왼쪽 경계
RB : T-DNA의 오른쪽 경계
En : 증진자(enhancer)
Gus : 리포터 유전자
→ : 전사 방향

이에 대한 설명으로 옳은 것만을 〈보기〉에서 있는 대로 고른 것은? (단, 형질전환 식물체에서 삽입된 T-DNA의 copy 수는 1개이다.)

● 보기 ●

ㄱ. (나)벡터로 형질전환된 경우, 삽입된 T-DNA 부근의 식물 유전자가 과다 발현될 수 있다.

ㄴ. (가)~(다)벡터 중에서 식물 유전자가 발현되는 조직을 확인하는 데 (다)벡터가 가장 유용하다.

ㄷ. (다)벡터로 형질전환된 경우, 한 유전자 내에서 T-DNA가 삽입된 위치와 방향에 상관없이 동일한 Gus 단백질 활성이 관찰된다.

① ㄱ ② ㄴ ③ ㄷ
④ ㄱ, ㄴ ⑤ ㄱ, ㄴ, ㄷ

097

다음은 사람 유전자 X의 전사조절 기작을 알아보기 위한 실험이다.

〈실험 과정〉
(가) 유전자 X의 전사활성인자 결합부위가 포함된 프로모터 부분을 루시페라아제 유전자 열린해독틀(ORF) 앞에 연결시켜 벡터에 클로닝한다.
(나) 대조군 세포주, 단백질 A 과발현 세포주, 단백질 B 과발현 세포주, 단백질 A와 B 과발현 세포주를 준비한다.
(다) (가)의 재조합 DNA를 (나)의 각 세포주에 형질주입(transfection)한 후, 루시페라아제 단백질의 발현량을 측정한다.
(라) ^{32}P로 표지된 유전자 X의 전사활성인자 결합부위를 포함한 DNA단편(^{32}P-DNA)에 (나)의 세포주에서 정제한 A와 B를 반응시킨다.
(마) EMSA(electrophoretic mobility shift assay)를 통해 단백질과 DNA의 결합을 분석한다.

〈실험 결과〉
• 루시페라아제 발현량 분석

세포주	대조군	A 과발현	B 과발현	A와 B 과발현
루시페라아제 발현량	−	+++	−	+

− : 발현되지 않음, +수 : 발현량에 비례

• EMSA 결과

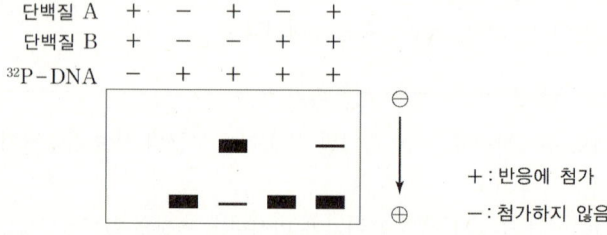

+ : 반응에 첨가
− : 첨가하지 않음

이에 대한 설명으로 옳은 것만을 〈보기〉에서 있는 대로 고른 것은?

― 보기 ―
ㄱ. 단백질 A는 유전자 X의 프로모터 활성을 촉진한다.
ㄴ. 단백질 B는 유전자 X의 전사활성인자 결합부위에 결합한다.
ㄷ. 단백질 B는 단백질 A가 유전자 X의 전사활성인자 결합부위에 결합하는 것을 저해한다.

① ㄱ　② ㄴ　③ ㄷ　④ ㄱ, ㄴ　⑤ ㄱ, ㄷ

098

2012학년도 예비검사 44번

동물세포에서 유전자 p는 사이토카인 A에 의해 발현이 조절된다. 다음은 약물 B에 의해 세포 내 단백질 P의 양이 조절되는 기전을 알아보기 위한 실험이다.

〈실험 과정〉
(가) 동물세포 배양액에 A 또는 A+B를 처리한다.
(나) 일정 시간 배양한 후 세포 추출물을 준비하여 다음을 수행한다.
(Ⅰ) 유전자 p와 β-tubulin mRNA에 대한 노던블롯 실험
(Ⅱ) 단백질 P와 β-Tubulin에 대한 웨스턴블롯 실험
(Ⅲ) 항-유비퀴틴 항체로 면역침전한 후, 항-P 항체로 웨스턴블롯 실험

〈실험 결과〉

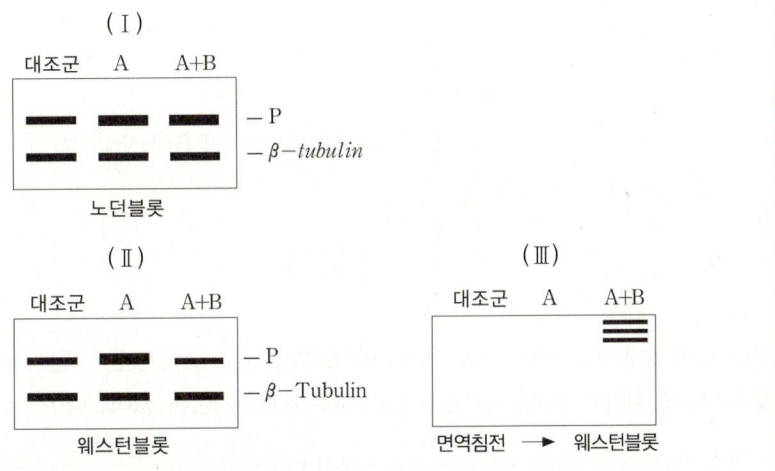

이에 대한 설명으로 옳은 것만을 〈보기〉에서 있는 대로 고른 것은?

• 보기 •
ㄱ. B는 p의 전사를 감소시킨다.
ㄴ. B는 단백질분해효소복합체(proteasome)의 활성을 억제한다.
ㄷ. B는 P의 유비퀴틴화를 증가시켜 P의 분해를 촉진한다.

① ㄱ   ② ㄴ   ③ ㄷ
④ ㄱ, ㄴ   ⑤ ㄴ, ㄷ

099

2008학년도 26번

그림은 이중 가닥 DNA 절편을 플라스미드 벡터로 클로닝하는 실험 과정을 나타낸 것이다.

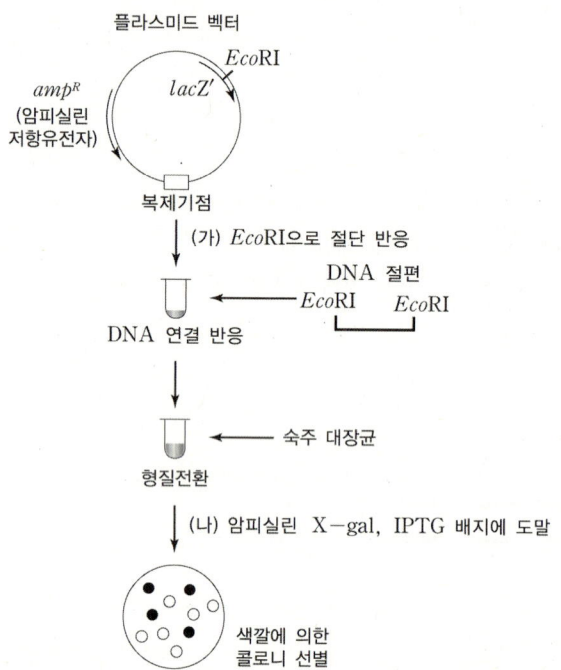

이에 대한 설명으로 옳은 것을 〈보기〉에서 있는 대로 고른 것은? (단, DNA 절편이 플라스미드 벡터에 삽입되는 경우 $lacZ'$ 유전자의 기능이 없어진다.)

──── 보기 ────

ㄱ. 정상적인 $lacZ$ 유전자가 있는 숙주 대장균을 사용할 수 있다.
ㄴ. 복제기점(replication origin)이 없는 플라스미드 벡터를 사용할 수 있다.
ㄷ. (가) 과정 직후에 클로닝 효율을 높이기 위해 플라스미드 벡터에 탈인산화효소(alkaline phosphatase)를 처리할 수 있다.
ㄹ. (나) 과정 후에 DNA절편이 삽입된 플라스미드 벡터를 갖는 대장균 콜로니는 흰색을 띤다.

① ㄱ, ㄴ ② ㄱ, ㄷ ③ ㄴ, ㄹ
④ ㄷ, ㄹ ⑤ ㄴ, ㄷ, ㄹ

100

2005학년도 예비검사 15번

그림과 같이 플라스미드 pAB와 pCD의 DNA를 *Bam*HⅠ과 *Hin*dⅢ로 절단하였다. 네 개의 절편을 함께 넣어 연결 반응을 수행하고, 숙주 세균에 도입한 후 암피실린 배지에 도말하였다.

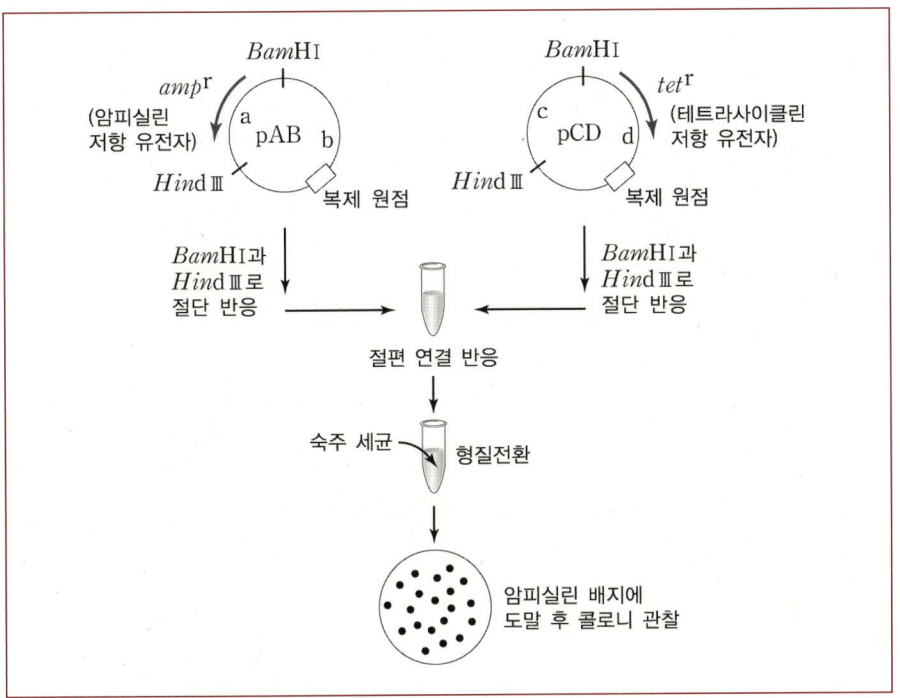

위 실험의 결과로 암피실린 고체 배지에서 얻은 세균들이 포함하고 있는 플라스미드의 종류를 〈보기〉에서 있는 대로 고른 것은? (단, pAD: a단편＋d단편, pBC: b단편＋c단편)

───── 보기 ─────

ㄱ. pAB   ㄴ. pAD   ㄷ. pBC   ㄹ. pCD

① ㄱ, ㄴ   ② ㄱ, ㄷ   ③ ㄴ, ㄷ
④ ㄴ, ㄹ   ⑤ ㄷ, ㄹ

101

2005학년도 예비검사 22번

아래와 같은 염기서열을 가진 DNA 조각을 중합효소 연쇄반응(PCR)으로 증폭하기 위하여 두 개의 프라이머를 제작하려고 한다. 적합한 서열을 가진 프라이머를 옳게 묶은 것은? (단, 이중나선의 DNA 염기서열 중 한 가닥만 표시하였다.)

> 5′…ATTGCCATAGCCTAGGGA…//…
> CCATTAGCACTTAACTCA…3′

① 5′ATTGCCATAGCCTAGGGA3′, 5′TGAGTTAAGTGCTAATGG3′
② 5′ATTGCCATAGCCTAGGGA3′, 5′ACTCAATTCACGATTACC3′
③ 5′ATTGCCATAGCCTAGGGA3′, 5′CCATTAGCACTTAACTCA3′
④ 5′TAACGGTATCGGATCCCT3′, 5′TGAGTTAAGTGCTAATGG3′
⑤ 5′TAACGGTATCGGATCCCT3′, 5′ACTCAATTCACGATTACC3′

102

그림은 일반적인 중합효소연쇄반응(PCR)과 이로부터 증폭된 DNA를 아가로스 겔 전기영동으로 확인하는 과정을 그린 모식도이다.

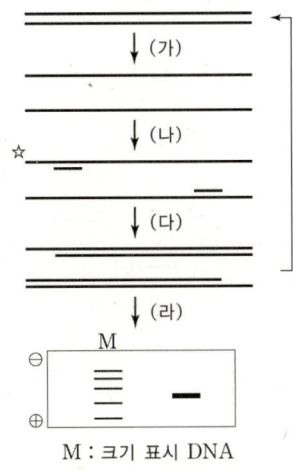

이 실험에 대한 설명으로 옳지 않은 것은?

① ☆표시한 DNA 가닥의 왼쪽은 3′ 말단이다.
② (가)~(다) 단계 중 반응 온도가 가장 높은 곳은 (가)이다.
③ (가)~(다) 단계 중 T_m의 고려가 가장 필요한 곳은 (다)이다.
④ (라)단계에서 전기영동한 DNA는 브롬화 에티듐(ethidium bromide)으로 염색하여 확인한다.
⑤ 원하는 DNA 단편을 100배 이상으로 증폭하기 위해서는 (가)에서 (다)까지의 과정을 7번 이상 반복하여야 한다.

103

크기가 3.5 kb인 선형 DNA에 대한 제한효소 지도를 만들고자 한다. 그림은 이 DNA를 *Bam*H I (B), *Hind* Ⅲ (H), *Eco*R I (E)의 제한효소로 단일(B,H,E) 또는 이중(B/H, H/E) 처리하여 얻은 전기영동 결과이다. (단, DNA 절편의 오른쪽 숫자는 크기(kb)를 나타낸다.)

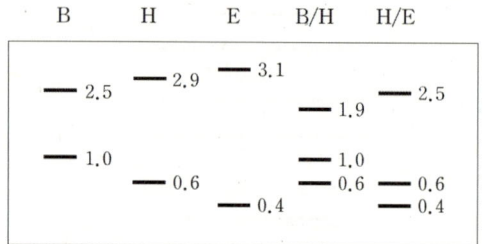

이 DNA를 *Bam*H I 과 *Eco*R I 으로 동시에 처리하였을 때 예상되는 세 절편중 중간 크기는 몇 kb인가?

① 0.6 ② 0.8 ③ 1.0
④ 1.4 ⑤ 1.6

104

2011학년도 10번

다음은 어떤 식물(2n) 개체군에서 개화에 관여하는 유전자 X에 대한 개체 (P1~P8) 별 유전자형과 표현형을 조사한 실험이다.

〈실험 과정〉

(가) 이 개체군에는 유전자 X에 대해 정상 대립유전자와 돌연변이 대립유전자가 존재한다. 이 돌연변이 대립유전자는 다음과 같은 염기치환 돌연변이가 일어난 것이다.

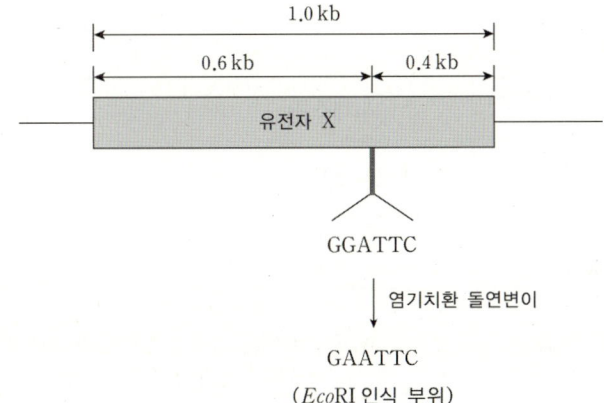

(나) P1~P8의 각 개체로부터 유전자 X 부위를 PCR로 증폭한다.
(다) 증폭된 단편을 *Eco*R I 으로 절단한 후, 전기영동법으로 확인한다.
(라) P1~P8의 표현형을 조사한다.

〈실험 결과〉

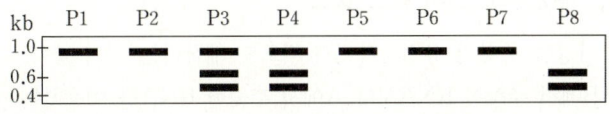

	P1	P2	P3	P4	P5	P6	P7	P8
표현형 (개화시기)	정상	정상	빠름	빠름	정상	정상	정상	빠름

이에 대한 설명으로 옳은 것만을 〈보기〉에서 있는 대로 고른 것은?

─── 보기 ───

ㄱ. P3의 꽃가루 중에서 X의 돌연변이 대립유전자를 가지는 꽃가루가 발견된다.
ㄴ. P1~P8의 X의 대립유전자 중에서 돌연변이 대립유전자의 빈도는 12.5%이다.
ㄷ. P3과 P4를 교배하여 얻은 개체 중에서 빨리 개화하는 개체의 비율은 75%이다.

① ㄱ ② ㄴ ③ ㄱ, ㄷ ④ ㄴ, ㄷ ⑤ ㄱ, ㄴ, ㄷ

105

2007학년도 30번

근육세포에서 남성 호르몬에 의해 새롭게 발현이 유도되는 유전자가 있다. cDNA 칩 기술을 이용하여 이 유전자를 밝혀내고자 한다. (단, 대조구 A와 처리구 B의 RNA 중 하나만 선택하여 cDNA library 제작에 사용한다.)

〈실험 과정〉

RNA 추출 → cDNA library 제작 (가) → 염기서열 분석 (나) → PCR 증폭 → DNA칩 제작(DNA spotting) → 혼성화 반응 (다) → 칩 결과 분석

〈칩 분석 방법〉

과정 \ 근육세포	A(대조구)	B(처리구)
호르몬 처리	없음	남성 호르몬 ($1 \times 10^{-8} M$, 12시간)
역전사효소를 사용한 탐침(probe) 제조	Cy3-dCTP (녹색 형광)	Cy5-dCTP (붉은색 형광)
혼성화 방법	Cy3로 표지된 탐침과 Cy5로 표지된 탐침을 같은 양 섞어서 하나의 칩에 혼성화 반응	
혼성화 결과 및 판독	레이저 형광 스캐너를 이용한 분석 — 지점(spot)	

위 실험에 대한 설명으로 옳지 않은 것은?

① (가)에서는 다양한 종류의 유전자가 포함되도록 제작하는 것이 좋다.
② (가)에서는 B에서 추출한 RNA보다 A에서 추출한 RNA를 이용하는 것이 유리하다.
③ (나)에서는 (가)에서 이용된 벡터에 상보적인 공통 프라이머(universal primer)로 분석하는 것이 효율적이다.
④ (다)에서 탐침 DNA를 만들 때 사용되는 A와 B의 RNA는 같은 양이어야 한다.
⑤ (다)에서 각각 Cy3와 Cy5로 표지된 같은 유전자에 대한 두 탐침은 칩의 동일한 지점(spot)에 있는 DNA와 혼성화된다.

106

2012학년도 예비검사 45번

범죄 수사에서 사용하는 DNA 감식법은 짧은반복염기서열(short tandem repeats, STR)의 개인 간 변이를 이용하는 것이다. 그림은 어떤 사람에서 염색체의 동일한 좌위(locus)에 존재하는 특정 STR의 크기를 분석하는 과정을 나타낸 것이다.

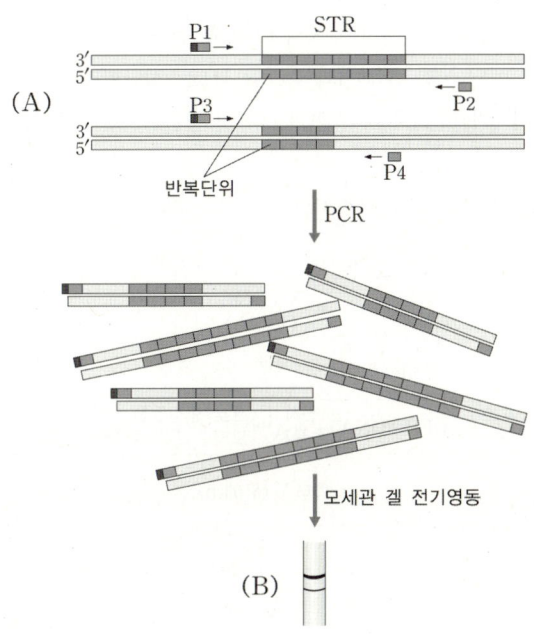

이에 대한 설명으로 옳은 것만을 〈보기〉에서 있는 대로 고른 것은?

― 보기 ―
ㄱ. (A)의 PCR에서 P2와 P4의 염기서열은 서로 동일하다.
ㄴ. (B)와 같이 동일인에서 2개의 전기영동 밴드가 나타나는 이유는 DNA가 이중가닥이기 때문이다.
ㄷ. STR은 단백질을 암호화하는 유전자이다.

① ㄱ ② ㄴ ③ ㄷ
④ ㄱ, ㄴ ⑤ ㄴ, ㄷ

107

다음은 벼 유전자 X가 암호화하는 단백질과 녹색형광단백질(GFP)을 연결시킨 혼성 단백질(fusion protein)을 벼에서 발현시키기 위한 실험이다.

〈실험 과정〉
(가) Sal I과 EcoR I으로 절단된 X의 cDNA 절편을 준비한다.
(나) GFP 발현 벡터 Y를 Xho I과 EcoR I으로 절단한다.
(다) 그림과 같이 (가)의 cDNA 절편과 (나)의 절단된 벡터를 혼합하여 연결반응을 수행한다.
(라) (다)의 산물로 대장균을 형질전환시켜 재조합된 벡터를 선별한다.

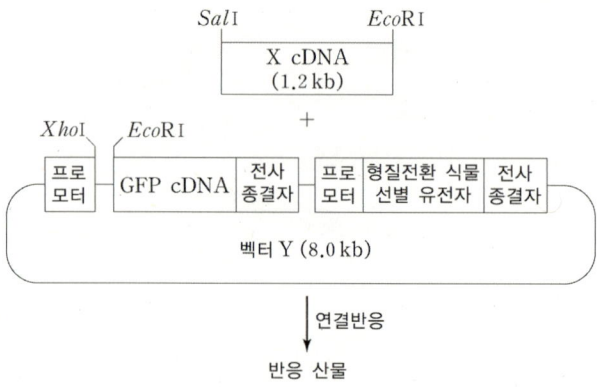

- 제한효소 인식 염기서열 및 절단 부위

Sal I	Xho I	EcoR I
5′ G▼TCGAC 3′	5′ C▼TCGAG 3′	5′ G▼AATTC 3′
3′ CAGCTG▲ 5′	3′ GAGCTC▲ 5′	3′ CTTAAG▲ 5′

〈실험 결과〉
- 벼에서 혼성 단백질을 발현시킬 수 있는 9.2 kb의 재조합 벡터를 얻었다.

이에 대한 설명으로 옳은 것만을 〈보기〉에서 있는 대로 고른 것은? (단, X의 cDNA 절편과 벡터 Y에서 그림에 표시된 Sal I, Xho I, EcoR I 인식 부위 이외에, 이들 제한 효소가 인식하는 다른 부위는 없다.)

― 보기 ―
ㄱ. (가)의 cDNA절편은 X의 개시코돈부터 종결코돈까지의 염기서열을 포함한다.
ㄴ. 〈실험 결과〉의 재조합 벡터를 Xho I과 EcoR I으로 처리하면 9.2 kb의 DNA 절편이 얻어진다.
ㄷ. 형질전환된 벼를 항생제로 선별하는 경우, 벡터 Y의 형질전환 식물 선별 유전자로 암피실린 내성 유전자를 사용한다.

① ㄱ ② ㄴ ③ ㄷ ④ ㄱ, ㄴ ⑤ ㄴ, ㄷ

108

2005학년도 15번

유전병 X는 열성 동형접합체에서 발생한다. 이는 유전자의 염기서열 중 단백질의 특정 아미노산을 지정하는 GTG가 GAG로 바뀌었기 때문이다. T → A로의 돌연변이는 그림 (나)와 같이 제한효소지도의 변화를 초래한다.

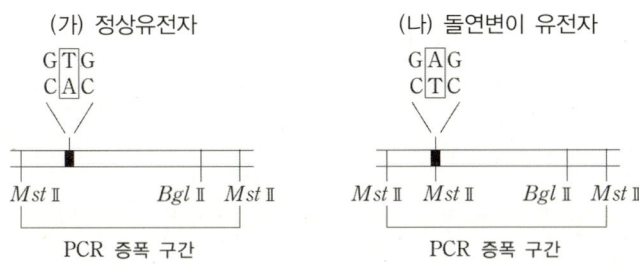

이형접합체인 사람의 유전자를 중합효소연쇄반응(PCR) 방법으로 증폭한 후, 제한효소 *Mst* II 또는 *Bgl* II로 각각 절단한 유전자의 전기영동 패턴은 그림 (다)와 같다. 여러 사람으로부터 유전자를 얻어 PCR로 증폭한 단편을 *Mst* II와 *Bgl* II로 동시에 절단하였을 때, 유전병 X 환자의 전기영동 패턴을 〈보기〉에서 있는 대로 고른 것은?

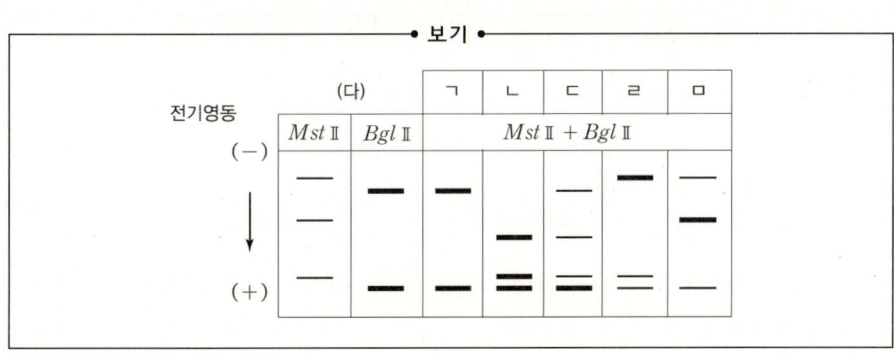

① ㄱ   ② ㄴ   ③ ㄷ
④ ㄹ   ⑤ ㅁ

109

다음은 세균의 유전자 X를 결실시키기 위한 실험 과정이다.

(가) 유전자 X의 왼쪽, 오른쪽 부분과 카나마이신 내성 유전자(Kan^R)를 PCR로 각각 증폭한다.

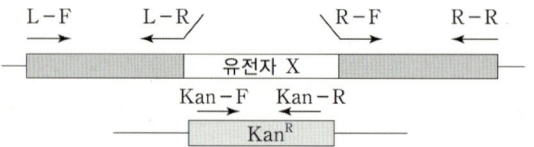

(L-F, L-R, R-F, R-R, Kan-F, Kan-R : 프라이머)

(나) (가)에서 증폭된 세 절편을 섞은 후 L-F와 R-R을 이용하여 세 절편이 연결된 증폭 산물을 얻는다.

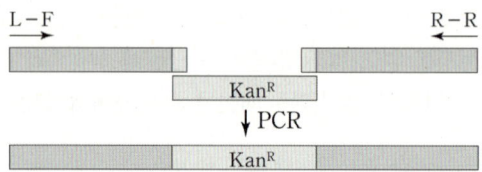

(다) (나)의 증폭 산물을 세균에 직접 도입하여 상동재조합을 유도한다.

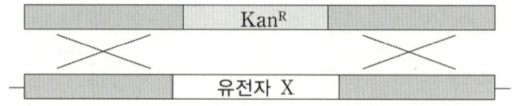

(라) (다) 반응 후의 세균을 카나마이신이 포함된 배지에서 배양한다.

이에 대한 설명으로 옳은 것은?

① (가)의 L-R은 Kan-F에 대한 상보적 염기서열을 포함한다.
② (나)의 산물은 세균 내에서 단독으로 자가복제한다.
③ (다)에서 상동재조합은 두 DNA 사이의 염기서열이 다를수록 효율적으로 일어난다.
④ (다)에서 카나마이신 내성 균주를 이용한다.
⑤ L-F와 L-R을 사용하여 (라)의 세균 DNA를 증폭하면 유전자 X의 결실여부를 확인할 수 있다.

110

2007학년도 28번

다음은 효모에서 분리한 유전자 X의 성질을 조사한 실험이다.

〈실험 과정 및 결과〉

(가) 클로닝된 유전자 X의 열린번역틀(open reading frame) 앞부분에 있는 *Eco*R I 자리에 프로모터를 지닌 효모의 류신 합성 유전자 LEU2를 삽입하여 x::LEU2 구조를 제작하였다(그림 1).

(나) 반수체 효모 균주 A와 B를 x::LEU2 DNA 조각으로 형질 전환시켜 최소 배지(포도당과 무기염류만 포함한 배지)에서 A의 형질전환체 C를, B의 형질전환체 D를 선별하였다. (단, 상동재조합만 고려한다.)

(다) 균주A, B, C, D에서 분리한 유전체 DNA를 *Bam*H I 으로 절단한 후 서던블롯 분석을 하였다. 이 때 유전자 X의 *Eco*R I - *Hind* III 조각을 탐침(probe)으로 사용하였다(그림 2).

(라) 노던 블롯 분석 결과 균주 D에서는 X의 전사체가 검출되지 않았다.

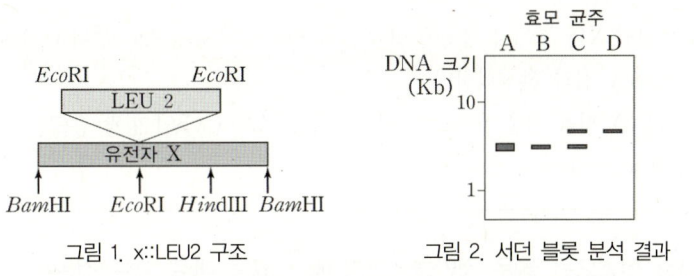

그림 1. x::LEU2 구조   그림 2. 서던 블롯 분석 결과

위 실험에 대한 추론으로 옳은 것을 〈보기〉에서 있는 대로 고른 것은?

─ 보기 ─

ㄱ. 균주 A에는 유전자 X가 적어도 두 사본(copy)이 존재한다.
ㄴ. 균주 C는 류신 영양요구주이다.
ㄷ. 유전자 X는 효모 생존에 필수적이다.

① ㄱ 　② ㄴ 　③ ㄷ
④ ㄱ, ㄴ ⑤ ㄴ, ㄷ

111

2015학년도 16번

다음은 폐암 환자 A와 정상인에서 발현량이 다른 유전자를 알아보기 위한 cDNA 마이크로어레이 실험 과정이다.

> (가) 유리 슬라이드에 인간 유전자 cDNA 라이브러리를 점적하여 cDNA 칩(chip)을 만든다.
> (나) cDNA 칩에 1% BSA 용액을 처리한다.
> (다) 정상인의 폐 조직과 A의 폐암 조직으로부터 RNA 시료 X와 Y를 각각 준비한다.
> (라) X와 Y에 각각 oligo-dT를 넣는다.
> (마) X에는 dNTP와 Cy3(녹색 형광 물질)-dTTP를, Y에는 dNTP와 Cy5(적색 형광 물질)-dTTP를 각각 첨가한 후 역전사 반응을 수행하여 형광 표지된 cDNA를 만든다.
> (바) (마)의 X와 Y에 각각 0.1 N NaOH를 넣어 70℃에서 10분간 반응시킨 후 0.1 N HCl을 넣어 중화시킨다.
> (사) (바)의 X와 Y에서 합성된 cDNA를 정제하여 동량으로 섞어 (나)에서 준비한 cDNA 칩과 혼성화한다.
> (아) cDNA 칩을 완충 용액으로 세척한 후 Cy3와 Cy5의 형광 강도를 측정하고 보정(normalization)한다.

이에 대한 설명으로 옳은 것만을 〈보기〉에서 있는 대로 고른 것은?

— 보기 —

ㄱ. (나)의 BSA는 형광 표지된 cDNA의 비선택적 흡착을 막는다.
ㄴ. (바)에서 주형 RNA가 분해된다.
ㄷ. (아)에서 녹색 형광 점은 A의 폐암 조직에서 과발현된 유전자에 해당한다.

① ㄱ ② ㄷ ③ ㄱ, ㄴ
④ ㄴ, ㄷ ⑤ ㄱ, ㄴ, ㄷ

112

2008학년도 12번

다음은 어떤 유전자의 센스 RNA와 안티센스 RNA가 합성되는 과정과 이를 이용하여 토마토 유전자 X의 특성을 조사하기 위한 실험이다.

⟨합성 과정⟩

```
         암호화(coding) 서열              뒤집힌 암호화 서열
DNA  5'—ATG————TAA—3'        5'—TTA————CAT—3'
     3'—TAC————ATT—5'        3'—AAT————GTA—5'
              ↓ 전사                        ↓ 전사
     5'—AUG————UAA—3'        5'—UUA————CAU—3'
           센스 RNA                     안티센스 RNA
```

⟨실험 과정⟩

(가) 토마토의 모든 기관에서 동일한 활성을 보이고, 유전자 X의 프로모터보다 강한 활성을 보이는 프로모터를 준비하였다.

(나) 이 프로모터를 사용하여 유전자 X의 안티센스 RNA를 만드는 벡터를 제조하고, 이를 정상 식물체에 도입하여 형질전환 식물체를 만들었다.

(다) 정상 식물체와 형질전환 식물체의 미성숙 단계 과일과 성숙 단계 과일을 대상으로 유전자 X의 센스 RNA와 안티센스 RNA의 양을 조사하였다.

⟨실험 결과⟩

	정상 식물체				형질전환 식물체			
	미성숙 단계 과일		성숙 단계 과일		미성숙 단계 과일		성숙 단계 과일	
RNA 종류	센스	안티센스	센스	안티센스	센스	안티센스	센스	안티센스
RNA 양	−	−	+++	−	−	(A)	(B)	+

−: RNA가 발견되지 않음, +의 수: RNA 양에 비례

이에 대한 설명으로 옳은 것을 ⟨보기⟩에서 있는 대로 고른 것은? (단, 같은 세포 속에 유전자 X의 센스 RNA와 안티센스 RNA가 존재할 경우 서로 상보적으로 결합하여 분해된다.)

──── 보기 ────

ㄱ. (A)는 형질전환 식물체의 성숙 단계 과일에서 발견되는 안티센스 RNA 양과 같다.
ㄴ. (B)에서 센스 RNA는 발견되지 않는다.
ㄷ. 유전자 X는 미성숙 단계 과일과 성숙 단계 과일에서 전사된다.
ㄹ. 형질전환 식물체는 유전자 X의 기능 손실(loss-of-function) 돌연변이체와 유사한 표현형을 보인다.

① ㄱ, ㄷ   ② ㄱ, ㄹ   ③ ㄴ, ㄷ   ④ ㄴ, ㄹ   ⑤ ㄱ, ㄴ, ㄹ

113

다음은 예쁜꼬마선충의 초기 수정란에서 RNA 간섭현상에 의한 유전자 발현의 조절을 알아본 실험이다.

⟨실험 과정⟩

(가) 예쁜꼬마선충의 초기 수정란에서 발현되는 유전자 X를 그림과 같이 SP6와 T7 프로모터 사이의 제한효소 부위를 이용하여 클로닝한다.

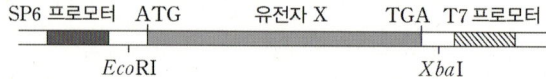

(나) (가)의 DNA를 XbaI으로 자르고 SP6 RNA 중합효소를 이용하여 전사체 a를 얻는다.

(다) (가)의 DNA를 EcoRI으로 자르고 T7 RNA 중합효소를 이용하여 전사체 b를 얻는다.

(라) 전사체 a, 전사체 b, a와 b를 섞은 시료(a+b)를 준비하여 초기 수정란에 각각 미세주입한다.

(마) X의 mRNA가 존재하면 검은색으로 염색되도록 in situ hybridization을 수행하고 현미경으로 관찰한다.

⟨실험 결과⟩

• 전사체 a, 전사체 b, a+b 각각을 미세주입하여 얻은 결과를 순서 없이 나타냈다.

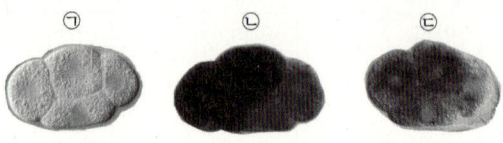

이에 대한 설명으로 옳은 것만을 ⟨보기⟩에서 있는 대로 고른 것은?

─ 보기 ─

ㄱ. ㉠은 a+b를 주입한 결과이다.
ㄴ. ㉢은 전사체 b를 주입한 결과이다.
ㄷ. 수정란에 전사체를 주입하지 않고 (마)를 수행하면 ㉠과 같은 결과가 나온다.

① ㄱ ② ㄷ ③ ㄱ, ㄴ
④ ㄴ, ㄷ ⑤ ㄱ, ㄴ, ㄷ

114

그림은 유전자적중법을 사용하여 유전자 X를 녹아웃(knock-out)시킨 생쥐를 생산하는 과정이다.

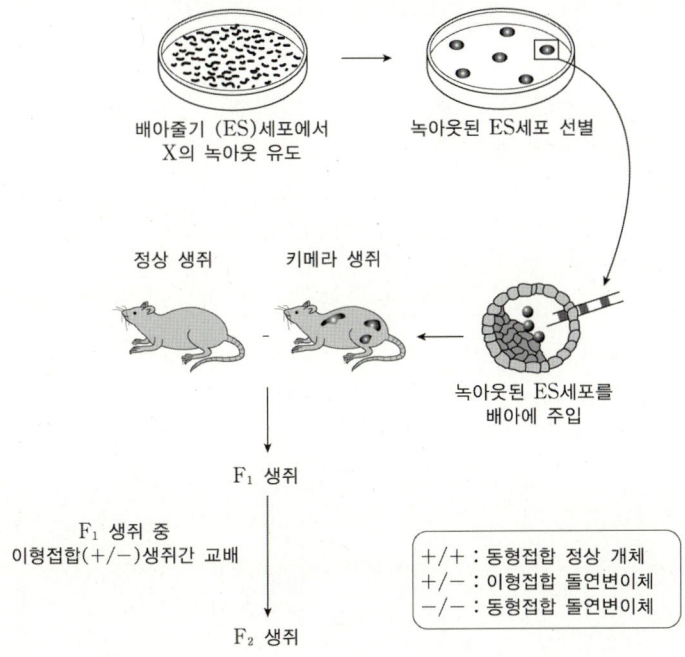

이에 대한 설명으로 옳은 것만을 〈보기〉에서 있는 대로 고른 것은?

- 보기 -
ㄱ. 키메라 생쥐 중 일부 개체에는 유전자 X가 녹아웃된 생식세포가 존재한다.
ㄴ. F_1에서 유전자 X에 대한 동형접합체($-/-$)와 이형접합체($+/-$)가 모두 존재한다.
ㄷ. F_2에서 유전자 X가 녹아웃된 동형접합체($-/-$)가 나올 확률은 50%이다.

① ㄱ   ② ㄴ   ③ ㄱ, ㄷ
④ ㄴ, ㄷ   ⑤ ㄱ, ㄴ, ㄷ

MD for PEET

생물추론

PART III
동물생리학

16	생리학 입문
17	소화와 영양
18	호흡계
19	순환계
20	면역계
21	체온조절
22	배설계
23	세포의 신호전달
24	내분비계
25	신경신호
26	신경계
27	감각계
28	운동계

001

그림 (가)~(다)는 사람에서 관찰되는 기본 조직의 예를 나타낸 것이다.

(가)
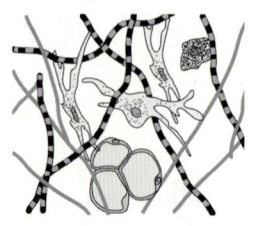

(나)
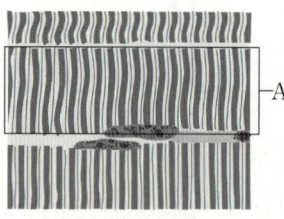

(다)
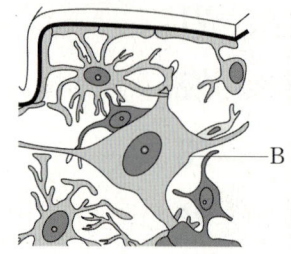

이에 대한 설명으로 옳은 것만을 〈보기〉에서 있는 대로 고른 것은?

― 보기 ―

ㄱ. 혈액은 (가)의 기본 조직에 속한다.
ㄴ. (나)의 세포 A는 핵이 여러 개이다.
ㄷ. (다) 조직이 손상되면 세포 B의 분열이 활발해진다.

① ㄱ ② ㄴ ③ ㄷ
④ ㄱ, ㄴ ⑤ ㄴ, ㄷ

002

그림은 사람의 결합조직 (가)~(라)를 나타낸 것이다.

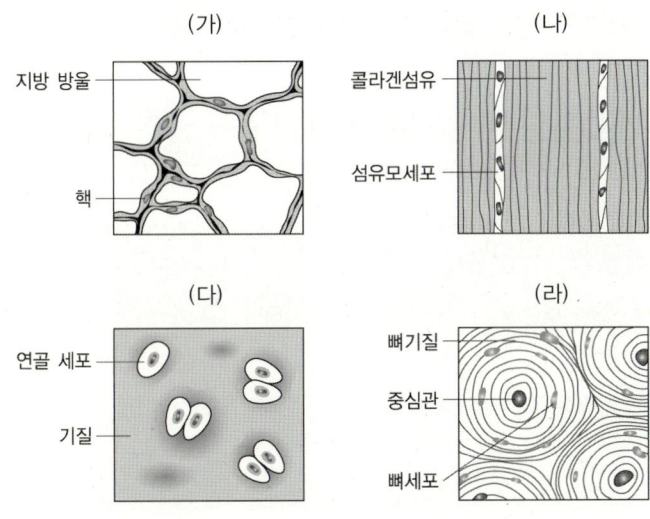

이에 대한 설명으로 옳은 것만을 〈보기〉에서 있는 대로 고른 것은?

── 보기 ──

ㄱ. (가)는 에너지 저장의 역할을 한다.
ㄴ. (나)는 신장력(tensile force)에 대한 저항성이 크다.
ㄷ. (다)의 기질에는 콜라겐과 콘드로이틴황산염이 존재한다.
ㄹ. (라)의 뼈세포(osteocyte)는 뼈기질을 파괴한다.

① ㄱ, ㄴ　　② ㄱ, ㄷ　　③ ㄴ, ㄹ
④ ㄷ, ㄹ　　⑤ ㄱ, ㄴ, ㄷ

003

2017학년도 01번

그림 (가)~(다)는 서로 다른 근육조직의 종단면과 횡단면을 각각 나타낸 것이다.

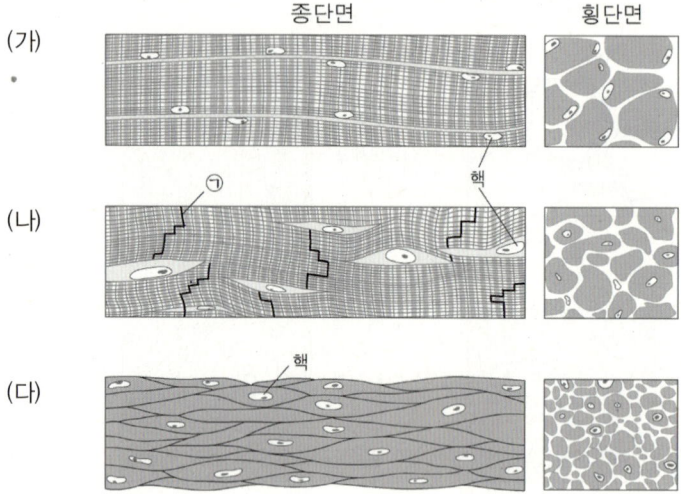

이에 대한 설명으로 옳지 않은 것은?

① (가)의 세포는 여러 개의 핵을 가지고 있다.
② (가)는 혈관에서 관찰된다.
③ (나)는 심장에서 관찰된다.
④ (나)의 ㉠은 사이원반(intercalated disc)이다.
⑤ (다)는 소화관에서 관찰된다.

004

2006학년도 28번

사람의 위는 음식이 들어오면 염산을 분비한다. 그림은 위샘에 있는 벽세포가 염산을 분비하는 기작을 나타낸 것이다.

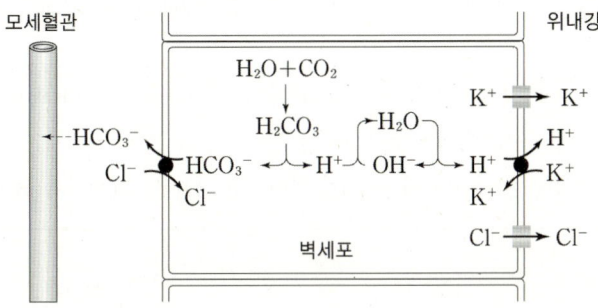

위 그림에 관한 설명이나 추론 중 옳은 것을 〈보기〉에서 고른 것은?

— 보기 —

ㄱ. 벽세포의 세포질은 분비할 염산이 농축되어 산성화된다.
ㄴ. 벽세포에서 염산이 분비되는 과정에는 ATP가 소모된다.
ㄷ. H^+/K^+ 펌프가 H^+를 위내강으로 내보내면, Cl^-는 위내강으로 방출된다.
ㄹ. 염산이 위내강으로 분비될 때 모세혈관의 혈액은 pH가 일정하게 유지된다.

① ㄱ, ㄴ   ② ㄱ, ㄷ   ③ ㄴ, ㄷ
④ ㄴ, ㄹ   ⑤ ㄷ, ㄹ

005

사람의 소화기관에 관한 설명으로 옳은 것을 〈보기〉에서 모두 고르면?

— 보기 —

ㄱ. 십이지장으로 유입된 담즙은 대부분 소장 및 대장에서 재흡수되어 간으로 이동한다.
ㄴ. 췌장에서 분비되는 중탄산나트륨($NaHCO_3$)은 위에서 유입된 위산을 중화시켜 소장 내 효소들이 작용할 수 있는 환경을 만들어 준다.
ㄷ. 대장에 서식하는 세균은 비타민 K, 바이오틴, 엽산을 합성하여 몸에 공급한다.

① ㄱ ② ㄴ ③ ㄱ, ㄷ
④ ㄴ, ㄷ ⑤ ㄱ, ㄴ, ㄷ

006

그림은 장 상피세포에서 포도당의 이동을 모식도로 나타낸 것이다.

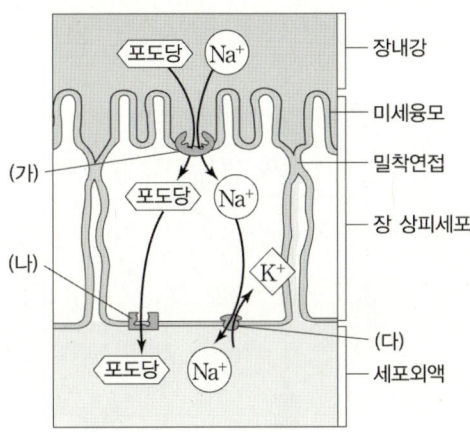

위 그림에 대한 설명 중 옳은 것을 〈보기〉에서 있는 대로 고른 것은?

─── 보기 ───

ㄱ. (가)는 포도당과 Na^+을 확산에 의하여 운반한다.
ㄴ. 밀착연접(tight junction)은 (가)와 (나) 두 종류의 포도당 운반 단백질이 섞이는 것을 막는다.
ㄷ. 포도당을 장 상피세포에서 세포외액으로 이동시키기 위해 (나)의 포도당 운반단백질에서 ATP가 사용된다.
ㄹ. 장 상피세포의 Na^+과 K^+의 농도를 일정하게 유지하기 위하여 (다)의 이온펌프가 작동한다.

① ㄱ, ㄴ ② ㄱ, ㄷ ③ ㄴ, ㄹ
④ ㄱ, ㄷ, ㄹ ⑤ ㄴ, ㄷ, ㄹ

007

2015학년도 06번

그림은 식사 후 소장 상피세포의 수송체를 통해 Ⅰ에서 Ⅲ으로 당이 흡수되는 경로를 나타낸 것이다.

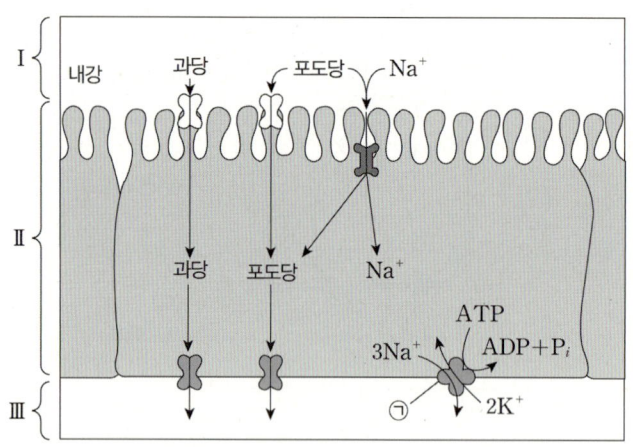

이에 대한 설명으로 옳은 것만을 〈보기〉에서 있는 대로 고른 것은?

─── 보기 ●───

ㄱ. 과당은 ATP 소모 없이 Ⅰ에서 Ⅱ로 수송된다.
ㄴ. 포도당 농도는 Ⅲ보다 Ⅱ에서 높다.
ㄷ. ㉠의 활성이 억제되면 Ⅰ에서 Ⅱ로 포도당 수송이 증가한다.

① ㄱ ② ㄴ ③ ㄱ, ㄴ
④ ㄱ, ㄷ ⑤ ㄴ, ㄷ

008

철수는 탄수화물로 된 음식을 먹고 시간이 지나서 배고픔을 느꼈으나 얼마 후 증상이 사라졌다. 그림은 철수의 혈당 농도 변화를 나타낸 모식도이다.

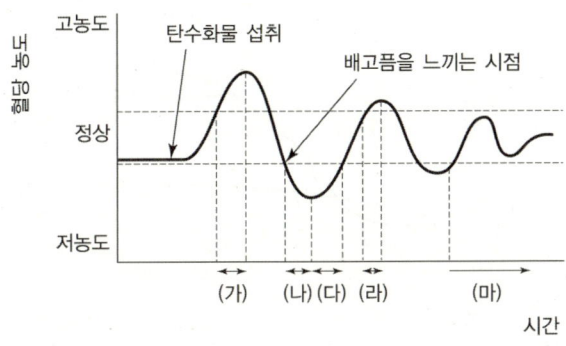

위 그림의 각 구간에서 분비되는 호르몬에 대한 설명이나 추론으로 가장 적절한 것은?

① (가)에서 에피네프린의 분비가 촉진된다.
② (나)에서 글루카곤의 분비가 촉진된다.
③ (나)에서 억제되었던 코티솔의 분비가 (다)에서 촉진된다.
④ (라)에서 혈당이 높아지는 이유는 (다)에서 분비된 인슐린의 영향 때문이다.
⑤ (마)에서는 혈당조절호르몬이 분비되지 않는다.

009

그림은 사람이 단식을 하였을 때 나타나는 혈액의 영양 성분 변화를 나타낸 것이다.

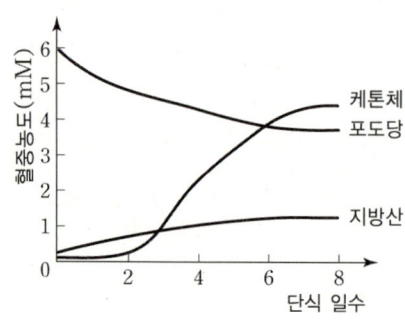

위의 그림과 관련된 에너지 대사과정에 대한 설명이나 추론으로 옳지 <u>않은</u> 것은?

① 포도당이 분해되어 지방산 합성이 증가한다.
② 신체가 먼저 이용하는 주된 에너지원은 탄수화물이다.
③ 포도당 농도가 감소하면 지방의 이용은 증가한다.
④ 3일 이후 포도당은 유기물로부터 합성되어 농도가 유지된다.
⑤ 2일 이후 증가한 케톤체는 다른 조직에서 에너지원으로 이용된다.

010

다음은 생쥐의 식욕 조절 유전자 Ob와 Db에 대한 자료와 이들 유전자의 기능을 알아보기 위한 실험을 나타낸 것이다.

생쥐 유형	표현형	유전자형	유전자 산물
A	정상	$Ob/Ob, Db/Db$	단백질 Ob와 Db를 만든다.
B	비만	$ob/ob, Db/Db$	단백질 Ob를 만들지 못한다.
C	비만	$Ob/Ob, db/db$	단백질 Db를 만들지 못한다.

단백질 Ob : 혈액 속에서 순환하는 단백질
단백질 Db : 단백질 Ob에 대한 식욕 조절 중추 세포막 수용체

⟨실험 과정⟩

실험 (가)에서는 생쥐 A와 B, 실험 (나)에서는 생쥐 B와 C의 혈관을 연결하여 혈액이 서로 순환되도록 한다.

실험 (가) 실험 (나)

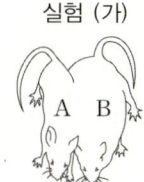 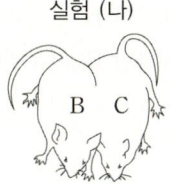

일정 기간이 지난 후 생쥐의 표현형으로 옳은 것은?

	실험 (가)		실험 (나)	
	A	B	B	C
①	정상	정상	정상	비만
②	정상	정상	비만	정상
③	정상	비만	정상	비만
④	비만	정상	비만	정상
⑤	비만	비만	비만	정상

011

다음은 비타민 (가)~(다)에 대한 자료이다.

- (가)는 콜라겐 합성에 필수적으로 요구되고, 결핍되면 괴혈병을 야기할 수 있다.
- (나)는 호모시스테인이 시스테인으로 전환되는 과정에서 코발트 이온과 함께 작용한다.
- (다)는 혈액응고 과정에서 프로트롬빈의 글루탐산 잔기를 카복실화할 때 필요하다.

다음 중 (가)~(다)로 올바른 것은?

	(가)	(나)	(다)
①	비타민 C	비타민 D	비타민 E
②	비타민 K	비타민 B_6	비타민 B_{12}
③	비타민 C	비타민 B_{12}	비타민 K
④	비타민 C	비타민 K	비타민 E
⑤	비타민 E	비타민 B_6	비타민 D

012

2010학년도 38번

다음은 소장의 상피세포에서 분리한 미세융모막 소낭을 이용해 포도당의 흡수 기작을 알아본 실험이다.

〈실험 Ⅰ〉
(가) 미세융모막 소낭을 0.1 mM D-포도당 용액에 넣는다.
(나) 위 용액에 100 mM NaCl 또는 100 mM KCl을 첨가한 후, 시간에 따른 소낭으로의 D-포도당 흡수량을 측정한다.

〈실험 Ⅰ 결과〉

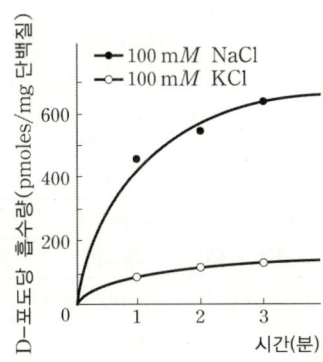

〈실험 Ⅱ〉
(가) 미세융모막 소낭을 0.1 mM D-포도당 또는 0.1 mM L-포도당 용액에 넣는다.
(나) 위 용액에 100 mM NaCl, 100 mM KCl 또는 100 mM NaSCN을 첨가한 후, 소낭으로의 포도당 흡수 속도를 측정한다.

〈실험 Ⅱ 결과〉

첨가한 염(100 mM)	포도당 흡수 속도 (pmoles/mg 단백질·분)	
	D-포도당	L-포도당
NaCl	738	144
KCl	189	123
NaSCN	1,050	120

이에 대한 설명으로 옳은 것만을 〈보기〉에서 있는 대로 고른 것은?

— 보기 —
ㄱ. D-포도당은 Na$^+$-포도당 수용체에 의해 특이적으로 수송된다.
ㄴ. 소낭의 포도당 수용체는 ATP-의존성 촉진확산 단백질이다.
ㄷ. 소낭의 포도당 수용체는 포도당에 대한 입체 특이성을 갖는다.

① ㄱ   ② ㄴ   ③ ㄷ   ④ ㄱ, ㄴ   ⑤ ㄱ, ㄷ

013

담석은 주로 담즙에 있는 콜레스테롤이 결정화되면서 생긴다. 이 과정에는 담즙염과 레시틴(인지질의 일종)의 양이 영향을 미친다. 그림은 이 영향을 콜레스테롤 : 레시틴 : 담즙염의 함유비(백분율)로 나타낸 것이다.

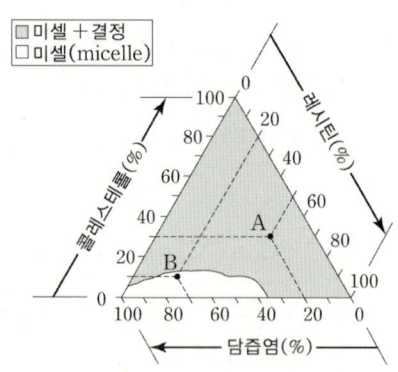

지점	함유비(%)		
	콜레스테롤	레시틴	담즙염
A	30	50	20
B	10	20	70

그림에 관한 설명으로 옳은 것은?

① 담즙염의 함유비가 40% 이상인 경우는 콜레스테롤 결정이 생성되지 않는다.
② 레시틴의 함유비가 70% 이상이면 비록 콜레스테롤의 양이 적어도 결정이 생긴다.
③ 콜레스테롤이 미셀로만 있을 때는 레시틴의 함유비를 높이면 결정이 생성되지 않는다.
④ A에서 결정 생성을 줄이기 위해서는 콜레스테롤의 함유비는 일정하게 유지하면서 담즙염의 함유비를 높이도록 한다.
⑤ B에서 결정 생성을 피하기 위해서는 콜레스테롤의 함유비를 10%로 유지하면서 담즙염의 함유비를 높이도록 한다.

014

2005학년도 20번

췌장은 소화효소와 중탄산나트륨($NaHCO_3$)을 십이지장으로 분비한다. 그림은 위로부터 십이지장으로 유입되는 소화물의 성분에 따라 췌장에서 분비되는 물질의 양을 나타낸 것이다.

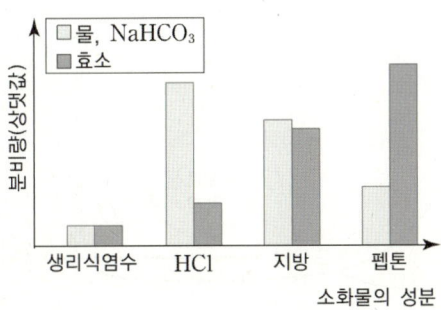

위의 그림과 관련된 소화과정에 대한 설명이나 추론으로 옳은 것을 <보기>에서 모두 고른 것은?

● 보기 ●

ㄱ. 소화효소의 분비는 교감신경계에 의해 조절된다.
ㄴ. 중탄산나트륨의 분비로 인해 펩신의 활성이 없어지고 NaCl의 농도가 증가된다.
ㄷ. 췌장의 소화효소 분비는 위 소화물의 pH보다는 주로 영양성분에 의해 조절된다.
ㄹ. 펩톤(단백질의 펩신 분해산물)에 의해 분비된 효소들은 주로 단백질 분해효소이며, 지방에 의해 분비된 효소들은 주로 지방 분해효소이다.

① ㄱ, ㄷ   ② ㄱ, ㄹ   ③ ㄴ, ㄷ
④ ㄴ, ㄹ   ⑤ ㄷ, ㄹ

015

그림은 단식 중인 사람의 간세포에서 일어나는 포도당의 신생합성과 케톤체의 생성과정을 나타낸 것이다.

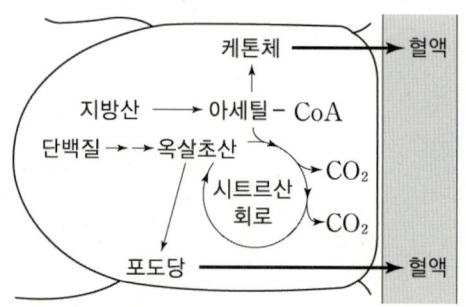

단식 전과 비교하여 단식 중인 사람에게 나타나는 현상에 대한 설명으로 옳지 <u>않은</u> 것은?

① 뇌세포가 케톤체를 이용하게 된다.
② 간세포에서 시트르산 생성이 감소된다.
③ 케톤체가 과량으로 생성되면 혈액의 pH가 낮아진다.
④ 간세포에서 옥살초산은 포도당 신생합성에 사용된다.
⑤ 간세포에서 지방산으로부터 포도당 신생합성이 일어난다.

016 [심화이해]

2016학년도 02번

다음은 약물 X가 당대사 조절에 미치는 영향을 알아보기 위한 실험이다.

⟨실험 Ⅰ⟩

(가) 생쥐를 두 그룹으로 나누고 한 그룹에는 생리식염수를, 다른 그룹에는 X를 6주간 지속적으로 투여한다.

(나) 생쥐를 16시간 굶긴 후 포도당을 1 g/kg으로 복강에 주사하고 시간에 따른 혈중 포도당 농도와 인슐린 농도를 각각 측정한다.

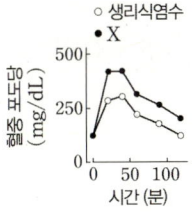 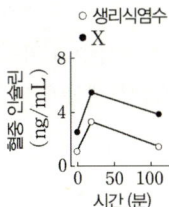

⟨실험 Ⅱ⟩

(가) 생쥐를 두 그룹으로 나누고 한 그룹에는 생리식염수를, 다른 그룹에는 X를 6주간 지속적으로 투여한다.

(나) 생쥐를 3시간 굶긴 후 인슐린을 1 unit/kg으로 복강에 주사하고 시간에 따른 혈중 포도당 농도를 측정한다.

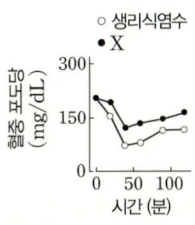

약물 X에 대한 설명으로 옳은 것만을 ⟨보기⟩에서 있는 대로 고른 것은?

● 보기 ●

ㄱ. 공복혈당(fasting glucose) 수치에 영향을 미치지 않는다.
ㄴ. 인슐린 민감성(insulin sensitivity)을 높인다.
ㄷ. 인슐린에 의한 혈당 감소 효과를 억제한다.

① ㄱ   ② ㄴ   ③ ㄱ, ㄷ
④ ㄴ, ㄷ   ⑤ ㄱ, ㄴ, ㄷ

017

2005학년도 10번

콜라겐은 주로 글리신, 알라닌, 프롤린 3가지 아미노산으로 구성된 단백질이다. 일일 요구량의 비타민과 물 이외에 콜라겐만을 다이어트 식품으로 장기간 섭취할 경우 심각한 부작용을 초래할 수 있다. 이러한 부작용에 대한 설명으로 옳은 것을 〈보기〉에서 있는 대로 고른 것은?

— 보기 —

ㄱ. 필수 아미노산의 부족으로 단백질 합성이 원활하게 일어나지 않는다.
ㄴ. 특정 아미노산의 과량 섭취로 인하여 요소회로의 역량을 초과하게 된다.
ㄷ. 과량의 독성 대사산물의 희석과 배출을 위하여 탈수현상이 수반된다.
ㄹ. 과량의 암모니아 제거를 위하여 TCA 회로의 중간물질(α-케토글루타르산)을 과용함으로써 ATP 생산에 지장을 초래할 수 있다.

① ㄱ, ㄷ ② ㄴ, ㄹ ③ ㄱ, ㄴ, ㄹ
④ ㄴ, ㄷ, ㄹ ⑤ ㄱ, ㄴ, ㄷ, ㄹ

018

2012학년도 예비검사 18번

탄수화물이 없고 지방과 단백질이 많은 음식을 제한 없이 계속 먹는 사람에게서 입냄새가 심해지는 현상이 나타난다. 이때 이 사람에게서 일어날 것으로 예상되는 체내 대사 현상으로 옳은 것만을 〈보기〉에서 있는 대로 고른 것은?

― 보기 ―
ㄱ. 케톤체가 증가한다.
ㄴ. 단백질 중 일부는 아미노산으로 분해된 후 탄수화물로 바뀐다.
ㄷ. TCA 회로에 사용되는 옥살로아세트산과 시트르산이 지방으로부터 생성된다.

① ㄱ ② ㄴ ③ ㄷ
④ ㄱ, ㄴ ⑤ ㄴ, ㄷ

019

렙틴(leptin)은 비만에 관여하는 호르몬이다. (가)는 면역침전법을 이용하여 정상 생쥐(+/+), 비만 생쥐 A(ob/ob), 비만 생쥐 B(db/db)의 혈장 내 렙틴의 양을 측정한 결과이며, (나)는 생쥐에게 렙틴을 매일 투여하면서 먹이 섭취량을 관찰한 결과이다.

(가)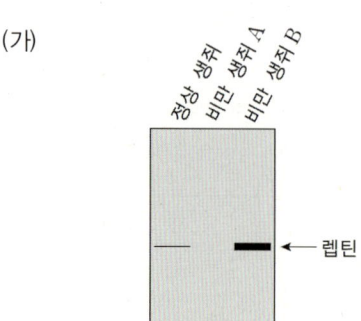

(나)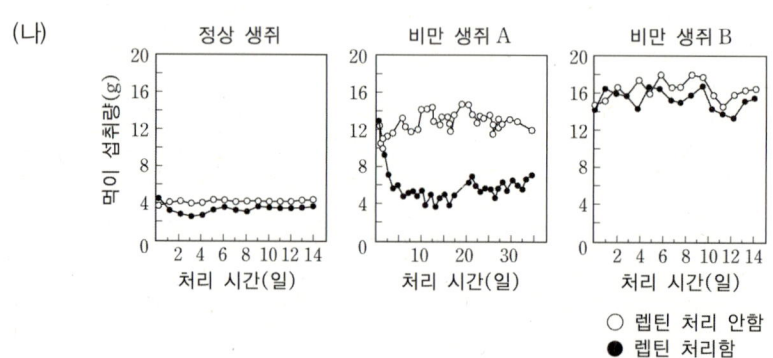

이에 대한 설명으로 옳은 것만을 〈보기〉에서 있는 대로 고른 것은?

● 보기 ●
ㄱ. 정상 생쥐에서 지방세포가 증가하면 렙틴 분비의 감소로 인해 먹이 섭취량이 증가한다.
ㄴ. 비만 생쥐 A는 지방세포에서 렙틴이 분비되지 않아 비만해졌다.
ㄷ. 비만 생쥐 B는 뇌에서 렙틴 수용체가 정상적으로 작동하지 않아 비만해졌다.

① ㄱ ② ㄴ ③ ㄷ
④ ㄴ, ㄷ ⑤ ㄱ, ㄴ, ㄷ

020

그림 (가)는 폐활량계를 이용하여 정상인의 평상시 호흡(a), 최대 흡기(b), 최대 호기(c)를 기록한 것이며, (나)는 평상시의 호흡에서 폐포내압(intra-alveolar pressure)과 늑막내압(intra-pleural pressure)의 변화를 나타낸 것이다.

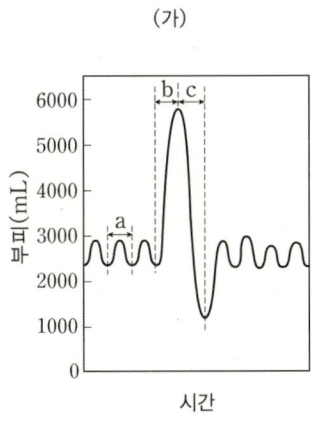
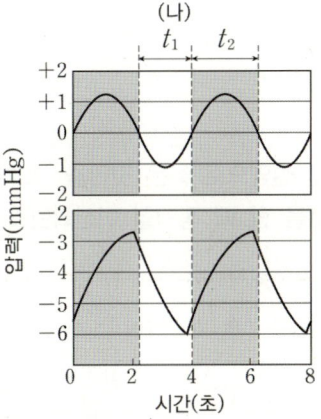

이에 대한 설명으로 옳은 것을 〈보기〉에서 고른 것은?

— 보기 —

ㄱ. a, b, c에서 늑막내압은 폐포내압보다 낮다.
ㄴ. c에서 횡격막 수축이 일어난다.
ㄷ. 구간 a와 구간 $t_1 \sim t_2$는 둘 다 호흡주기를 나타낸다.
ㄹ. 폐포내압의 최댓값은 t_2에서보다 c에서 낮다.

① ㄱ, ㄴ ② ㄱ, ㄷ ③ ㄱ, ㄹ
④ ㄴ, ㄹ ⑤ ㄷ, ㄹ

021

표는 동일 조건에서 어떤 사람의 호흡 양상에 따른 호흡 관련 지수의 변화를 나타낸 것이다.

호흡 양상	일회 호흡량(mL)	분당 호흡 횟수	폐포환기용적(mL)
정상	500	12	350
(가)	300	20	150
(나)	750	8	600

이에 대한 설명으로 옳은 것만을 〈보기〉에서 있는 대로 고른 것은? (단, 이 사람이 정상 호흡을 할 때 동맥혈 이산화탄소 분압은 40 mmHg이다.)

---- 보기 ----

ㄱ. (가) 호흡을 지속하면 호흡성산증이 유발된다.
ㄴ. (가) 호흡을 지속하면 실제 기체 교환이 이루어지는 공기량은 정상보다 증가한다.
ㄷ. (나) 호흡을 지속하면 화학수용체가 자극을 받아 호흡중추가 활성화된다.

① ㄱ ② ㄴ ③ ㄷ
④ ㄱ, ㄴ ⑤ ㄴ, ㄷ

022

다음은 혈장과 적혈구 사이에서 일어나는 물질 교환에 대한 자료이다.

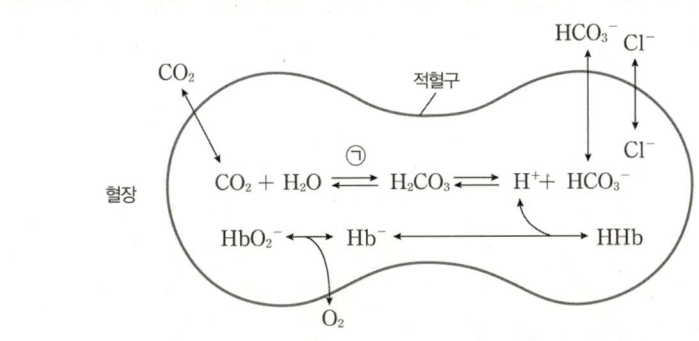

- 탄산무수화효소(carbonic anhydrase)가 ㉠ 반응을 촉매한다.
- 세포 안팎에 존재하는 HCO_3^-와 Cl^-는 1 : 1로 교환된다.
- 적혈구 내에서 $[Cl^-]$가 증가하면 삼투압에 의해 물이 들어오고, $[Cl^-]$가 감소하면 물이 나간다.

이에 대한 설명으로 옳지 않은 것은?

① 적혈구의 부피는 동맥혈보다 정맥혈에서 작다.
② 혈장의 $[HCO_3^-]$는 동맥혈보다 정맥혈에서 높다.
③ 혈장 pH는 동맥혈보다 정맥혈에서 낮다.
④ 적혈구 내 [HHb]는 동맥혈보다 정맥혈에서 높다.
⑤ 적혈구 내 $[Cl^-]$는 동맥혈보다 정맥혈에서 높다.

023

2017학년도 예비검사 16번

그림 (가)는 두 가지 산소분압(P_{O_2}) 조건에서 이산화탄소분압(P_{CO_2})과 호흡량과의 관계를, (나)는 두 가지 이산화탄소분압 조건에서 산소분압과 호흡량과의 관계를 각각 나타낸 것이다.

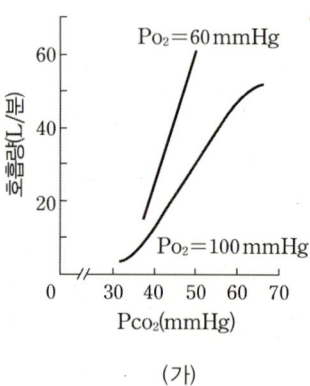
(가)

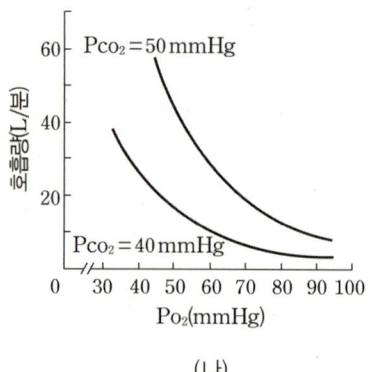
(나)

이에 대한 설명으로 옳은 것만을 〈보기〉에서 있는 대로 고른 것은? (단, P_{O_2}와 P_{CO_2}는 동맥혈에서 측정한 값이다.)

─── 보기 ───

ㄱ. P_{CO_2}가 높을수록 호흡은 억제된다.

ㄴ. P_{O_2}가 낮아지면 P_{CO_2} 변화에 따른 호흡량의 변화가 커진다.

ㄷ. P_{CO_2}가 낮아지면 P_{O_2} 변화에 따른 호흡량의 변화가 커진다.

① ㄱ   ② ㄴ   ③ ㄷ
④ ㄱ, ㄴ   ⑤ ㄴ, ㄷ

024

그림은 사람의 호흡계 상피조직을 광학현미경으로 관찰한 것이다.

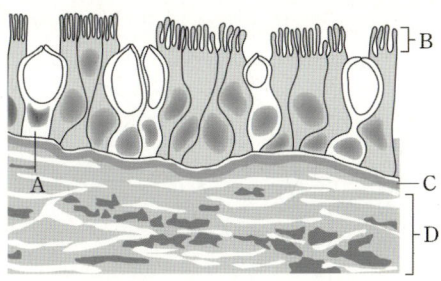

이에 대한 설명으로 옳지 않은 것은?

① A 세포는 점액을 분비한다.
② B를 구성하는 세포골격의 주성분은 미세섬유이다.
③ B는 흡입 공기에 포함된 이물질을 배출하는 기능을 한다.
④ C는 상피세포를 지지한다.
⑤ D는 결합조직이다.

025

2016학년도 17번

그림은 폐의 압력-용적 곡선을 나타낸 것이다. A는 생리식염수로, B는 공기로 용적을 변화시킬 때의 압력-용적 곡선이다.

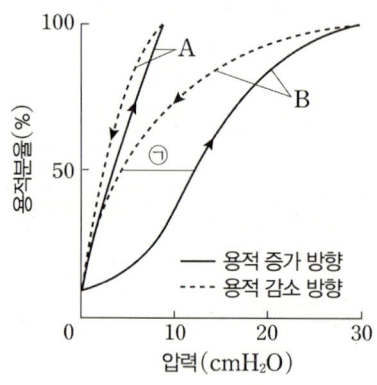

이에 대한 설명으로 옳은 것만을 〈보기〉에서 있는 대로 고른 것은?

• 보기 •

ㄱ. 같은 용적 변화를 일으키기 위해 필요한 압력은 공기로 용적을 증가시킬 때가 생리식염수로 용적을 증가시킬 때보다 크다.
ㄴ. 같은 용적에서 측정되는 압력은 용적을 증가시킬 때가 감소시킬 때보다 크다.
ㄷ. 폐 안쪽 표면에 표면장력을 줄이는 물질이 많아지면 ㉠의 길이가 줄어든다.

① ㄱ   ② ㄷ   ③ ㄱ, ㄴ
④ ㄴ, ㄷ   ⑤ ㄱ, ㄴ, ㄷ

026

2012학년도 27번

환기량은 폐의 팽창성(distensibility)과 기도저항에 의해 좌우된다. 그림은 시간에 따른 호흡용적의 변화를 나타낸 것이다. A는 팽창성과 기도저항이 정상일 때의 호흡곡선이다.

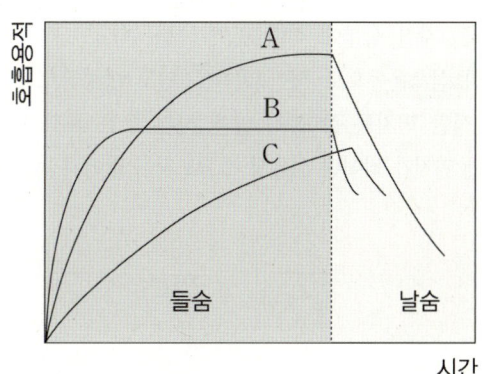

이에 대한 설명으로 옳은 것만을 〈보기〉에서 있는 대로 고른 것은?

― 보기 ―
ㄱ. B는 기도저항이 증가한 경우이다.
ㄴ. C는 팽창성이 증가한 경우이다.
ㄷ. 천식 환자의 경우 C에 해당된다.

① ㄱ ② ㄴ ③ ㄷ
④ ㄱ, ㄴ ⑤ ㄴ, ㄷ

027

석탄 먼지가 많은 환경에서 작업을 하는 사람의 호흡계에서 일어나는 작용에 대한 설명으로 옳지 않은 것은?

① 석탄 먼지의 큰 입자들은 비강에서 일차적으로 제거된다.
② 기관계 표면에 있는 지질 성분에 석탄 먼지가 붙는다.
③ 기관계 상피세포의 섬모운동으로 석탄 먼지를 인두 방향으로 보낸다.
④ 폐포의 표면에는 석탄 먼지를 잘 붙지 않게 하는 보호 물질이 있다.
⑤ 폐포의 표면에 석탄 먼지가 쌓이면 섬유성 결합조직이 많아져 폐 질환이 유발될 수 있다.

028

2008학년도 09번

그림은 휴식 상태에서 1분 동안 대기, 폐, 조직 사이에서 O_2와 CO_2의 교환을 각각 나타낸 것이다.

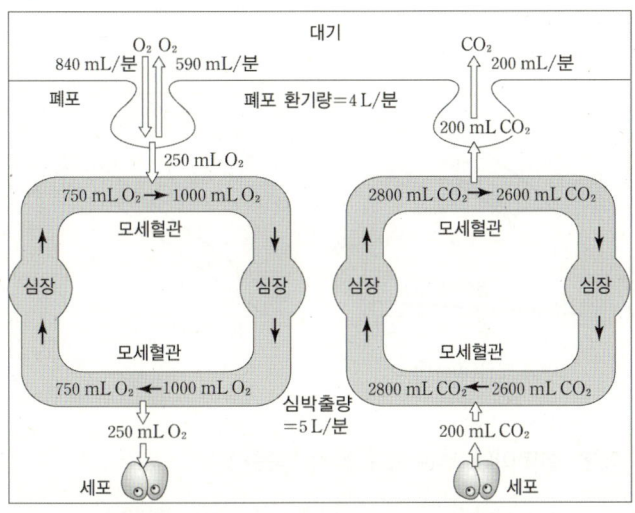

이에 대한 설명으로 옳은 것을 〈보기〉에서 모두 고른 것은?

• 보기 •

ㄱ. 호흡계수(RQ)는 0.8이다.

ㄴ. 대기의 O_2 함량은 21%(v/v)이다.

ㄷ. 혈액에 녹아 있는 O_2의 양이 CO_2보다 많다.

ㄹ. 혈관 내에서 CO_2는 주로 헤모글로빈과 결합되어 운반된다.

① ㄱ
② ㄱ, ㄴ
③ ㄴ, ㄷ
④ ㄷ, ㄹ
⑤ ㄱ, ㄴ, ㄷ

029

2005학년도 19번

그림은 헤모글로빈(Hb)의 O_2 포화도에 따른 혈중 총 CO_2 함량 변화를 나타낸 것이다. 그림 (나)는 그림 (가)의 표시 영역을 확대한 것이다. (단, 인체의 생리적 CO_2 분압은 40~46 mmHg이다.)

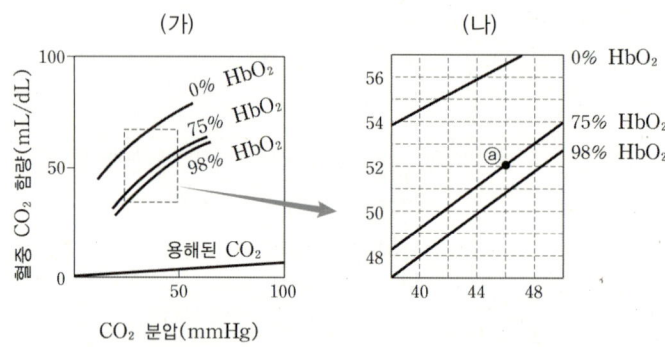

위의 그림에 대한 설명이나 추론으로 옳지 <u>않은</u> 것은?

① Hb의 O_2 포화도가 낮아질수록 혈중 CO_2 보유능이 증가한다.
② 말단조직에서 폐로 배출되는 CO_2 양은 최대 약 3 mL/dL이다.
③ 동일 조직에서 CO_2의 분압이 낮아질수록 혈중 CO_2 양은 감소한다.
④ 정맥혈에서 실제 취할 수 있는 최대 CO_2 농도는 ⓐ에 해당되는 값이다.
⑤ 말단조직의 CO_2는 대부분 HCO_3^- 형태로 이동되나, 혈장에 용해된 CO_2 형태로도 가능하다.

030

2017학년도 예비검사 17번

그림의 (가)와 (나)는 서로 다른 두 조건에서 얻은 헤모글로빈의 산소해리곡선을 각각 나타낸 것이다. ㉠과 ㉢은 동맥혈의, ㉡과 ㉣은 정맥혈의 산소포화도를 나타낸 것이다.

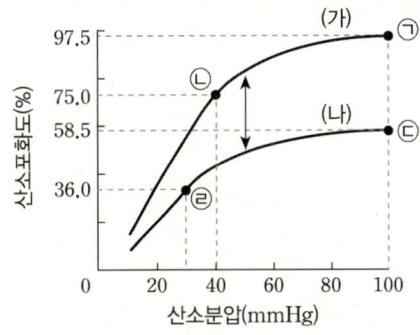

이에 대한 설명으로 옳은 것만을 〈보기〉에서 있는 대로 고른 것은? (단, (가)와 (나)에서 심박출량은 같다.)

— 보기 —

ㄱ. 대기 산소분압이 낮아지면 (가)에서 (나)로 곡선이 변한다.
ㄴ. (가)와 (나)에서 조직의 산소 이용량은 차이가 없다.
ㄷ. 혈액의 pH가 높아지면 (나)에서 (가)로 곡선이 변한다.

① ㄱ ② ㄴ ③ ㄷ
④ ㄱ, ㄴ ⑤ ㄴ, ㄷ

031

2009학년도 14번

20세까지 해안지대에 살던 정상인 A가 고산지대(해발 4,000m)로 이주하여 5년이 경과하였다. 다음은 이주 전과 이주 5년 후에 측정한 A의 혈액의 산소분압에 대한 산소 함유량을 나타낸 것이다.

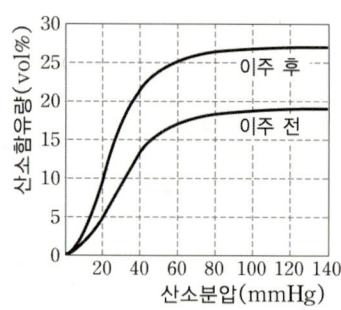

이주 전과 비교하여 이주 5년 후에 나타난 A의 생리적 변화에 대한 설명으로 옳은 것만을 〈보기〉에서 있는 대로 고른 것은?

---- 보기 ----
ㄱ. 헤모글로빈의 양이 증가한다.
ㄴ. 동맥혈의 산소분압이 감소한다.
ㄷ. 심근세포의 미토콘드리아 수가 감소한다.

① ㄱ ② ㄴ ③ ㄷ
④ ㄱ, ㄴ ⑤ ㄴ, ㄷ

032

사람의 혈중 pH, CO_2 분압, HCO_3^- 농도는 동맥혈가스분석을 통해 얻는다. 건강한 20대 여성이 해발 50 m 평지에서 안정 상태일 때 혈중 pH는 7.40, 혈중 CO_2 분압은 40 mmHg, 혈중 HCO_3^- 농도는 25 mEq/L이다. 이 여성이 해발 4500 m의 고지대에 도착한 후 3일 동안 휴식을 취하였다. 이때 나타나는 동맥혈가스분석 결과로 다음 중 가장 적절한 것은?

	pH	CO_2 분압(mmHg)	HCO_3^- 농도(mEq/L)
①	7.46	26	18
②	7.69	26	30
③	7.50	40	30
④	7.29	54	25
⑤	7.37	54	30

033

그림 (가)는 동방결절세포(sinoatrial nodal cell)에서, (나)는 심실근세포(ventricular muscle cell)에서 기록한 활동전위를 나타낸 것이다. 숫자 0~4는 활동전위의 시기(phase)를 나타낸다.

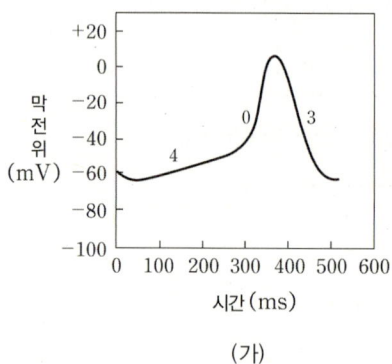
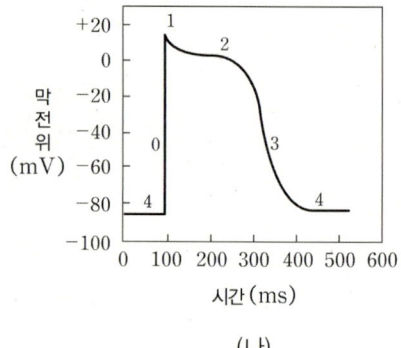

(가)　　　　　　　(나)

이에 대한 설명으로 옳은 것만을 〈보기〉에서 있는 대로 고른 것은?

― 보기 ―
ㄱ. (나)의 2시기에 Na^+ 유입량은 지속적으로 증가한다.
ㄴ. 탈분극 속도는 동방결절세포보다 심실근세포에서 느리다.
ㄷ. 4시기 동안 Na^+ 유입량은 심실근세포보다 동방결절세포에서 많다.

① ㄱ　　　② ㄷ　　　③ ㄱ, ㄴ
④ ㄱ, ㄷ　　　⑤ ㄴ, ㄷ

034

그림은 어떤 약물의 처리 전·후에 기록한 심실근의 활동전위를 나타낸 것이다.

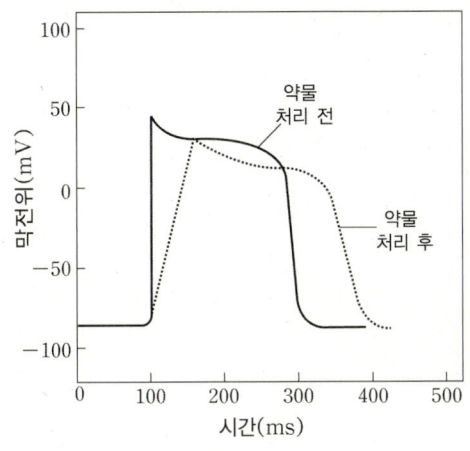

이 약물에 대한 설명으로 옳은 것만을 〈보기〉에서 있는 대로 고른 것은?

---- 보기 ----

ㄱ. 전압의존성 Na^+ 채널을 차단하여 Na^+ 유입량을 감소시킨다.

ㄴ. 전압의존성 K^+ 채널을 차단하여 K^+ 유출량을 감소시킨다.

ㄷ. 활동전위의 불응기(refractory period)를 연장시킨다.

① ㄱ ② ㄴ ③ ㄱ, ㄷ
④ ㄴ, ㄷ ⑤ ㄱ, ㄴ, ㄷ

035

(가)는 심근세포에서 일어나는 흥분 - 수축의 단계별 과정이고, (나)는 심근의 수축을 유도하는 활동전위이다.

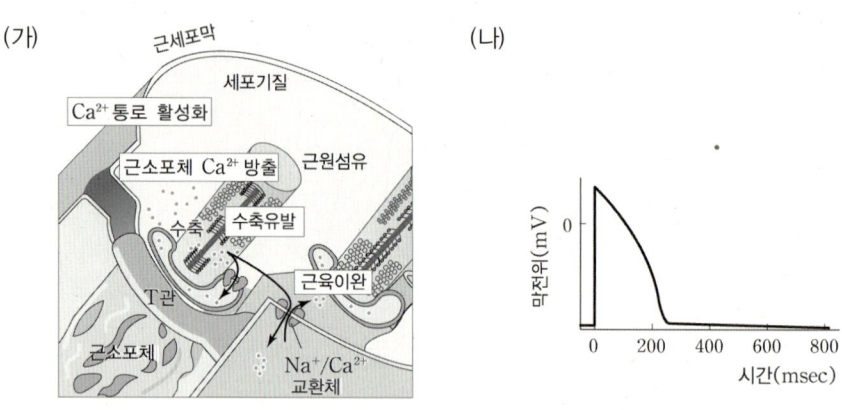

(나)의 활동전위에 따른 심근세포의 세포기질(cytosol)의 Ca^{2+} 농도와 근원섬유 수축력 세기의 변화를 옳게 표시한 것은?

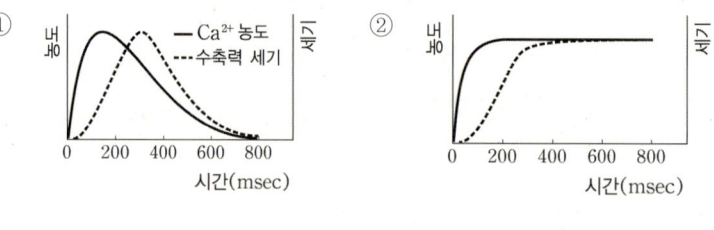

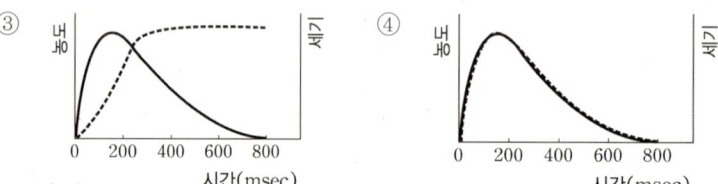

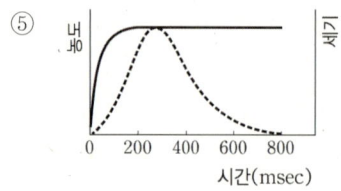

036

2005학년도 예비검사 29번

심장의 박동주기 동안 심근에서 일어나는 전기적 사건은 체표면에 설치한 전극으로 기록할 수 있으며, 이를 심전도라 한다. 심전도의 파형은 각각 P, Q, R, S, T로 그림과 같이 심장주기와 함께 표시할 수 있다.

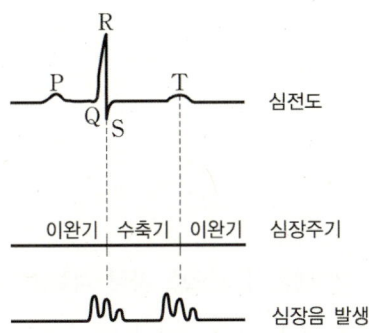

위 그림에 대한 설명으로 옳지 않은 것은?

① P파는 심방 근육의 탈분극과 수축에 해당한다.
② Q, R, S파는 심실 근육의 탈분극에 해당한다.
③ T파는 심실의 이완과 재분극에 해당한다.
④ S파와 T파 사이에서 심방 근육이 수축하고 심방 내의 혈압이 최고로 올라간다.
⑤ 심장음은 수축기 시작점에서 삼첨판과 이첨판이 닫히는 소리와 끝점에서 반월판이 닫히는 소리이다.

037

그림은 정상인 (가)과 어떤 심장질환 환자 (나)의 심전도를 나타낸 것이다.

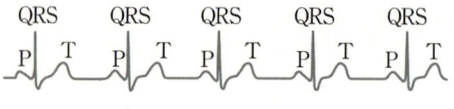

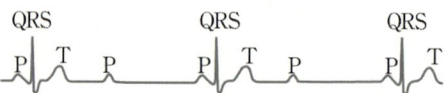

이 환자의 심장 기능 이상에 대한 설명으로 가장 적절한 것은?

① 방실결절의 손상으로 심방 자극의 일부만이 심실로 전달된다.
② 동방결절의 손상으로 심방의 수축이 일어나지 않는다.
③ 동방결절의 손상으로 심방 자극의 일부만이 심실로 전달된다.
④ 히스다발(bundle of His)의 손상으로 심방만 수축한다.
⑤ 심방은 수축하나, 심실은 수축하지 않는다.

038

인체의 다양한 기관과 조직에 공급되는 혈류량은 소동맥(arteriole)의 수축 또는 확장을 통해 조절된다. 그림은 어떤 기관에서 소동맥의 수축 또는 확장이 연결된 모세혈관 혈압에 미치는 영향을 나타낸 것이다. (단, 동맥의 평균 혈압은 그대로 유지된다.)

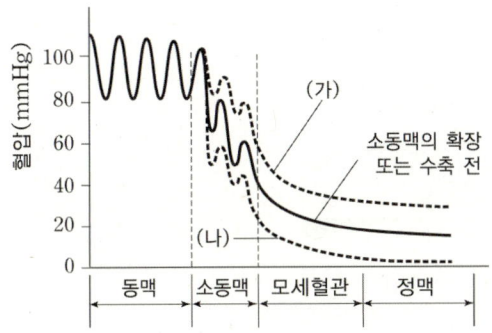

이 그림에 대한 설명이나 추론으로 옳은 것을 〈보기〉에서 모두 고른 것은?

───── 보기 ─────

ㄱ. 소동맥이 확장되면 모세혈관을 통한 물질 교환이 증가한다.
ㄴ. 소동맥이 수축하는 경우 그래프는 (가)의 형태가 된다.
ㄷ. (나)의 경우 모세혈관에서의 혈류량이 증가한다.

① ㄱ ② ㄴ ③ ㄷ
④ ㄱ, ㄴ ⑤ ㄱ, ㄴ, ㄷ

039

림프는 조직액(interstitial fluid)이 림프관으로 들어감으로써 형성된다. 그림은 어떤 조직 내에서 모세혈관으로부터 조직액이 형성되는 과정과 조직액이 모세림프관으로 흐르는 과정에 영향을 미치는 혈압, 삼투압 및 조직액압의 상관관계를 보여 주고 있다.

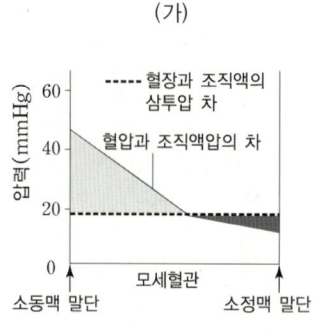
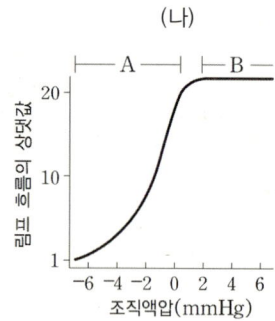

위 그림에 대한 설명 중 옳지 않은 것은?

① (가)에서 혈압과 조직액압의 차가 삼투압 차와 같아지면 모세혈관의 여과력과 흡수력은 같아진다.
② (나)의 A영역에서 모세혈관의 혈압이 증가하면 림프 흐름은 증가할 것이다.
③ (나)의 A영역에서 조직액의 단백질 농도가 증가하면 림프 흐름은 증가할 것이다.
④ (나)의 A영역에서 혈장의 단백질 농도가 감소하면 림프 흐름은 감소할 것이다.
⑤ (나)의 B영역에서는 큰 림프관이 주위의 조직액압에 의해 압박을 받고 있다.

040

2012학년도 예비검사 02번

그림은 유전병을 가진 환자의 혈액으로부터 시료를 얻는 과정을 나타낸 것이다.

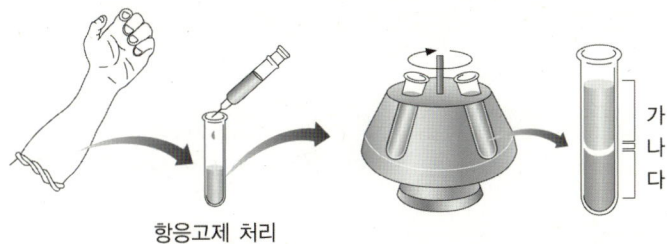

항응고제 처리

가
나
다

이렇게 얻은 시료 가운데 PCR 방법으로 유전자를 검사하기에 가장 적절한 것은?

① 가   ② 나   ③ 다
④ 가, 다   ⑤ 나, 다

041

그림은 사람의 혈액 도말 시료를 김사염색(Giemsa stain)한 후 관찰되는 3종류의 세포를 나타낸 것이다.

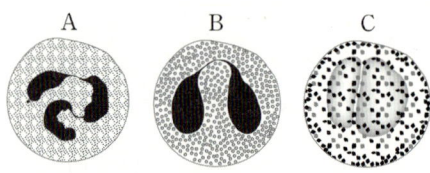

이에 대한 설명으로 옳은 것만을 〈보기〉에서 있는 대로 고른 것은?

―― 보기 ――
ㄱ. 정상 혈액 내에서 A의 개수는 B의 개수보다 많다.
ㄴ. B는 염증조직에서 박테리아를 죽이고 세포 찌꺼기를 제거한다.
ㄷ. C의 과립에는 헤파린과 히스타민이 함유되어 있다.

① ㄱ ② ㄴ ③ ㄷ
④ ㄱ, ㄷ ⑤ ㄴ, ㄷ

042

혈액 응고에 관한 설명으로 옳은 것을 〈보기〉에서 있는 대로 고른 것은?

— 보기 —

ㄱ. 혈소판이 감소하면 혈액 응고가 지연된다.
ㄴ. 옥살산염, 구연산염, EDTA 등은 Ca^{2+} 이온을 흡착하여 혈액 응고를 억제한다.
ㄷ. 비타민 C의 결핍은 트롬빈의 활성화를 저해하여 혈액 응고를 지연시킨다.
ㄹ. 헤파린은 항트롬빈 인자와 트롬빈 사이의 비가역적인 단백질 복합체 형성을 촉진하여 혈액 응고를 억제한다.

① ㄱ, ㄴ ② ㄴ, ㄷ ③ ㄷ, ㄹ
④ ㄱ, ㄴ, ㄹ ⑤ ㄱ, ㄷ, ㄹ

043

2017학년도 예비검사 25번

다음은 자율신경에 의한 심장박동 조절에 대한 실험이다.

〈실험 과정〉
(가) 생리식염수를 채운 비커 A와 B를 준비한다.
(나) A에는 자율신경 ㉠과 ㉡이 온전한 개구리 심장 ⓐ를, B에는 자율신경을 모두 제거한 개구리 심장 ⓑ를 넣고 박동수를 측정하기 시작한다. ㉠과 ㉡은 각각 교감신경과 부교감신경 중 하나이다.
(다) ㉡에만 전기자극을 가한다.
(라) A의 관을 통해 A의 용액이 B로 흘러가게 한다.

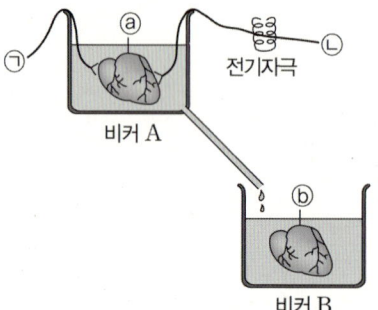

〈실험 결과〉
• 심장 ⓐ의 박동수가 감소하고, 곧 이어 심장 ⓑ의 박동수가 감소하였다.

이에 대한 설명으로 옳은 것만을 〈보기〉에서 있는 대로 고른 것은?

• 보기 •
ㄱ. ㉡ 말단에서 아세틸콜린이 분비된다.
ㄴ. (다)에서 ㉡ 대신 ㉠에 전기자극을 가하고 (라)를 수행하면 심장 ⓑ의 박동수가 증가한다.
ㄷ. 전기자극은 자율신경에서 활동전위를 발생시킨다.

① ㄱ   ② ㄷ   ③ ㄱ, ㄴ
④ ㄴ, ㄷ   ⑤ ㄱ, ㄴ, ㄷ

044

2006학년도 07번

그림은 대뇌 피질의 활성을 실시간으로 측정할 수 있는 기능성 자기공명영상(fMRI) 기법을 이용하여 측두엽의 특정 부위가 단어를 들려주었을 때 활성화되는 것을 보여 주고 있다. 이 기법은 신경세포 활성에 의한 국소 정맥 혈액 내 산화헤모글로빈(HbO_2)과 탈산화헤모글로빈(Hb) 비율의 변화를 측정함으로써 대뇌 특정 부위의 활성 정도를 간접적으로 알아낼 수 있다.

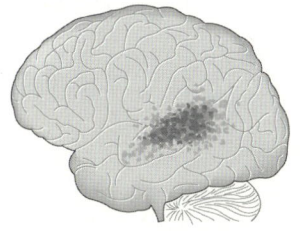

측두엽 활성 부위에서 나타나는 이차적인 변화를 순서대로 표시한 것은?

A. 신경세포 활성에 따른 대사 요구량의 증가
B. 혈류량의 증가
C. $\left(\dfrac{\text{혈액에서 조직으로 이동하는 산소량}}{\text{조직으로 들어오는 동맥 혈액 내 총 산소량}} \right)$ 비율의 감소
D. 국소 정맥 혈액 내 HbO_2/Hb 비율의 감소
E. 국소 정맥 혈액 내 HbO_2/Hb 비율의 증가

① A → B → C → D → E
② A → B → D → C → E
③ A → C → D → B → E
④ A → D → B → C → E
⑤ A → D → C → B → E

045

그림 (가)는 동맥혈압 변화에 따른 압력수용체 신경과 자율신경의 흥분 빈도를, (나)는 정상인과 고혈압 환자에서 동맥혈압 변화에 따른 압력수용체 신경의 흥분 빈도를 나타낸 것이다.

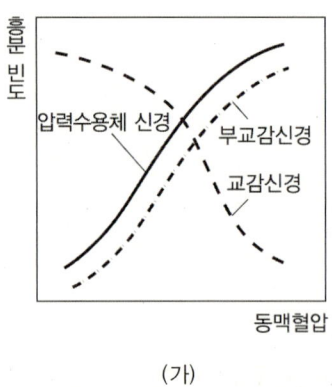
(가)

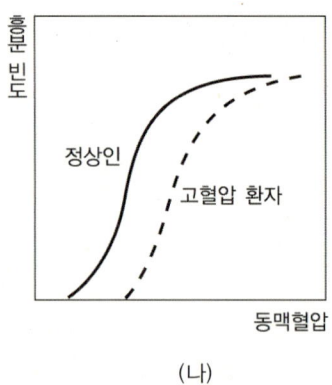
(나)

이에 대한 설명으로 옳은 것만을 〈보기〉에서 있는 대로 고른 것은?

― 보기 ―

ㄱ. (가)에서 혈압이 증가하면, 흥분 빈도는 교감신경에서 감소하고 부교감신경에서 증가한다.
ㄴ. (나)에서 압력수용체의 민감도는 정상인보다 고혈압 환자에서 감소된다.
ㄷ. 교감신경은 총말초저항(total peripheral resistance)을 증가시킨다.

① ㄱ ② ㄷ ③ ㄱ, ㄴ
④ ㄴ, ㄷ ⑤ ㄱ, ㄴ, ㄷ

046

2017학년도 예비검사 28번

그림 (가)는 일회박출량(stroke volume)과 대동맥의 신전도(distensibility)가 모두 정상인 경우에, (나)는 일회박출량은 증가하고 신전도가 정상인 경우에, (다)는 일회박출량은 정상이고 신전도가 감소한 경우에 심박동이 일어나는 동안 측정된 대동맥압을 각각 나타낸 것이다.

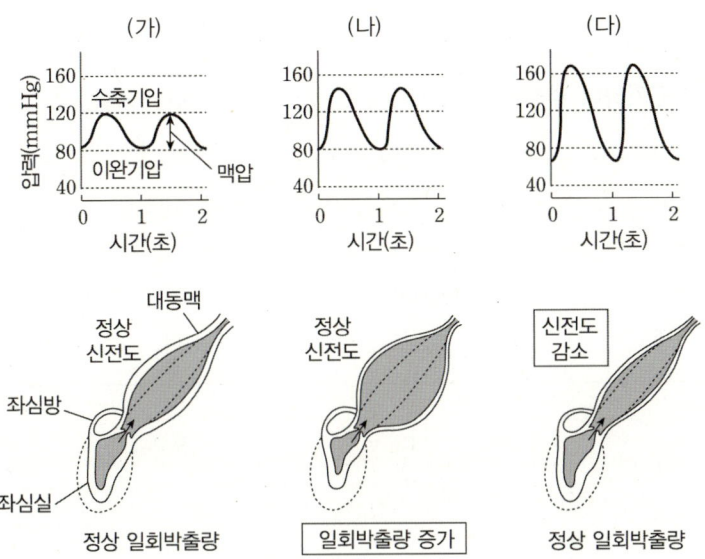

이에 대한 설명으로 옳은 것만을 〈보기〉에서 있는 대로 고른 것은?

― 보기 ―

ㄱ. 대동맥의 신전도가 증가하면 맥압이 감소한다.
ㄴ. 심장 수축력이 증가하면 대동맥의 이완기압이 증가한다.
ㄷ. 일회박출량이 감소하면 대동맥의 이완기압이 감소한다.

① ㄱ　　　　② ㄷ　　　　③ ㄱ, ㄴ
④ ㄱ, ㄷ　　　⑤ ㄴ, ㄷ

047

다음은 혈관계와 림프계에서 일어나는 현상이다.

- 림프절에 있는 림프구는 흉관을 통해 혈액으로 유입된다.
- 림프구는 모세혈관 벽을 빠져 나와 조직 간극을 경유하여 림프계로 유입된다.
- 림프관은 작은창자에서 혈관으로 영양 물질이 이동하는 통로가 되기도 한다.

위 현상에 근거하여 추정한 내용으로 옳은 것을 〈보기〉에서 모두 고른 것은?

— 보기 —

ㄱ. 한 림프절에 있는 림프구는 다른 림프절이나 지라로 이동할 수 있다.
ㄴ. 인체는 최소한의 림프구 수를 유지하면서 효율적으로 운용된다.
ㄷ. 간을 거친 영양 물질이 전신으로 운반될 때 림프계가 사용된다.
ㄹ. 혈구세포는 혈관계와 림프계 사이를 자유로이 이동한다.

① ㄱ, ㄴ ② ㄱ, ㄷ ③ ㄴ, ㄷ
④ ㄴ, ㄹ ⑤ ㄷ, ㄹ

048

2016학년도 36번

다음은 동방결절 박동원세포(SA node pacemaker cell)에서 활동전위 조절을 알아보기 위한 실험이다.

〈자료〉

- 그림은 박동원세포의 활동전위와 세 가지 이온전류 ㉠, ㉡, ㉢을 나타낸 것이다.

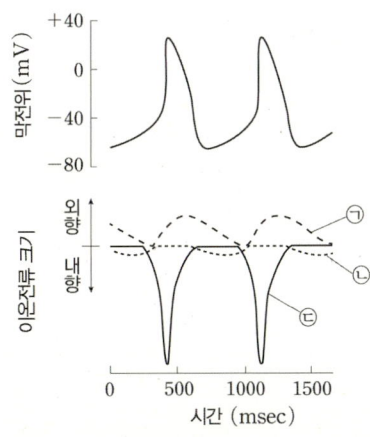

- 활동전위는 ㉠, ㉡, ㉢에 의해서 형성된다.
- 내향은 양전하가 세포 안으로 들어오는 방향이고, 외향은 양전하가 세포 밖으로 나가는 방향이다.

〈실험〉

(가) 박동원세포를 분리하여 생리식염수를 흘려주면서 막전위를 측정한다.

(나) t_1부터 약물 X를 처리하면서 막전위를 측정한다.

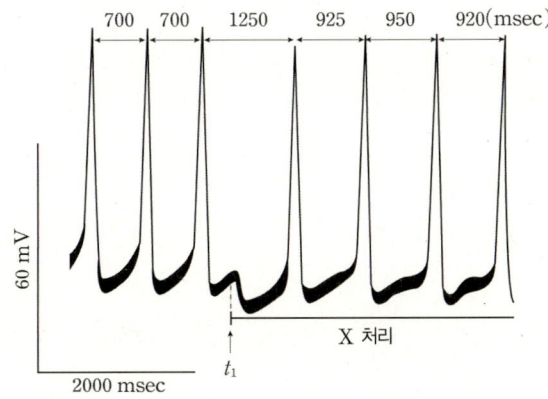

이에 대한 설명으로 옳은 것만을 〈보기〉에서 있는 대로 고른 것은? (단, X는 ㉠, ㉡, ㉢ 전류 이외에는 영향을 주지 않는다.)

— 보기 —

ㄱ. t_1 직후에 막전위가 과분극된 것은 ㉠의 크기가 커졌기 때문이다.
ㄴ. (나)에서 X 대신 ㉡의 크기를 증가시키고 나머지 전류에는 영향을 주지 않는 약물을 처리하면 활동전위 사이의 간격이 짧아진다.
ㄷ. X는 ㉢의 크기를 증가시킨다.

① ㄱ   ② ㄷ   ③ ㄱ, ㄴ
④ ㄴ, ㄷ   ⑤ ㄱ, ㄴ, ㄷ

049

그림은 좌심실의 압력-부피 곡선을 나타낸 것이다.

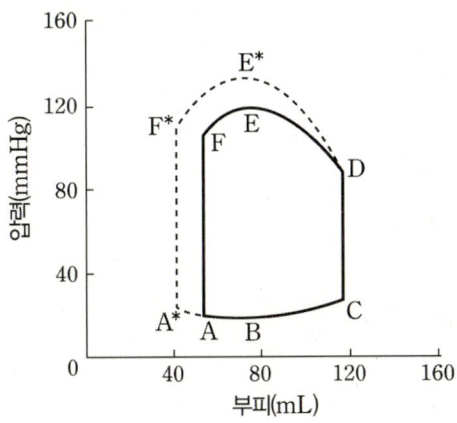

압력-부피 곡선 ABCDEF를 A*BCDE*F*로 변화시킬 수 있는 조건으로 적절한 것은?

① 동맥혈관을 수축시키는 약물 투여
② 동맥혈관을 확장시키는 약물 투여
③ 심장의 수축력을 떨어뜨리는 약물 투여
④ 심장의 수축력을 올리는 약물 투여
⑤ 서 있던 자세에서 누운 자세로 변화

050

2015학년도 07번

그림 (가)는 심실의 압력-용적 곡선을, (나)는 심전도를 나타낸 것이다. 심실은 심장주기 동안 A → B → C → D 과정으로 수축과 이완이 일어난다.

(가)

- 최대등용적(isovolumetric maxima) : 용적의 변화 없이 발생시킬 수 있는 최대 압력
- 최대등력(isotonic maxima) : 가해지는 부하(load)의 변화 없이 발생시킬 수 있는 최대 압력
- 피동장력(passive tension) : 용적에 의해 피동적으로 결정되는 압력

(나)

이에 대한 설명으로 옳은 것만을 〈보기〉에서 있는 대로 고른 것은?

─── 보기 ●───
ㄱ. D → A 구간에서 ⓐ 파형이 나타난다.
ㄴ. B → C 구간에서 심실 내압이 대동맥압보다 크다.
ㄷ. 대동맥판이 열리지 않고 심실 수축이 지속될 때 최대 압력은 E이다.

① ㄱ　　　② ㄷ　　　③ ㄱ, ㄴ
④ ㄴ, ㄷ　　⑤ ㄱ, ㄴ, ㄷ

051

2011학년도 23번

그림 (가)는 기린이 고개를 들고 있을 때(실선)와 숙이고 있을 때(점선) 측정한 뇌동맥의 평균동맥압과 대동맥의 평균동맥압, 그리고 심장에서 뇌까지의 수직거리를 나타낸 것이다. (나)는 사람이 서 있을 때 신체 각 부위에서 측정한 평균동맥압과 심장에서 뇌까지의 수직거리를 나타낸 것이다.

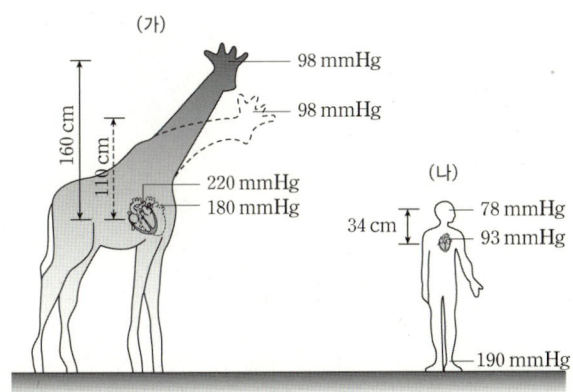

이에 대한 설명으로 옳은 것만을 <보기>에서 있는 대로 고른 것은?

● 보기 ●

ㄱ. 기린의 발목 부위의 평균동맥압은 대동맥의 평균동맥압보다 낮다.
ㄴ. 혈액 내 CO_2 농도가 높아지면 대동맥의 평균동맥압과 뇌동맥의 평균동맥압 차이가 줄어든다.
ㄷ. 기린이 고개를 들고 있을 때보다 숙이고 있을 때, 심장에서 뇌까지의 수직거리가 짧아져서 대동맥의 평균동맥압이 낮아진다.

① ㄱ   ② ㄴ   ③ ㄷ
④ ㄱ, ㄴ   ⑤ ㄴ, ㄷ

052

그림은 건강한 사람의 말초혈액에 존재하는 면역세포를 유세포 분석기를 이용하여 크기(forward scatter, FSC)와 과립밀도(side scatter, SSC)에 따라 분석한 결과를 나타낸 것이다. (가)~(다)에 존재하는 면역세포는 각각 과립구, 단핵구, 림프구 중 하나이다.

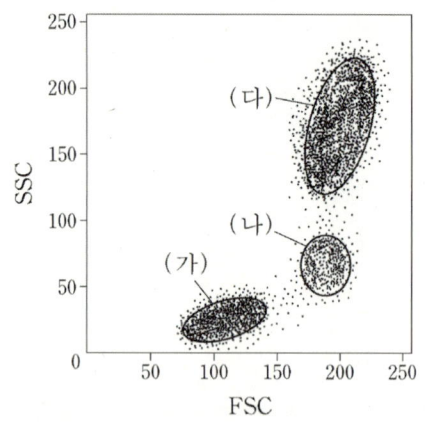

이에 대한 설명으로 옳은 것은?

① (가)에 대식세포의 전구세포가 존재한다.
② (가)에 과립을 분비하는 세포가 존재한다.
③ (나)에 $CD4^+$ T 세포가 존재한다.
④ (나)에 자연살해세포가 존재한다.
⑤ (다)에 다형핵(polymorphonucleus) 세포가 존재한다.

053

다음은 물질 A가 혈관의 이완과 수축에 미치는 영향을 조사한 실험이다.

〈실험 과정〉
- 실험 1
(가) 생쥐의 세동맥을 적출하고 이물질을 제거한다.
(나) 세동맥을 적절한 길이로 자른 후 장력 측정기에 걸어 준다.
(다) (나)의 세동맥에 A를 처리한 후 혈관수축제를 가하여 혈관 수축을 유도한다.
(라) 수축된 혈관에 아세틸콜린을 농도별로 처리하며 혈관의 이완 정도를 측정한다.

- 실험 2
실험 1의 과정 (가)를 거친 세동맥에서 내피세포를 제거한 다음, 실험 1의 과정 (나)~(라)를 수행한다.

〈실험 결과〉

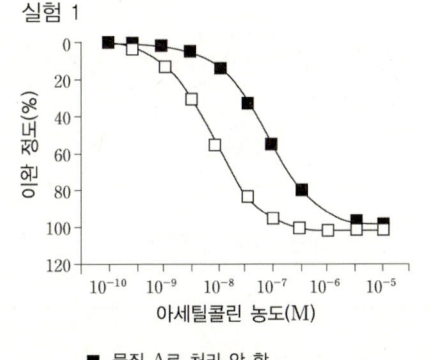

이 자료에 근거하여 물질 A에 대한 설명으로 옳은 것만을 〈보기〉에서 있는 대로 고른 것은?

── 보기 ──
ㄱ. 아세틸콜린의 혈관 이완 EC_{50}(effective concentration at 50% saturation) 값을 낮춘다.
ㄴ. 아세틸콜린의 최대 혈관 이완 능력을 증가시킨다.
ㄷ. 내피세포 의존적으로 혈관 이완을 유도한다.

① ㄱ ② ㄴ ③ ㄱ, ㄷ
④ ㄴ, ㄷ ⑤ ㄱ, ㄴ, ㄷ

054

2015학년도 31번

다음은 혈관의 수축과 이완에 관여하는 내피세포의 역할을 알아보기 위한 실험이다.

〈자료〉
- 내피세포는 부교감신경의 자극에 의해 산화질소(NO)를 분비한다.

〈실험 과정〉
(가) 토끼 대동맥 절편에서 내피세포를 그대로 둔 시료 A와 내피세포를 제거한 시료 B를 얻어 장력 측정 장치에 각각 장착한다.
(나) A와 B 각각에 노르에피네프린(NE)이 포함된 생리식염수, NE와 아세틸콜린(ACh)이 포함된 생리식염수, 생리식염수를 차례대로 흘려주면서 장력을 측정한다.

〈실험 결과〉

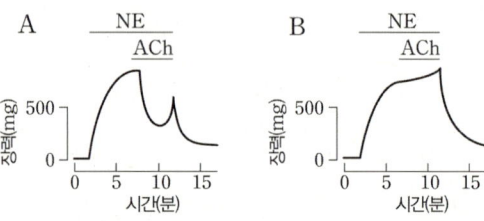

이에 대한 설명으로 옳은 것만을 〈보기〉에서 있는 대로 고른 것은?

• 보기 •
ㄱ. 내피세포에서 분비되는 NO는 혈관 평활근의 세포질에 있는 유리 Ca^{2+} 농도를 감소시킨다.
ㄴ. ACh에 의한 혈관의 이완은 ACh가 혈관 평활근의 ACh 수용체에 결합하여 일어난다.
ㄷ. NE를 처리하였을 때 내피세포에서 NO가 분비된다.

① ㄱ   ② ㄴ   ③ ㄷ
④ ㄱ, ㄴ   ⑤ ㄱ, ㄷ

055

2006학년도 27번

혈관의 내피세포에서 합성, 방출되는 산화질소(NO)는 혈관을 둘러싸고 있는 평활근에 작용하여 혈관의 내강을 확장시킴으로써 혈류량을 조절한다. 이러한 NO의 생성과 기능에 대한 〈보기〉의 설명 중 옳은 것은?

— 보기 —

ㄱ. NO는 평활근의 이완을 유도한다.
ㄴ. 아세틸콜린은 NO의 생성과 방출을 저해한다.
ㄷ. NO는 평활근막의 K^+ 채널을 활성화시켜 과분극을 유도한다.
ㄹ. NO는 평활근에서 2차전달자의 생성을 유도하여 트로포닌을 활성화시킨다.
ㅁ. 혈관 내피세포성 NO 합성효소(eNOS) 유전자를 파괴시킨 쥐(knockout mouse)는 전반적으로 정상 쥐보다 높은 혈압을 유지한다.

① ㄱ, ㄴ, ㄹ   ② ㄱ, ㄷ, ㅁ   ③ ㄴ, ㄷ, ㄹ
④ ㄴ, ㄷ, ㅁ   ⑤ ㄷ, ㄹ, ㅁ

056

2009학년도 19번

다음은 건강한 성인에서 운동 전과 격렬한 운동 중에 주요 기관에 공급되는 혈액량의 비율(%)을 나타낸 것이다.

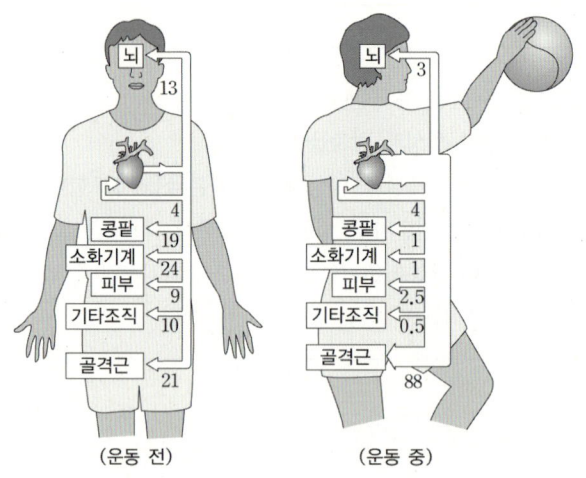

(운동 전)   (운동 중)

운동 전과 비교할 때 운동 중에 나타나는 생리적 변화에 대한 설명으로 옳은 것만을 〈보기〉에서 있는 대로 고른 것은?

― 보기 ―

ㄱ. 골격근에 분포하는 모세혈관의 저항이 증가한다.
ㄴ. 동방결절세포(pacemaker cell)의 역치전위가 높아진다.
ㄷ. 부신수질에서 에피네프린이 분비되어 심장박동력이 증가한다.
ㄹ. 호흡횟수의 증가는 동맥 P_{CO_2}와 P_{O_2}의 급격한 변화를 방지한다.

① ㄱ, ㄴ   ② ㄱ, ㄹ   ③ ㄷ, ㄹ
④ ㄱ, ㄴ, ㄷ   ⑤ ㄴ, ㄷ, ㄹ

057

다음은 사람의 순환계 조절 작용에 대한 자료이다.

- 그림은 평상시 사람에서 측정되는 평균대동맥압($\overline{P}_a$), 심박출량(Q_h), 말초혈액류량(Q_r), 말초저항(R)을 나타낸 것이다.

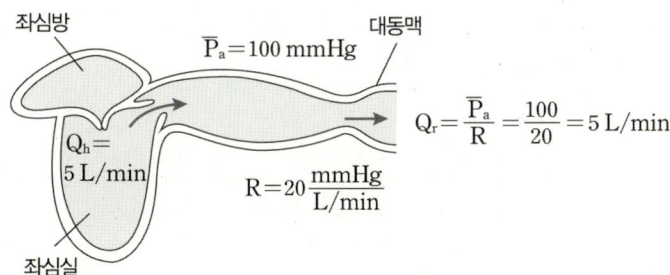

- 말초저항을 증가시키는 순간에 초기변화가 일어나고(시점 A), 말초저항이 증가된 상태가 계속되면 보상적인 변화에 의해 항정상태(steady-state)에 도달한다(시점 B).

이에 대한 설명으로 옳은 것만을 〈보기〉에서 있는 대로 고른 것은?

보기

ㄱ. 시점 A에서 Q_r는 평상시에 비해 감소한다.
ㄴ. 시점 B에서 $\overline{P}_a$는 평상시에 비해 변화가 없다.
ㄷ. 시점 B에서 Q_h와 Q_r는 같다.

① ㄴ ② ㄷ ③ ㄱ, ㄴ
④ ㄱ, ㄷ ⑤ ㄱ, ㄴ, ㄷ

058

그림은 만성 고혈압 환자의 동맥 혈압의 변화에 따른 뇌 혈류량의 변화 (가)와 뇌 소동맥 직경의 변화 (나)를 나타낸 것이다.

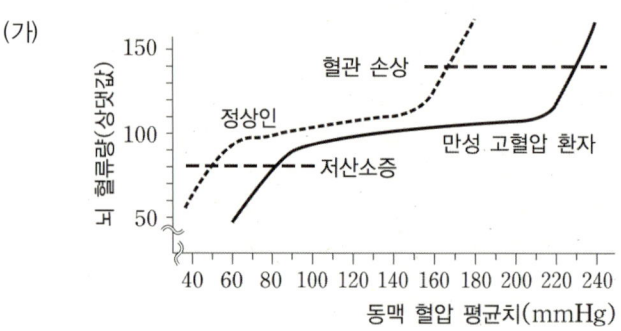

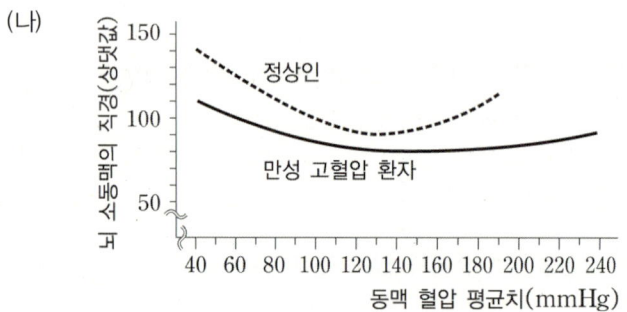

위의 그림에 대한 설명이나 추론으로 옳은 것은?

① 만성 고혈압 환자의 뇌 혈류량은 혈압이 정상인의 혈압보다 높아질 때 급격히 증가한다.
② 만성 고혈압 환자는 혈관 직경이 작기 때문에 동맥 혈압에 따른 뇌 혈류가 조절되는 혈압 범위가 정상인보다 높은 쪽에 형성된다.
③ 혈관의 직경이 가장 작을 때 뇌의 혈류량이 가장 적다.
④ 같은 혈압에서는 정상인보다 만성 고혈압 환자에서 뇌 혈관 손상이 일어나기 쉽다.
⑤ 혈압이 낮아지면 정상인이 저산소증에 걸릴 위험성이 더 높다.

059

2008학년도 24번

다음은 사람의 혈청에 존재하는 보체계(complement system)의 면역기능을 조사하기 위한 실험과 결과이다.

〈실험 및 결과〉
- (가) 사람의 혈청 1 mL에 토끼의 적혈구(6×10^7개)를 10분간 반응시키면 토끼의 적혈구가 용혈된다.
- (나) 사람의 혈청 1 mL에 그람음성 세균인 대장균(2×10^4개)을 20분 동안 반응시키면 대장균의 막이 파괴된다.
- (다) 사람의 혈청을 60℃에서 10분간 열처리한 후 토끼의 적혈구와 반응시키면 용혈현상이 관찰되지 않는다.

이에 대한 설명으로 옳은 것을 〈보기〉에서 모두 고른 것은?

— 보기 —
- ㄱ. (가)에서 사람 혈청에 존재하는 IgA가 토끼 적혈구의 용혈현상에 기여하였다.
- ㄴ. (나)에서 혈청에 사람의 식세포를 첨가하면 살균 효과는 더욱 향상될 것이다.
- ㄷ. (가)와 (나)에서 관찰된 용혈 및 살균 효과는 활성화된 보체계가 동일한 기작으로 작용한 결과이다.
- ㄹ. (다)는 열처리에 의해 보체계 단백질들을 인산화시키는 효소가 변성되었기 때문이다.

① ㄱ, ㄷ ② ㄱ, ㄹ ③ ㄴ, ㄷ
④ ㄴ, ㄹ ⑤ ㄷ, ㄹ

060

그림은 림프구의 성숙 단계에서 일어나는 클론선택 과정을 나타낸 것이다.

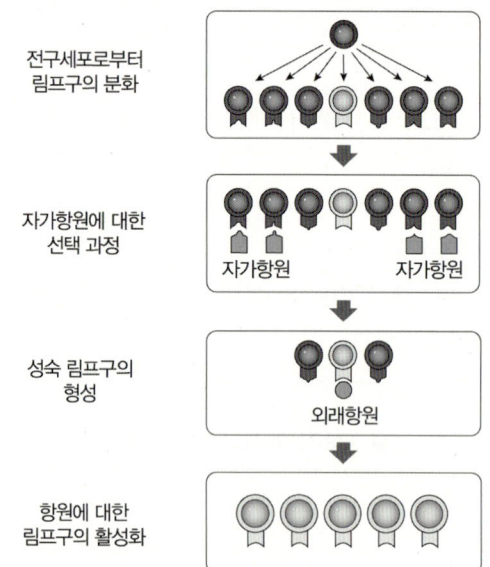

이에 대한 설명으로 옳은 것만을 〈보기〉에서 있는 대로 고른 것은?

보기

ㄱ. 자가항원에 반응하는 림프구는 성숙되기 전에 제거된다.
ㄴ. 림프구는 항원과 반응하기 전부터 다양한 항원에 대한 세포 집단을 형성한다.
ㄷ. 하나의 림프구는 다양한 항원에 반응할 수 있는 수용체를 동시에 발현한다.

① ㄱ　　　　② ㄴ　　　　③ ㄷ
④ ㄱ, ㄴ　　　⑤ ㄱ, ㄷ

061

다음은 1형 MHC의 세포 표면 발현이 T 림프구의 발달에 미치는 영향을 알아본 실험이다.

〈실험 과정〉
(가) 대조군으로 5주령 정상 생쥐를, 실험군으로 세포 표면에 1형 MHC가 발현되지 않는 5주령 생쥐(β_2-$microglobulin^{-/-}$)를 준비한다.
(나) (가)의 생쥐에서 장기(X)을(를) 적출하여 세포현탁액을 만든다.
(다) 항-CD4 항체와 항-CD8 항체로 (나)의 세포 표면을 염색한다.
(라) $CD4^-CD8^-$, $CD4^-CD8^+$, $CD4^+CD8^-$, $CD4^+CD8^+$ 세포의 분포를 유세포분석기로 분석한다.

〈실험 결과〉
- (라)에서 분석된 세포의 분포 비율을 각 구획에 나타냈다.

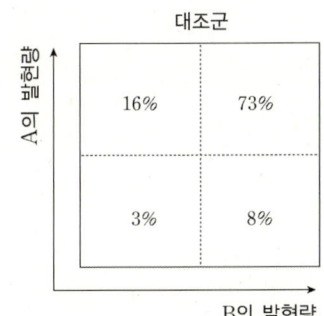

다음 중 X, A, B에 해당하는 것으로 가장 적절한 것은?

	X	A	B
①	흉선	CD4	CD8
②	비장	CD4	CD8
③	흉선	CD8	CD4
④	비장	CD8	CD4
⑤	골수	CD8	CD4

062

주조직적합복합체(MHC)의 유형에 따라 항원이 제시되는 과정으로 옳은 것은?

	MHC	항원 유래	항원 처리 장소	펩티드-MHC 결합이 일어나는 소기관	반응 T세포
①	Ⅰ형	세포 안	리소좀	골지체	$CD8^+$
②	Ⅰ형	세포 밖	단백질 분해소체	엔도좀 소낭	$CD8^+$
③	Ⅱ형	세포 안	리소좀	소포체	$CD8^+$
④	Ⅱ형	세포 밖	단백질 분해소체	소포체	$CD4^+$
⑤	Ⅱ형	세포 밖	엔도리소좀	엔도좀 소낭	$CD4^+$

063

그림은 세포내항원(intracellular antigen)과 세포외항원(extracellular antigen)의 항원 제시 과정 중 일부를 나타낸 것이다.

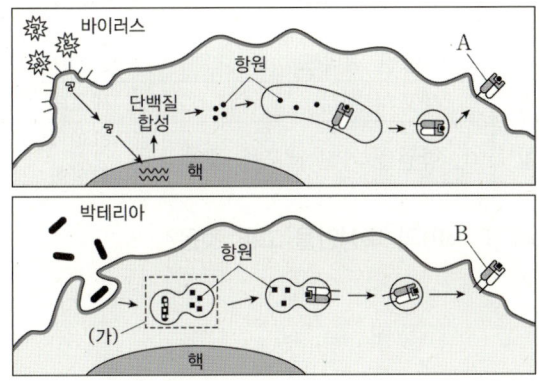

이에 대한 설명으로 옳은 것은? (단, A와 B는 이형이량체(heterodimer)이다.)

① (가)에서 작용하는 효소의 적정 pH는 10이다.
② A는 소포체에서 항원을 인식한다.
③ 후천성면역결핍증을 유발하는 HIV는 A를 인식하는 세포를 파괴한다.
④ B는 골지체에서 항원을 인식한다.
⑤ B는 핵을 가진 모든 세포의 표면에서 발현한다.

064

다음은 T 세포의 특성을 설명한 것이다.

T세포 수용체가 인지하는 항원의 형태	ㄱ. 세포 표면에 발현된 Class I MHC + 항원 펩티드	ㄴ. 세포 표면에 발현된 Class II MHC + 항원 펩티드
항원 펩티드의 유래	ㄷ. 세포의 내부	ㄹ. 세포의 외부
활성 T세포의 역할	ㅁ. 항원을 가진 세포를 죽임	ㅂ. 항원 특이 면역세포의 활성화

조력 T 세포(helper T cell)의 특성만을 고른 것은?

① ㄱ, ㄷ, ㅁ ② ㄱ, ㄹ, ㅁ ③ ㄴ, ㄷ, ㅁ
④ ㄴ, ㄷ, ㅂ ⑤ ㄴ, ㄹ, ㅂ

065

그림은 T세포를 유세포기(flow cytometer)로 분석한 결과를 나타낸 것이다.

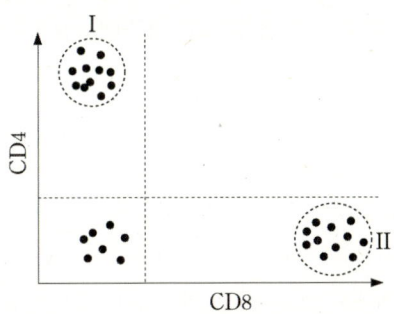

I과 II에 해당되는 T 세포의 특성으로 옳은 것만을 〈보기〉에서 있는 대로 고른 것은?

─● 보기 ●─

ㄱ. I의 T 세포는 바이러스에 감염된 세포를 용해한다.
ㄴ. I의 T 세포는 활성화된 후 B 세포를 활성화시킨다.
ㄷ. II의 T 세포는 제1형 MHC 단백질과 결합한다.

① ㄱ ② ㄷ ③ ㄱ, ㄴ
④ ㄴ, ㄷ ⑤ ㄱ, ㄴ, ㄷ

066

다음은 바이러스에 감염된 마우스의 세포 K를 죽이는 세포독성 T 림프구(cytotoxic T lymphocyte, CTL)의 특성을 알아본 실험이다. 바이러스 X에 감염되면 항원 x가, 바이러스 Y에 감염되면 항원 y가 세포 K의 표면에 제시(antigen presentation)된다.

〈실험 과정〉
(가) 세포주 A, B를 준비한다.
    A: 세포 K와 MHC형이 같은 마우스 세포주
    B: 세포 K와 MHC형이 다른 마우스 세포주
(나) 세포주 A, B에 항원 x, y를 각각 발현시켜 다음과 같은 세포를 얻는다.
    Ax: 항원 x가 제시된 세포 A
    Ay: 항원 y가 제시된 세포 A
    Bx: 항원 x가 제시된 세포 B
    By: 항원 y가 제시된 세포 B
(다) 생후 15주 된 마우스에 바이러스 X를 감염시켜 면역 반응을 유도한 후 CTL을 추출한다.
(라) (나)의 각 세포를 (다)의 CTL과 함께 배양한다.

〈실험 결과〉

세포	생존 여부
Ax	생존 못함
Ay	생존함
Bx	?
By	생존함

이에 대한 설명으로 옳은 것만을 〈보기〉에서 있는 대로 고른 것은?

─── 보기 ───
ㄱ. Bx는 생존하지 못한다.
ㄴ. CTL이 인식하는 Ax의 MHC형은 Ⅱ형이다.
ㄷ. (다)에서 X 대신 Y를 감염시켜 얻은 CTL을 사용하면 세포 Ay가 죽는다.

① ㄱ   ② ㄷ   ③ ㄱ, ㄴ
④ ㄱ, ㄷ   ⑤ ㄴ, ㄷ

067

그림은 바이러스에 감염된 실험쥐에서 일어나는 면역반응의 활성 변화이다.

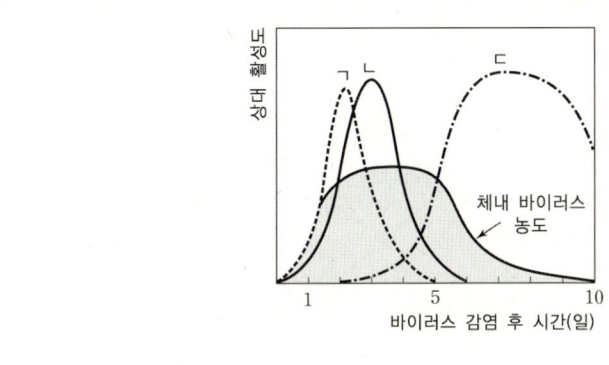

ㄱ. 시토카인(인터페론-α, -β 등)의 체내 생산활성
ㄴ. NK(natural killer cell) 세포의 바이러스 감염세포 제어활성
ㄷ. T세포의 바이러스 감염세포 제어활성

이 결과는 바이러스 감염에 대한 초기 면역반응에서 NK 세포가 매우 중요한 역할을 한다는 사실을 보여준다. 위 그림에 대한 설명이나 추론으로 옳지 <u>않은</u> 것은?

① ㄷ의 T세포는 $CD8^+$ T 세포이다.
② 활성화된 NK 세포는 항원 특이성을 획득한다.
③ 활성화된 NK 세포는 T 세포의 활성화에 영향을 미친다.
④ NK 세포는 림프구의 일종으로 다른 림프구처럼 골수에서 만들어진다.
⑤ ㄱ의 시토카인들을 실험쥐에 먼저 주입한 후 바이러스로 감염시켰을 경우, ㄴ의 위치는 왼쪽으로 이동될 것이다.

068

그림은 B세포의 클론 선택을 단계별로 나타낸 것이다.

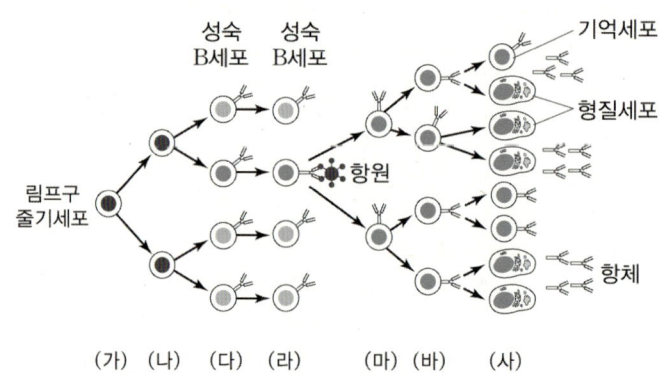

이에 대한 설명으로 옳은 것만을 〈보기〉에서 있는 대로 고른 것은?

- 보기 -

ㄱ. (가) → (다)에서 항원과 무관하게 항체 유전자의 재조합이 일어난다.
ㄴ. (라)에서 항원에 대한 수용체는 세포막 단백질인 IgG이다.
ㄷ. (마) → (사)에서는 항체 유전자 돌연변이가 활발하게 일어난다.

① ㄱ   ② ㄴ   ③ ㄷ
④ ㄱ, ㄷ   ⑤ ㄴ, ㄷ

069

다음은 B 세포 분화와 성숙 과정의 주요 단계를 순서 없이 나열한 것이다.

> 가. 중쇄 유전자의 재조합이 일어난다.
> 나. 경쇄 유전자의 재조합이 일어난다.
> 다. 세포가 IgG를 발현한다.
> 라. 세포 표면에 IgM이 발현된다.
> 마. 골수를 빠져 나와 림프절로 이동한다.

B 세포 분화와 성숙 단계를 순서대로 배열한 것은?

① 가 → 나 → 다 → 라 → 마
② 가 → 나 → 라 → 마 → 다
③ 나 → 가 → 다 → 라 → 마
④ 나 → 가 → 라 → 다 → 마
⑤ 나 → 가 → 라 → 마 → 다

070

2005학년도 예비검사 23번

생쥐의 항체 합성 기작을 알아보기 위한 실험에서 다음과 같은 결과를 얻었다. 생쥐에 적당량의 방사선을 조사하면 체내에 존재하는 모든 림프구를 제거할 수 있다.

(🐭 : 방사선을 조사한 생쥐, 🐭 : 정상 생쥐)

〈실험 (가)〉

	적당량의 항원A를 복강에 투여	Anti-A 항체 합성 정도
	🐭 ← 항원A	−
골수세포 → 정맥에 주입	🐭 ← 항원A	+
흉선세포 → 정맥에 주입	🐭 ← 항원A	−
골수세포 + 흉선세포 → 정맥에 주입	🐭 ← 항원A	+++

〈실험 (나)〉

과량의 항원A를 복강에 투여		적당량의 항원A를 복강에 투여	Anti-A 항체 합성 정도
		🐭 ← 항원A	+++
항원A → 🐭			+
항원A → 🐭	분리 → B림프구 → 정맥에 주입	🐭 ← 항원A	+++
항원A → 🐭	분리 → T림프구 → 정맥에 주입	🐭 ← 항원A	+

위 결과를 보고 항체 합성 기작에 대해 내릴 수 있는 해석이나 결론으로 타당한 것을 〈보기〉에서 있는 대로 고른 것은?

---- 보기 ----

ㄱ. 항원 A에 대한 최적의 항체 합성에는 T 림프구가 필요하다.
ㄴ. 항원 유입시 항체 합성을 저해하는 T 림프구가 형성될 수 있다.
ㄷ. 항원의 유입량에 따라 B 림프구의 항원 인지 정도는 다르다.
ㄹ. 유입되는 항원의 양에 따라 생성되는 항체 합성량은 다를 수 있다.

① ㄱ, ㄴ   ② ㄷ, ㄹ   ③ ㄱ, ㄴ, ㄹ
④ ㄴ, ㄷ, ㄹ   ⑤ ㄱ, ㄴ, ㄷ, ㄹ

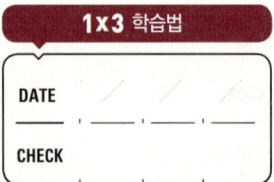

071

그림 (가)는 실험쥐에 단백질 항원 H를 2회 주입한 실험에서 시간 경과에 따라 혈청 중의 항체역가를 측정한 것이다. 그림 (나)는 그림 (가)의 (ㄱ) 시점과 (ㄴ) 시점에서 측정한 IgG의 평형상수(K_{eq})를 나타낸 것이다.

$$항원 + 항체 \rightleftarrows 항원 \cdot 항체 복합체$$

$$K_{eq} = \frac{[항원 \cdot 항체 복합체]}{[항원][항체]}$$

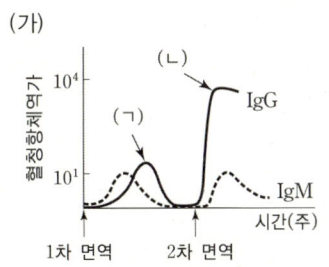
(가)

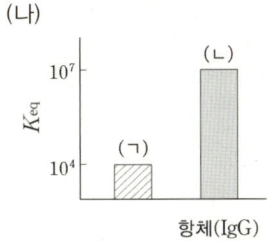
(나)

위의 실험 결과와 관련된 설명 중 옳은 것은?

① IgM은 1차 면역 후에는 단량체(monomer)로 분비되지만 2차 면역 후에는 오량체(pentamer)로 분비된다.
② 2차 면역으로 생성된 기억 B세포가 IgG의 생산을 급격히 증가시켰다.
③ (ㄴ) 시점보다 (ㄱ) 시점의 IgG가 항원 H에 더 강하게 결합한다.
④ (ㄱ) 시점의 IgG는 다중클론항체이지만 (ㄴ) 시점의 IgG는 단일클론항체이다.
⑤ (ㄱ) 시점에 비해 (ㄴ) 시점에서 IgG의 결합력이 변화된 것은 B세포가 돌연변이 과정을 거쳤기 때문이다.

072

그림은 여러 종류의 항체 구조를 나타낸 것이다.

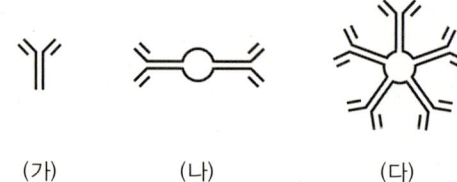

(가)　　　(나)　　　(다)

이에 대한 설명으로 옳지 않은 것은?

① 혈장의 IgA 구조는 (가)이다.
② (나)와 (다)의 항체는 J 사슬을 가지고 있다.
③ 알레르기반응에 관여하는 항체의 구조는 주로 (나)이다.
④ 구강이나 장점막 부위로 분비되는 항체의 구조는 주로 (나)이다.
⑤ 항원에 1차 노출된 B 세포에서 주로 (다)의 항체가 분비된다.

073

그림은 B 세포 수용체에 항원이 결합한 후 과정 (가)~(다)를 통해 항체의 구조가 변화하는 것을 나타낸 것이다.

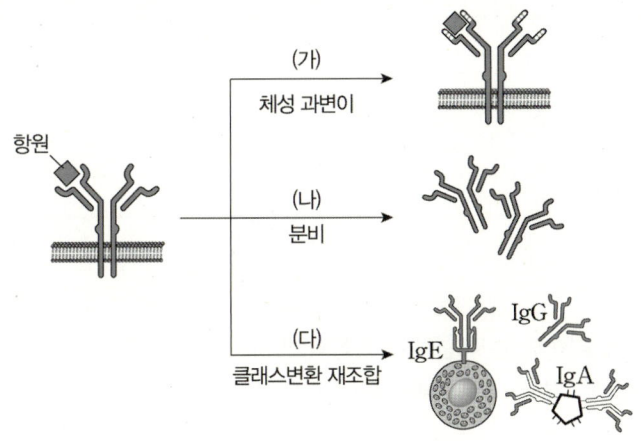

이에 대한 설명으로 옳은 것만을 〈보기〉에서 있는 대로 고른 것은?

― 보기 ―
ㄱ. (가)를 통해 항체의 보체 활성화 능력이 생긴다.
ㄴ. (나)를 통해 생성된 항체는 항체 의존성 세포독성을 유발한다.
ㄷ. (다)를 통해 항체의 항원 인식 부위가 변화한다.

① ㄱ ② ㄴ ③ ㄷ
④ ㄱ, ㄴ ⑤ ㄴ, ㄷ

074

2007학년도 15번

표는 첫 아기를 정상적으로 출산한 산모의 분만 전후 혈액과 아기의 혈액을 여러 항체로 응집 반응시킨 결과이다.

항체 \ 혈액 시료	산모 분만 전	산모 분만 후	아기
항-A 항체	+	+	−
항-B 항체	−	−	+
항-Rh 항체	−	+	+

+ : 혈액 응집 있음, − : 혈액 응집 없음

분만 후 산모의 혈액에 항-Rh항체가 형성되었다고 가정할 때, 위 결과에 대한 해석이나 추론으로 옳은 것을 〈보기〉에서 모두 고르면?

• 보기 •

ㄱ. 임신 중 산모의 항-B항체는 IgM형이므로 태반을 통과하지 못하여 태아의 적혈구에 있는 B항원과 응집 반응을 할 수 없다.

ㄴ. 이 여성이 Rh항원을 가진 두 번째 아기를 임신할 경우 모체에서 생산된 IgG 형의 항-Rh항체가 태반을 통과한 후 태아의 혈액으로 유입되어 용혈성(hemolytic) 질환을 발생시킬 수 있다.

ㄷ. 이 여성이 두 번째 임신을 계획할 경우 첫 아기의 분만 전후 Rh항원에 대한 항체 주사를 맞으면 용혈성 질환을 예방할 수 있다.

① ㄱ ② ㄷ ③ ㄱ, ㄴ
④ ㄴ, ㄷ ⑤ ㄱ, ㄴ, ㄷ

075

2005학년도 예비검사 05번

다음은 두 종류(strain)의 생쥐를 대상으로 피부 이식에 대한 거부반응을 관찰한 실험 결과이다. A 생쥐와 B 생쥐는 MHC(주조직적합성복합체)만 다르고, 나머지 유전자는 같다. (단, A와 B의 MHC 유전자형은 동형 접합이다.)

	피부를 제공한 생쥐	피부를 이식받은 생쥐	거부반응 3일 후	거부반응 10일 후
(가)	A	A	−	−
(나)	A	B	−	+
(다)	A	A의 피부를 이식받은 경험이 있는 B	+++	측정하지 않음
(라)	A	A의 피부를 이식받은 B로부터 분리된 림프구를 주입받은 다른 B	+++	측정하지 않음

+ : 거부 반응의 정도, − : 거부 반응 없음

위 실험 결과에 대한 해석이나 추론으로 옳지 <u>않은</u> 것은? (단, $F_1(A \times B)$는 A와 B의 잡종 1세대를 의미한다.)

① A 피부를 $F_1(A \times B)$에 이식하면 거부반응이 일어난다.
② $F_1(A \times B)$ 피부를 A에 이식하면 (나)의 결과와 유사할 것이다.
③ B의 피부를 A에 이식할 경우 (나)의 결과와 유사할 것이다.
④ (다)의 결과는 A의 MHC 항원에 대한 기억세포가 B에서 형성되었기 때문이다.
⑤ 주입된 림프구 중 T 림프구가 (라)의 결과를 초래하였을 것이다.

076~077

백혈병(leukemia) 치료는 항암제/방사선 치료 후 유전자형이 맞는 다른 사람의 골수를 이식하는 것이 가장 효율적이다. 다음은 1996년 골수이식에 의해 백혈병을 치료한 성덕바우만에 대한 글이다. 이를 바탕으로 다음의 물음에 답하시오.

> 세 살 때 미국으로 입양되어 당시 공군사관학교에서 파일럿의 꿈을 키우고 있던 전도유망한 한국계 미국 청년인 성덕바우만에게 갑작스레 찾아온 백혈병은 그와 그의 가족들을 절망으로 몰아 넣었다. 유일한 희망은 ㉠유전자가 일치하는 사람에게서 골수를 기증받는 것이었다. 바우만의 소식은 입에서 입으로 또는 언론 매체를 통해 일반인들에게 많이 알려졌고 그를 살리려고 많은 사람들이 자신의 골수 기증 가능성을 알아보기 위해 유전자 검사를 받았다. 한편 바우만의 가족은 수소문 끝에 한국에 있는 어머니와 형제들의 존재를 알게 되었다. 누이 한명의 유전자가 비슷했지만 정밀 검진에서 세부 유전자 하나가 다르게 판명되어 기증받지 못했다. 그러던 중 충남 공주에 살고 있던 서한국이라는 청년의 유전자가 바우만의 유전자와 ㉡골수이식 조건에 맞게 일치한다는 것이 알려졌고, 이에 서한국은 망설임 없이 미국으로 건너가 바우만에게 골수를 제공해 주었다. 이러한 사실은 미국과 한국 양측에서 대중들에게 널리 알려져 골수 기증에 대한 많은 관심을 불러 일으켰다. 2007년 현재 바우만은 건강을 완전히 회복하여 행복한 삶을 살고 있다.

076

2008학년도 20번

위 글의 ㉠에 대한 설명으로 옳지 않은 것은?

① ㉠은 주조직적합성 유전자(HLA 유전자)를 말하는데 class Ⅰ, Ⅱ, Ⅲ 세 종류가 있다. 골수이식에서 바우만의 class Ⅰ과 Ⅱ는 서한국의 class Ⅰ과 Ⅱ와 각각 일치하는 것이 중요하다.
② 사람들의 ㉠이 서로 다른 원인은 다른 유전자보다 교차율이 매우 높아 매 세대마다 새로운 유전자가 만들어지기 때문이다.
③ 서한국과 바우만에서 서로 동일한 ㉠은 두 사람의 골수세포뿐만 아니라 다른 조직 세포에서도 동일하다.
④ ㉠에 의해 합성되는 단백질은 골수세포 이외의 다른 조직 세포에서도 발현된다.
⑤ ㉠은 일반적으로 친부모보다 친형제 중 한 사람과 서로 일치할 확률이 높다.

077

2008학년도 21번

위 글의 ⓒ에 대한 설명으로 옳은 것을 〈보기〉에서 모두 고른 것은?

---- 보기 ----

ㄱ. 골수이식 수술 전 바우만의 혈액형은 O형, 서한국의 혈액형은 B형이었다. 현재 바우만의 혈액형은 B형이다.

ㄴ. 현재 바우만의 혈액 임파구는 골수이식 전 본인의 B세포와 이식받은 서한국의 T세포로 이루어져 있다.

ㄷ. 골수이식이 백혈병 치료에 효과적인 것은 분화된 CD8 T세포에 비해 미성숙한 골수세포가 암세포를 더 효과적으로 죽이기 때문이다.

ㄹ. 만약 바우만이 ㉠이 일치하지 않는 다른 사람의 골수를 이식받는다면 이식편대숙주병(GVHD)이 유발된다. GVHD는 CD8 T세포가 체세포를 파괴하여 유발되며 CD4 T세포는 GVHD 유발에 관여하지 않는다.

① ㄱ ② ㄷ ③ ㄱ, ㄴ
④ ㄴ, ㄹ ⑤ ㄷ, ㄹ

078

다음은 등산을 하다가 말벌에 쏘인 후 나타난 증상이다.

- 벌에 쏘인 부위에서 열이 나고, 붉게 변했다.
- 벌에 쏘인 부위가 심하게 부었다.
- 점차 호흡 곤란을 느끼기 시작했다.
- 에피네프린을 주사하였더니 호흡 곤란 증세가 완화되었다.

위 증상과 관련하여 설명한 내용으로 옳지 않은 것은?

① 말벌의 독이 비만세포(mast cell)를 자극하여 즉시형 과민반응을 일으켰다.
② 피부가 붉게 변한 것은 확장된 모세혈관벽 사이로 적혈구가 빠져나왔기 때문이다.
③ 피부가 부은 것은 벌에 쏘인 부위에서 모세혈관의 투과성이 증가하였기 때문이다.
④ 호흡 곤란은 히스타민이 증가하여 기관지 평활근을 수축시켰기 때문이다.
⑤ 에피네프린은 기관지를 확장시켰다.

079

그림 (가)는 레트로바이러스 HIV의 생활사를, (나)는 HIV가 유발하는 후천성면역결핍증 치료제인 AZT(3′-azido-2′,3′-dideoxythymidine)의 구조를 나타낸 것이다.

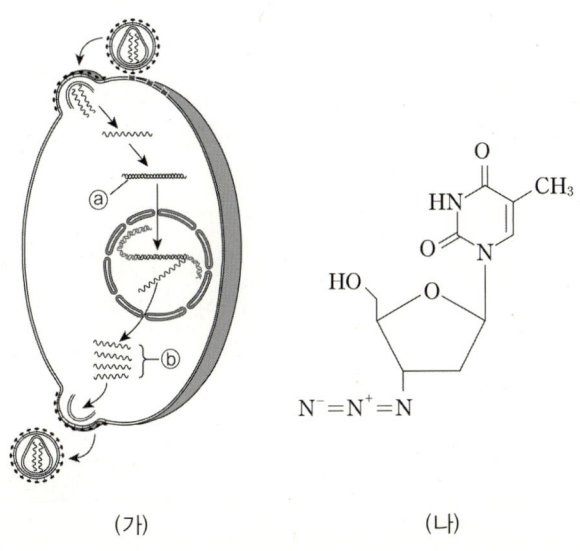

(가)   (나)

AZT에 대한 설명으로 옳은 것만을 〈보기〉에서 있는 대로 고른 것은?

―― 보기 ――
ㄱ. ⓐ의 합성량을 감소시킨다.
ㄴ. 역전사 효소의 정확도(fidelity)를 감소시킨다.
ㄷ. ⓑ의 분해를 촉진한다.

① ㄱ   ② ㄴ   ③ ㄷ
④ ㄱ, ㄴ   ⑤ ㄴ, ㄷ

080

2013학년도 24번

다음은 면역반응에 관여하는 성분의 특성을 알아보기 위한 실험이다.

〈실험 과정〉
(가) 기니피그 혈청 A와 B를 준비한다.
　　A: 디프테리아를 일으키는 세균 X에 감염된 적이 없는 기니피그 혈청
　　B: 세균 X에 감염된 적이 있는 기니피그 혈청
(나) 혈청 A와 B를 각각 2개의 시험관에 나눈다. 각각 1개의 시험관은 56℃에서 30분 간 열처리하고, 나머지는 열처리하지 않는다.
(다) 준비된 혈청을 실험 I~IV의 조합으로 치사량의 세균 X와 함께 배양한다.
(라) (다)의 배양액을 X에 감염된 적이 없는 4마리의 기니피그에 각각 주사하여 생존 여부를 조사한다.

〈실험 결과〉

실험	배양 조건	기니피그 생존 여부
I	열처리 안 한 B + 세균 X	생존
II	열처리한 B + 세균 X	죽음
III	열처리 안 한 A + 열처리한 B + 세균 X	?
IV	열처리한 A + 열처리한 B + 세균 X	?

이에 대한 설명으로 옳은 것만을 〈보기〉에서 있는 대로 고른 것은?

● 보기 ●
ㄱ. II의 배양액에는 세균 X에 대한 항체가 있다.
ㄴ. III에서 기니피그는 죽는다.
ㄷ. IV에서 기니피그는 생존한다.

① ㄱ　　② ㄷ　　③ ㄱ, ㄴ
④ ㄴ, ㄷ　　⑤ ㄱ, ㄴ, ㄷ

081

2012학년도 31번

어떤 바이러스는 사람의 면역 기전을 회피한다. 다음은 이 바이러스의 유전자 A가 숙주세포 표면단백질 B의 발현에 미치는 영향을 알아보기 위한 실험이다.

⟨실험 과정⟩

(가) 사람 자연살해세포(NK cell)에 감수성이 있는 사람 세포를 사용하여 다음과 같은 시료를 준비한다.
- 대조군 : 감염시키지 않은 세포 시료
- X : 정상 바이러스에 감염된 세포 시료
- Y : 유전자 A가 결손된 돌연변이 바이러스에 감염된 세포 시료

(나) (가)의 시료에 대해 실험 (Ⅰ)과 (Ⅱ)를 수행한다.
  (Ⅰ) 유세포분석기로 세포 표면에 존재하는 단백질 B의 양을 측정한다.
  (Ⅱ) (가)의 시료를 표적세포로 이용하여 자연살해세포의 활성을 측정한다.

⟨실험 결과⟩

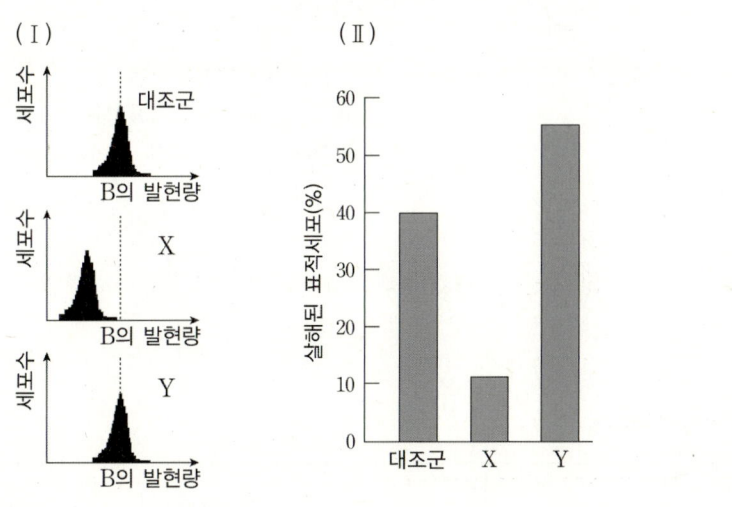

이에 대한 설명으로 옳은 것만을 ⟨보기⟩에서 있는 대로 고른 것은?

─── 보기 ───

ㄱ. 자연살해세포에 대한 감수성은 Y가 X보다 높다.
ㄴ. 유전자 A는 감염된 세포 표면에 존재하는 B의 양을 증가시킨다.
ㄷ. B의 발현량이 감소되면 감염된 세포를 표적으로 하는 자연살해세포의 활성이 증가된다.

① ㄱ   ② ㄴ   ③ ㄷ
④ ㄱ, ㄴ   ⑤ ㄱ, ㄷ

082

다음은 흉선에서의 T 세포 분화에 필요한 MHC 분자의 역할을 알아보기 위한 실험이다.

〈실험 과정〉

(가) 공여 생쥐에서 골수세포를 분리한다.
(나) 수여 생쥐에 방사선을 조사하여 모든 림프구와 골수세포를 제거한 후 공여 생쥐의 골수세포를 이식한다.
(다) 골수 이식 3개월 후, 수여 생쥐에 난황단백질(OVA)을 주입하여 면역시킨다.
(라) (다)의 생쥐로부터 분리한 T 세포를 OVA, 다른 생쥐에서 분리한 수지상세포와 함께 배양하면서 T 세포의 증식을 측정한다.

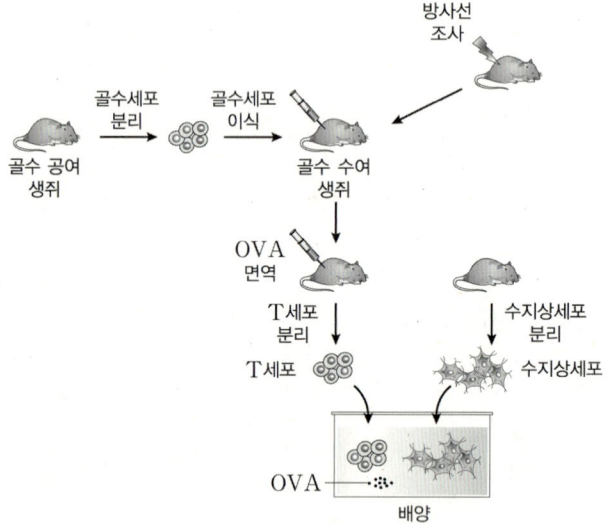

〈실험 결과〉

골수 이식		수지상세포의 MHC형	T세포의 증식 여부
공여 생쥐의 MHC형	수여 생쥐의 MHC형		
a×b	a	a	증식함
		b	증식 안 함
a×b	b	a	증식 안 함
		b	(Ⅰ)
a	b	a	증식 안 함
		b	(Ⅱ)

이에 대한 설명으로 옳지 않은 것은?

① (Ⅰ)에서 T 세포가 증식한다.
② (Ⅱ)에서 T 세포가 증식하지 않는다.
③ T 세포 성숙 과정에 자가 MHC 분자가 양성 선택에 관여한다.
④ 방사선 조사 후 생존한 흉선상피세포가 T 세포 성숙에 관여한다.
⑤ 위 실험에서 MHC^a 형의 골수를 MHC^b 형 생쥐에 이식하면 이 생쥐는 MHC^b형의 수지상세포를 갖는다.

083

2009학년도 17번

다음은 정상인과 사람 (가)와 (나)에서 주조직적합성복합체(MHC)의 발현을 나타낸 것이다.

	MHC	
	Class Ⅰ	Class Ⅱ
정상인	발현	발현
(가)	발현 안 함	발현
(나)	발현	발현 안 함

이에 대한 설명으로 옳은 것만을 〈보기〉에서 있는 대로 고른 것은? (단, 이들의 혈중 B세포와 T세포의 수는 정상이다.)

• 보기 •

ㄱ. (가)는 정상인과 비교하여 혈중 IgM의 농도가 높다.
ㄴ. (가)의 수지상세포는 세균에서 유래된 항원을 $CD4^+$ T 세포에 제시하지 못한다.
ㄷ. (나)는 흉선에서 $\dfrac{CD4^+ \text{ T 세포 수}}{CD8^+ \text{ T 세포 수}}$ 값이 정상인에 비해 낮다.
ㄹ. (나)는 조력 T 세포가 활성화되지 않아 면역결핍증상이 나타난다.

① ㄱ, ㄴ　　② ㄴ, ㄹ　　③ ㄷ, ㄹ
④ ㄱ, ㄴ, ㄷ　　⑤ ㄱ, ㄷ, ㄹ

084

2006학년도 38번

세 그룹의 실험쥐에 항원 BSA(bovine serum albumin)를 1차 주입한 뒤, 한 달 후 2차로 BSA, 변성된 BSA, HEL(hen eggwhite lysozyme)을 각각 주입하였다. 각 그룹의 실험쥐에서 BSA에 대한 1차 및 2차 면역반응의 항체생성반응과 세포성면역반응을 조사한 결과는 아래 표와 같다.

항원		1차 면역반응		2차 면역반응	
1차 주입	2차 주입	항체생성 반응	세포성면역 반응	항체생성 반응	세포성면역 반응
BSA	BSA	+	+	+++	+++
BSA	변성된 BSA	+	+	+/−	+++
BSA	HEL	+	+	−	−

−: 반응이 없음
+: 약한 반응
+++: 매우 강한 반응

위 실험 결과에 대한 설명이나 추론 중 옳은 것을 〈보기〉에서 고른 것은?

보기

ㄱ. 변성된 항원은 B세포의 항원으로 작용할 수 없다.
ㄴ. B세포 수용체는 항원 단백질의 3차 구조를 인지한다.
ㄷ. 2차 면역반응에서 B세포는 대식세포의 도움으로 항원을 인지한다.
ㄹ. T세포 수용체는 항원 단백질이 분해되어 생성된 펩티드의 1차 구조를 인지한다.

① ㄱ, ㄴ   ② ㄱ, ㄷ   ③ ㄴ, ㄷ
④ ㄴ, ㄹ   ⑤ ㄷ, ㄹ

085

2011학년도 26번

다음은 생쥐에서 리스테리아 감염 시 일어나는 면역 반응을 알아보기 위한 실험이다.

〈실험 과정〉

(가) 정상 생쥐, 생쥐 A, 생쥐 B를 20마리씩 준비한다.
- 생쥐 A : 전문적 항원제시세포(professional antigen presenting cell)의 활성이 결핍된 생쥐
- 생쥐 B : 보조 T 림프구 1(T_H1)의 활성이 결핍된 생쥐

(나) 리스테리아를 생쥐에 감염시킨다.

(다) 감염 후 14일까지 생존율을 매일 측정한다.

〈실험 결과〉

3가지 유형의 생존곡선(X, Y, Z)이 관찰되었다. 아래의 그래프에서 X, Y, Z는 정상 생쥐, 생쥐 A, 생쥐 B의 생존곡선을 순서 없이 나타낸 것이다.

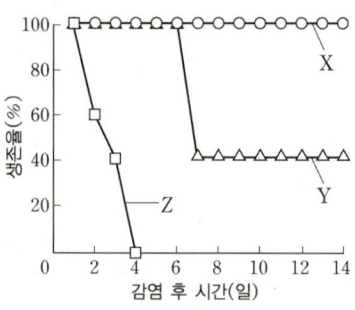

유형 Y의 생쥐에 다른 생쥐의 어떤 면역 세포를 이식한 후 리스테리아를 감염시켰을 때, 이식받은 생쥐의 생존율이 향상되는 경우로 옳은 것만을 〈보기〉에서 있는 대로 고른 것은? (단, 정상 생쥐, 생쥐 A, 생쥐 B 사이에 이식 거부반응은 없으며, 공여자 생쥐와 수용자 생쥐 모두 리스테리아에 감염된 적이 없다.)

─── 보기 ───

ㄱ. 정상 생쥐의 T_H1을 이식한 경우
ㄴ. 정상 생쥐의 전문적 항원제시세포를 이식한 경우
ㄷ. 생쥐 B의 전문적 항원제시세포를 이식한 경우

① ㄱ ② ㄴ ③ ㄷ
④ ㄱ, ㄴ ⑤ ㄴ, ㄷ

086

2014학년도 06번

다음은 세포 내 기생세균인 리스테리아균에 대한 면역반응 기작을 알아보기 위한 실험이다.

⟨실험 I⟩
(가) 두 그룹의 생쥐에 리스테리아균이나 PBS를 각각 주입하고 10일 후 T 세포와 혈청을 분리한다.
(나) (가)의 T 세포와 혈청을 각각 면역하지 않은 생쥐에 주입한 후 리스테리아균을 감염시킨다.
(다) 4일 후 생쥐의 비장을 분리하여 비장에 존재하는 생균수를 측정한다.

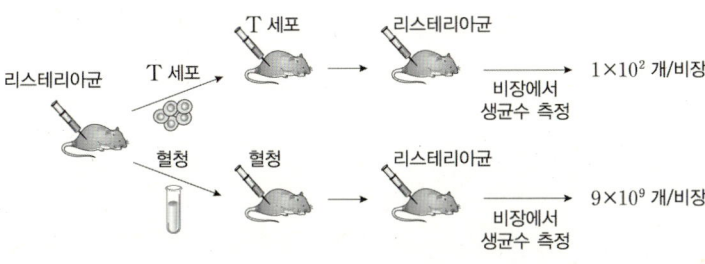

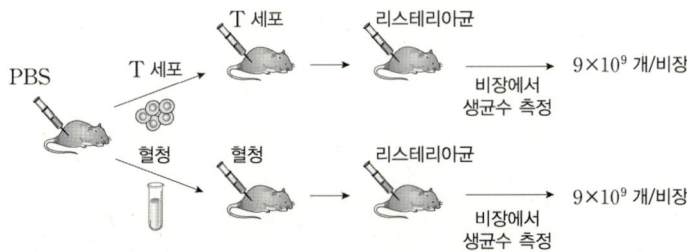

⟨실험 II⟩
(가) 리스테리아균을 생쥐에 주입하고 10일 후, T 세포와 대식 세포를 분리한다.
(나) (가)의 세포와 리스테리아균을 함께 넣고 10분간 배양한다.
(다) 배양액의 생균수를 측정한다.

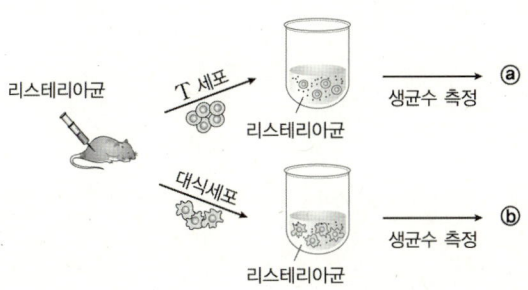

이에 대한 설명으로 옳은 것만을 〈보기〉에서 있는 대로 고른 것은?

― 보기 ―

ㄱ. 실험 Ⅰ에서 면역혈청에 리스테리아균에 대한 항체가 존재하지 않는다.
ㄴ. 실험 Ⅰ에서 리스테리아균에 대한 방어면역은 T세포에 의해 전달된다.
ㄷ. 실험 Ⅱ에서 ⓑ가 ⓐ보다 크다.

① ㄱ ② ㄴ ③ ㄱ, ㄴ
④ ㄱ, ㄷ ⑤ ㄴ, ㄷ

087

그림은 결핵균에 감염된 대식세포가 세포 X에 의해 활성화되어 결핵균에 대항하는 과정을 나타낸 것이다.

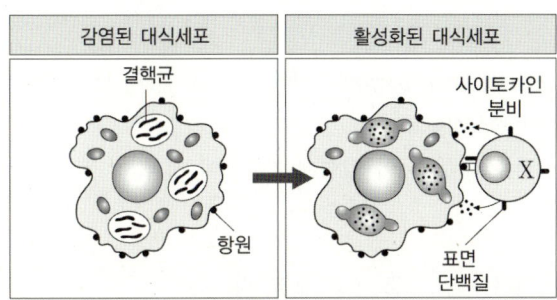

X의 종류, X의 표면 단백질, X가 분비하는 사이토카인으로 옳은 것은?

	세포 종류	표면단백질	사이토카인
①	NK 세포	CD8	IL-10
②	NK 세포	CD4	IFN-γ
③	T_H1 세포	CD8	IL-10
④	T_H1 세포	CD4	IFN-γ
⑤	T_H2 세포	CD8	IFN-γ

088

2015학년도 35번

다음은 보조 CD4$^+$ T 세포의 분화에 필요한 사이토카인의 역할을 알아보기 위한 실험이다.

〈자료〉
- 레슈마니아(*Leishmania major*)를 제거하는 데 제1형 보조 CD4$^+$ T 세포(Th1)의 면역반응이 중요하다.
- BALB/c 생쥐는 레슈마니아 감염에 감수성이 있다.

〈실험 과정〉
(가) BALB/c 생쥐를 두 그룹 Ⅰ과 Ⅱ로 나눈다.
(나) Ⅰ의 생쥐에 레슈마니아를 감염시키고, Ⅱ의 생쥐에 레슈마니아와 IL-4에 대한 항체(항 IL-4 항체)를 함께 주입한다.

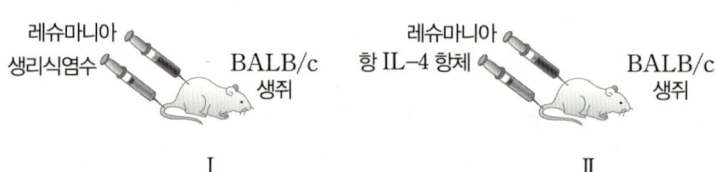

(다) 감염 후 2주 간격으로 8주 동안 Ⅰ과 Ⅱ의 생존률을 측정한다.

〈실험 결과〉

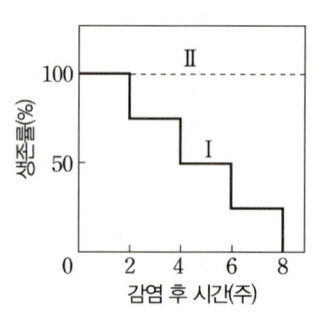

이에 대한 설명으로 옳은 것만을 〈보기〉에서 있는 대로 고른 것은?

• 보기 •
ㄱ. IL-4가 제2형 보조 CD4$^+$ T 세포(Th2)의 분화를 유도한다.
ㄴ. Ⅰ에서 레슈마니아에 대한 Th2 반응이 Th1 반응보다 우세하게 일어난다.
ㄷ. IFN-γ 생성은 Ⅱ가 Ⅰ보다 낮다.

① ㄱ ② ㄴ ③ ㄷ
④ ㄱ, ㄴ ⑤ ㄴ, ㄷ

089

2017학년도 예비검사 27번

그림 (가)는 Ⅰ형 MHC 발현 종양세포 ㉠이, (나)는 Ⅰ형 MHC 결핍 종양세포 ㉡이 생쥐 내에서 증식하는 정도와 정상 생쥐에서 분리한 면역세포에 의해 제거되는 정도를 각각 나타낸 것이다.

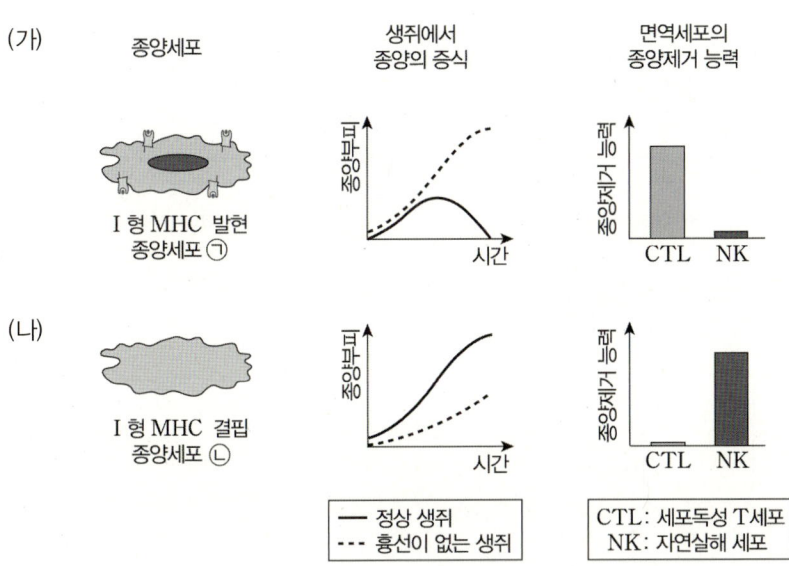

이에 대한 설명으로 옳은 것만을 〈보기〉에서 있는 대로 고른 것은?

― 보기 ―

ㄱ. NK는 ㉡보다 ㉠을 잘 제거한다.
ㄴ. CTL이 종양을 제거하는 데 종양세포의 Ⅰ형 MHC가 필요하다.
ㄷ. NK에 대해 감수성이 있는 종양세포는 정상 생쥐보다 흉선이 없는 생쥐에서 잘 자란다.

① ㄱ ② ㄴ ③ ㄷ
④ ㄱ, ㄴ ⑤ ㄴ, ㄷ

090

그림 (가)는 항암제 A와 B를 실험쥐에 투여한 후 대식세포와 T세포의 활성도를 측정한 결과이다. 그림 (나)는 암세포를 실험쥐 복강에 주입하고 항암제 A와 B를 같은 양 투여한 후 실험쥐의 생존율을 측정한 결과이다.

(가)
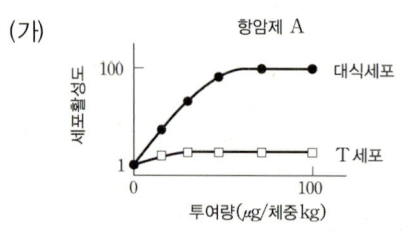
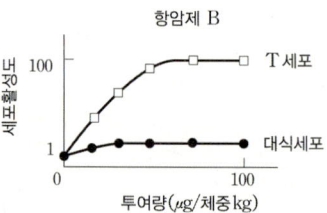

(나)
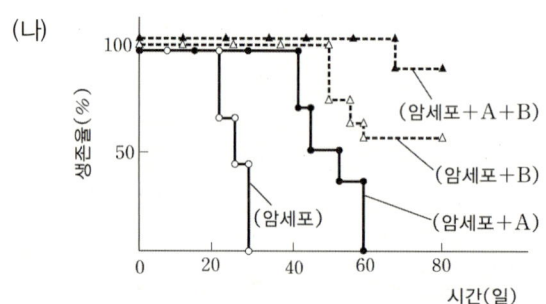

위의 실험 결과에 대한 설명이나 추론으로 옳은 것은?

① 항암제 A는 대식세포보다 T세포의 활성을 증가시킨다.
② 60일째에 항암제 A는 B보다 더 높은 항암효과를 나타낸다.
③ 항암제 A를 T세포 활성제와 함께 투여하면 항암작용은 감소할 것이다.
④ 항암제 B를 면역억제제인 사이클로스포린과 함께 투여하면 항암작용이 증가할 것이다.
⑤ 이 실험에서는 T세포가 대식세포보다 항암작용에 더 효율적이다.

091

2017학년도 30번

다음은 CD8$^+$ T 세포의 면역반응을 알아본 실험이다.

⟨자료⟩
- P14 세포는 림프구성 맥락수막염 바이러스(LCMV)의 gp33 epitope를 인식하는 TCR를 발현시킨 CD8$^+$ T 세포이다.
- LM-gp33은 gp33 epitope를 발현시킨 재조합 리스테리아균이다.

⟨실험 과정⟩
(가) P14 세포와 LCMV를 생쥐에 주입한다.
(나) 10일 후, (가)의 생쥐 비장에서 IL-7 수용체의 발현이 높은 P14 세포(P14-H)와 IL-7 수용체의 발현이 낮은 P14 세포(P14-L)를 각각 분리한다.
(다) P14-H와 P14-L을 생쥐 A와 B에 각각 주입한다.
(라) 21일 후, LM-gp33을 (다)의 생쥐 A와 B에 감염시킨다.
(마) 5일 후, 각 생쥐의 비장에 존재하는 P14 세포의 수와 LM-gp33 균의 수를 측정한다.

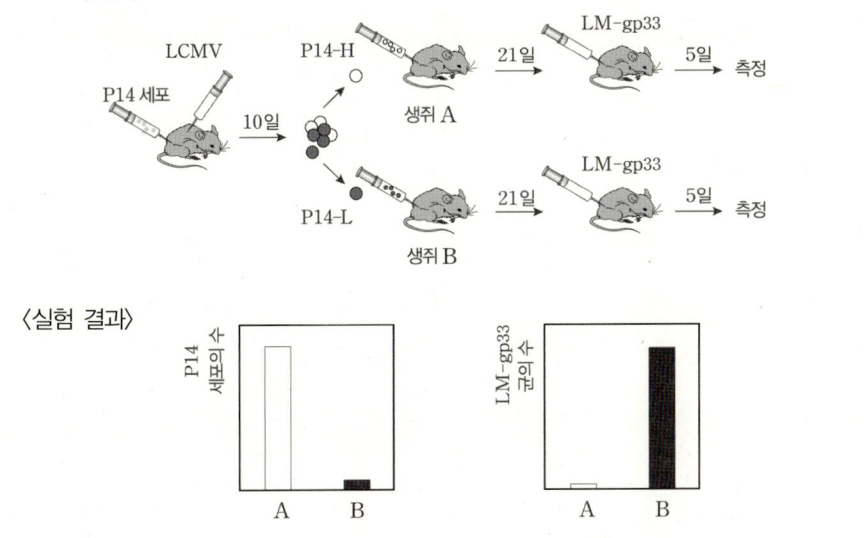

이에 대한 설명으로 옳은 것만을 ⟨보기⟩에서 있는 대로 고른 것은? (단, 실험에 사용한 생쥐는 LCMV와 리스테리아균에 노출된 적이 없다.)

― 보기 ―
ㄱ. gp33에 대한 면역세포의 기억반응은 B보다 A에서 잘 일어났다.
ㄴ. (라)에서 A에 LM-gp33 대신 야생형 리스테리아균을 감염시키면 리스테리아균이 효과적으로 제거된다.
ㄷ. IL-7 수용체의 발현은 CD8$^+$ T 세포가 기억세포로 발달하는 데 필요하다.

① ㄱ   ② ㄷ   ③ ㄱ, ㄴ   ④ ㄱ, ㄷ   ⑤ ㄴ, ㄷ

092

표의 (가)~(라)는 B 세포와 T 세포의 발달과정에서 각각의 항원수용체 다양성 항원수용체 다양성을 일으키는 기작의 일부이다.

	기작	B 세포	T 세포
(가)	가변영역 조합 (V-region assembly)	일어남	일어남
(나)	연결다양성 (junctional diversity)	일어남	㉠
(다)	클래스변환 재조합 (class switch recombination)	일어남	일어나지 않음
(라)	체성 과변이 (somatic hypermutation)	일어남	?

이에 대한 설명으로 옳은 것만을 〈보기〉에서 있는 대로 고른 것은?

─── 보기 ●───

ㄱ. ㉠은 '일어남'이다.
ㄴ. (다)의 기작은 '대체 RNA 스플라이싱(alternative RNA splicing)'에 의해 일어난다.
ㄷ. (라)의 기작은 T 세포 항원수용체의 항원에 대한 친화도를 증가시킨다.

① ㄱ ② ㄴ ③ ㄷ
④ ㄱ, ㄷ ⑤ ㄴ, ㄷ

093

2014학년도 32번

다음은 생쥐에서 항체의 항원에 대한 친화도 성숙(affinity maturation) 과정을 알아보기 위한 실험이다.

(가) 생쥐에 날짜별로 난황단백질(OVA) 항원을 주입하고 B 세포를 분리한다.

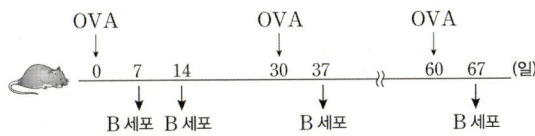

(나) (가)의 네 시점에서 각각 3개씩의 B 세포 클론 1~12를 얻어 항체 중쇄 유전자의 염기서열을 분석한다.

(다) (나)의 B 세포 클론에서 항체를 얻어 항체-항원 친화도를 측정한다.

이에 대한 설명으로 옳지 <u>않은</u> 것은?

① 클론 1~12의 항체 유전자 돌연변이는 골수에서 일어난다.
② 클론 1~12의 항체 유전자 돌연변이는 V, D, J 유전자 부위에서 일어난다.
③ 항체의 CDR 부위는 항원 결합 부위이다.
④ 면역 횟수를 증가시키면 항체-항원 친화도가 증가된 항체가 만들어진다.
⑤ 면역 횟수를 증가시켜도 OVA 항원 특이적인 T 세포의 TCR 유전자에는 돌연변이가 발생하지 않는다.

094

2012학년도 33번

DNA 백신은 DNA가 도입된 세포 내에서 항원 단백질을 직접 생산하여 항원 특이적 면역반응을 유도한다. 그림 (가)는 생쥐에서 어떤 인플루엔자 바이러스에 대한 DNA 백신이 작용하는 과정을 나타낸 모식도이며, (나)는 (가)에서 제작된 DNA 백신의 구조를 나타낸 것이다.

(가)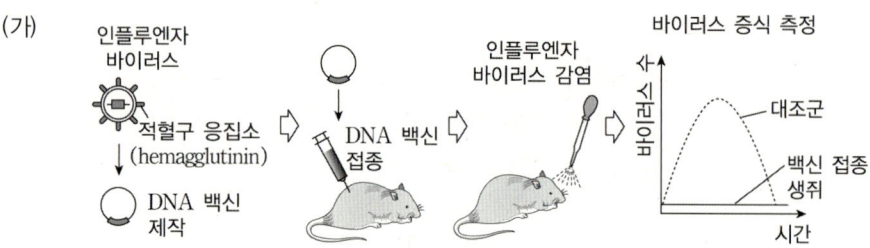

(나)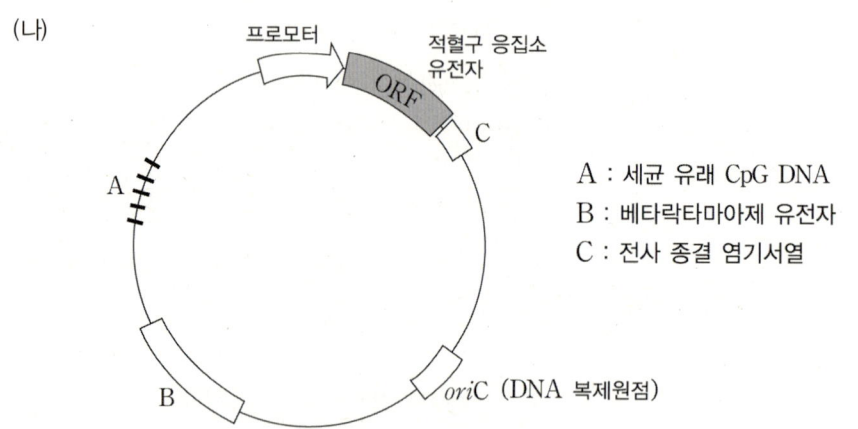

A : 세균 유래 CpG DNA
B : 베타락타마아제 유전자
C : 전사 종결 염기서열

A~C에 대한 설명으로 옳은 것만을 〈보기〉에서 있는 대로 고른 것은?

― 보기 ―
ㄱ. A는 생쥐의 선천면역계를 활성화시킨다.
ㄴ. B는 테트라사이클린 저항성을 부여한다.
ㄷ. 생쥐 세포 내에서 C를 이용한 전사 종결에 로(Rho) 인자가 필요하다.

① ㄱ ② ㄴ ③ ㄷ
④ ㄱ, ㄴ ⑤ ㄱ, ㄷ

095

2007학년도 21번

다음은 품종 A, B, C 생쥐를 이용하여 피부이식 실험을 수행한 결과이다.

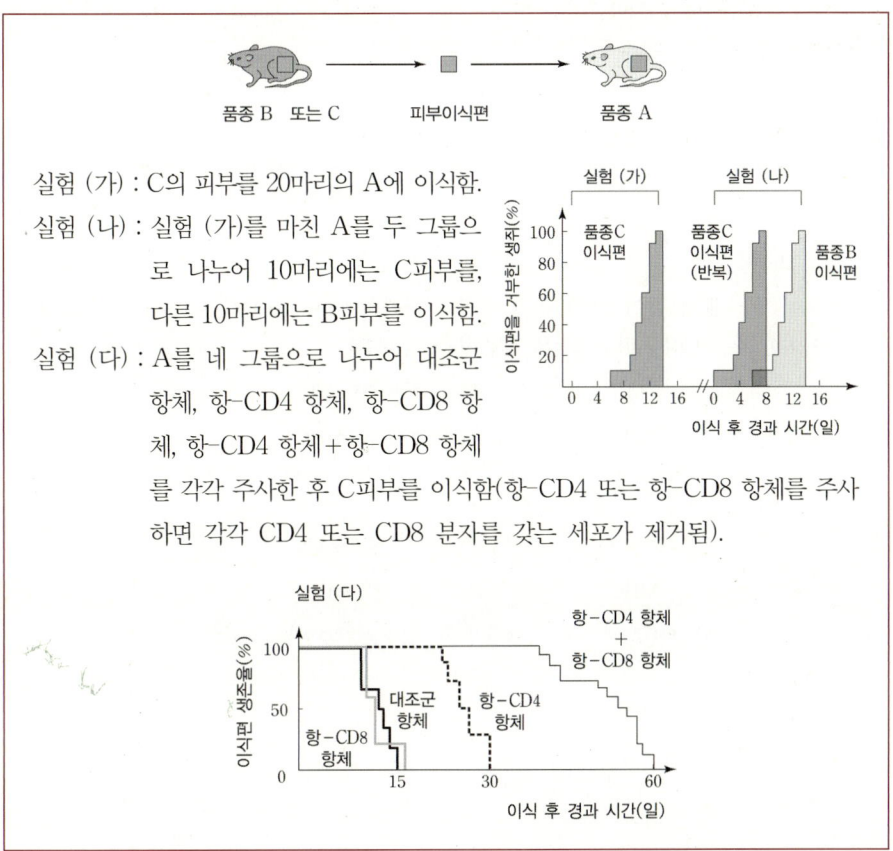

실험 (가) : C의 피부를 20마리의 A에 이식함.
실험 (나) : 실험 (가)를 마친 A를 두 그룹으로 나누어 10마리에는 C피부를, 다른 10마리에는 B피부를 이식함.
실험 (다) : A를 네 그룹으로 나누어 대조군 항체, 항-CD4 항체, 항-CD8 항체, 항-CD4 항체+항-CD8 항체를 각각 주사한 후 C피부를 이식함(항-CD4 또는 항-CD8 항체를 주사하면 각각 CD4 또는 CD8 분자를 갖는 세포가 제거됨).

위 실험 결과에 대한 설명이나 추론으로 옳은 것을 아래 <보기>에서 모두 고르면?

---- 보기 ----

ㄱ. 실험 (가)에서 흉선이 없는 품종 A 생쥐를 사용하면 품종 C에 대한 피부이식 거부반응이 지연된다.
ㄴ. 실험 (나)에서 품종 C에 대한 피부이식 거부반응은 기억 T세포에 의한 2차 면역반응이 일어난 결과이다.
ㄷ. 피부이식 거부반응에는 조력 T세포(T_H-cell)보다 세포독성 T세포(T_C-cell)의 역할이 더 중요하다.
ㄹ. 피부이식 거부반응은 수여자(recipient)의 MHC분자를 공여자(donor)의 T세포가 인지하여 발생한다.

① ㄱ, ㄴ   ② ㄱ, ㄹ   ③ ㄴ, ㄷ
④ ㄴ, ㄹ   ⑤ ㄷ, ㄹ

096

2016학년도 20번

다음은 이식 거부반응을 알아보기 위한 실험이다.

〈자료〉
- Minor H 항원은 다형성(polymorphic) 단백질로 MHC class I에 결합하여 세포 표면에 제시된다.
- Y 염색체 특이적인 유전자 *smyc*이 암호화하는 단백질은 minor H 항원 중 하나이다.

〈실험 과정〉
- 실험 I ~ III과 같이 MHC형과 성별에 따라 수여자 생쥐 ㉠~㉢에 피부조직을 이식한 후 이식된 피부조직의 생존율을 측정한다.

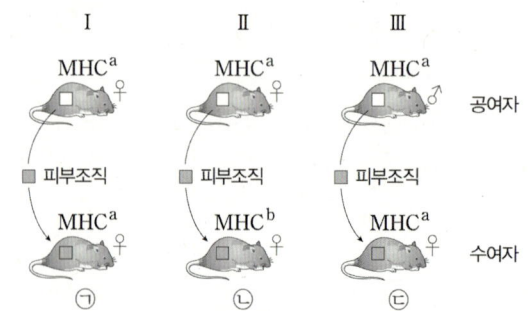

〈실험 결과〉
- 이식된 피부조직의 생존율

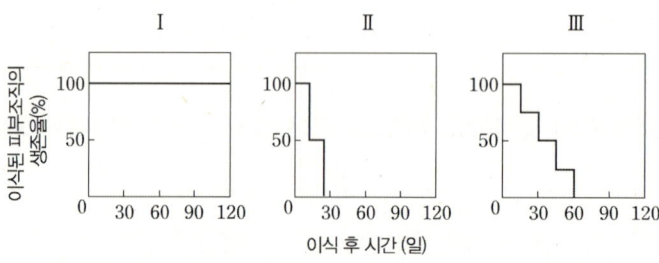

이에 대한 설명으로 옳은 것만을 〈보기〉에서 있는 대로 고른 것은? (단, 실험에 사용한 생쥐는 MHC형과 성별을 제외하고 유전적으로 모두 동일하다.)

―― 보기 ――
ㄱ. 이식 거부반응은 MHC형이 동일할 때보다 다를 때 빨리 일어난다.
ㄴ. 피부조직이 이식된 ㉡의 T 세포를 MHC^b 생쥐에 주사한 후, 이 생쥐에 MHC^a 생쥐의 피부조직을 이식하면 이식 거부반응이 II보다 지연된다.
ㄷ. MHC^a 암컷의 피부조직을 MHC^a 수컷에 이식하면 실험 III의 결과와 같이 이식 거부반응이 일어난다.

① ㄱ   ② ㄷ   ③ ㄱ, ㄴ   ④ ㄱ, ㄷ   ⑤ ㄴ, ㄷ

097

2009학년도 32번

다발성경화증은 신경섬유의 수초가 파괴되어 일어나는 질병이다. (가)는 쥐를 모델로 하여 사람의 다발성경화증과 유사한 실험적 뇌척수막염(EAE)을 유도한 실험이고, (나)는 EAE가 유도된 쥐를 치료한 결과이다.

(가)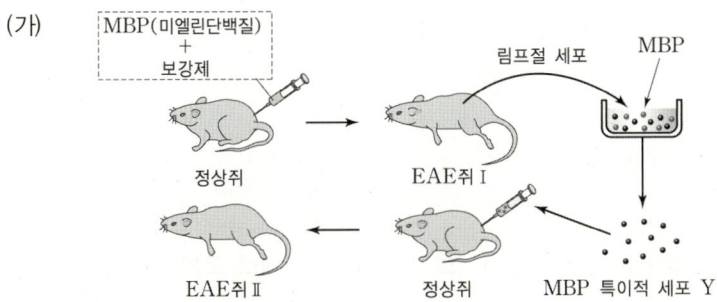

(나)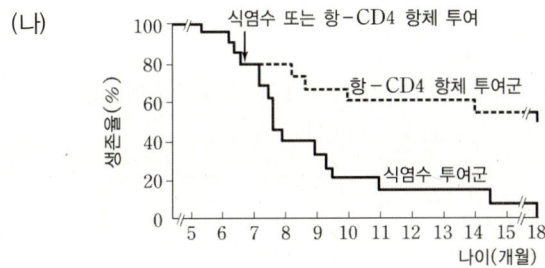

이에 대한 설명으로 옳은 것만을 〈보기〉에서 있는 대로 고른 것은? (단, 실험쥐는 모두 동일한 MHC형을 가지고 있다.)

─── • 보기 • ───

ㄱ. 세포 Y는 B세포이다.
ㄴ. (가)에서 MBP는 항원으로 작용한다.
ㄷ. EAE쥐 Ⅱ는 활성화된 $CD4^+$ T세포에 의하여 유도된다.
ㄹ. EAE쥐 Ⅰ은 자기 수초를 공격하는 면역세포를 가지고 있다.

① ㄱ, ㄴ ② ㄱ, ㄷ ③ ㄷ, ㄹ
④ ㄱ, ㄴ, ㄹ ⑤ ㄴ, ㄷ, ㄹ

098 〔심화이해〕

2017학년도 12번

다음은 중증복합형 면역결핍 증후군 환자에 대한 자료이다.

- 4세부터 다양한 호흡기 바이러스 질환을 앓고 있다.
- 항원에 대한 항체 형성은 정상적으로 일어난다.
- Ⅰ형 MHC 단백질은 정상적으로 발현되지만 세포 표면에서는 발견되지 않는다.
- *TAP2*(transporter associated with antigen processing 2) 유전자의 기능이 소실되었다.
- 혈액 내 $CD8^+$ T세포는 모두 $\gamma\delta$ 사슬의 TCR를 갖는다.

이 환자에 대한 설명으로 옳은 것만을 〈보기〉에서 있는 대로 고른 것은?

〈보기〉
ㄱ. 항원 특이적인 지연성과민반응은 정상적으로 일어난다.
ㄴ. $\alpha\beta$ 사슬의 TCR를 갖는 $CD8^+$ T 세포가 없기 때문에 면역 결핍이 생겼다.
ㄷ. 세포질에서 생성된 펩티드 항원이 소포체로 이동하지 못한다.

① ㄱ   ② ㄷ   ③ ㄱ, ㄴ
④ ㄴ, ㄷ   ⑤ ㄱ, ㄴ, ㄷ

099

동물은 체온 조절 기작에 따라 열을 스스로 생산하는 내온성과 열을 외부에서 얻는 외온성으로 구분된다. 내온성 동물의 생태적 특성으로 옳지 않은 것은?

① 몸 크기의 최소 한계가 있다.
② 외온성 동물보다 지리적 분포에 제한이 적다.
③ 몸무게가 적은 종일수록 단위 몸무게당 산소 소비율은 증가한다.
④ 추운 지방에서는 표면적 대 부피의 비가 작아지는 둥근 형태의 몸을 갖는다.
⑤ 외온성 동물보다 동화된 총 에너지 중에서 성장과 번식에 높은 비율의 에너지를 분배한다.

100

그림 (가)와 (나)는 사람에 존재하는 2 종류의 지방세포를 각각 나타낸 것이다.

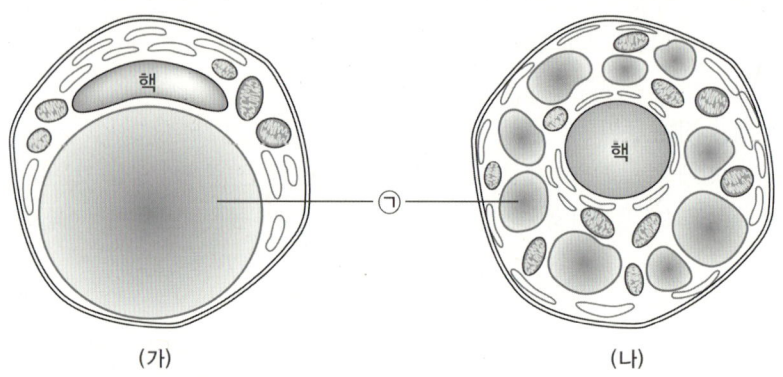

(가)　　　(나)

이에 대한 설명으로 옳지 않은 것은?

① 비만일수록 (가)에서 ㉠의 크기가 증가한다.
② 비만일수록 (나)의 수가 증가한다.
③ 비만일수록 (가)에서 렙틴 분비가 증가한다.
④ 성인이 되면 신생아 때보다 (나)의 수가 감소한다.
⑤ 짝풀림단백질(uncoupling protein)은 (가)보다 (나)에서 많다.

101 [심화이해]

2011학년도 32번

그림은 갈색지방세포가 저온에서 체온 유지를 위해 열을 생산하는 과정을 나타낸 것이다.

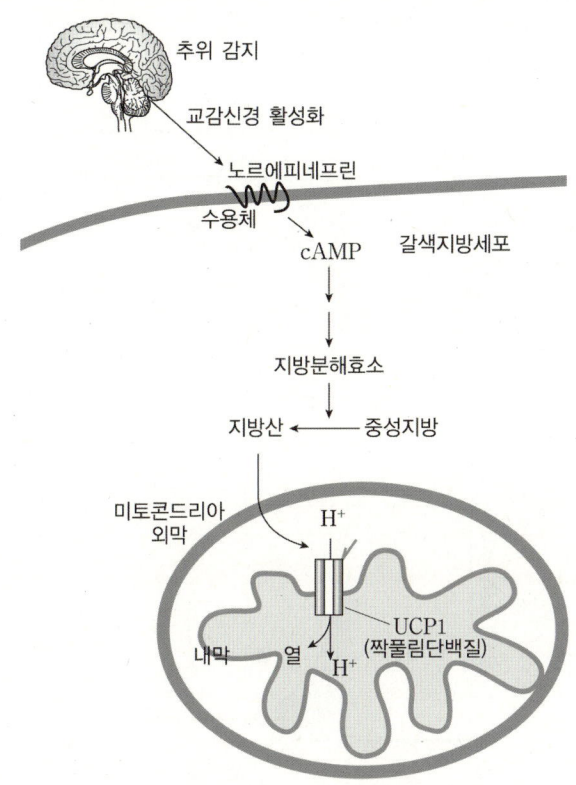

이에 대한 설명으로 옳은 것만을 〈보기〉에서 있는 대로 고른 것은?

─● 보기 ●─

ㄱ. UCP1 유전자가 결손된 생쥐는 저온에서 정상 생쥐에 비해 체온이 더 올라간다.
ㄴ. 이 노르에피네프린 수용체에 대한 억제제를 정상 생쥐에 처리하면 갈색지방세포의 산소 소모량이 처리 전보다 증가한다.
ㄷ. 갈색지방세포에서 일어나는 비떨림열생산 과정은 신생아의 체온 유지에 중요한 기능을 한다.

① ㄱ ② ㄴ ③ ㄷ
④ ㄱ, ㄴ ⑤ ㄴ, ㄷ

102

2012학년도 19번

그림 (가)와 (나)는 사람에서 운동과 감염에 의한 열 생산과 열 손실을 각각 나타낸 것이다.

(가) 운동(외부 온도 : 상온)

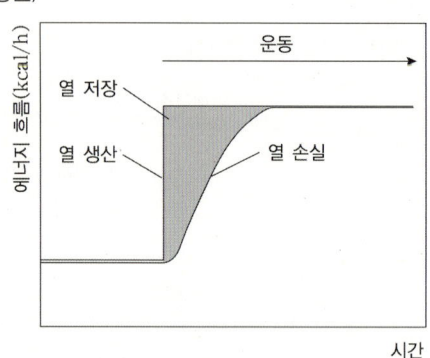

(나) 감염(외부 온도 : 10℃)

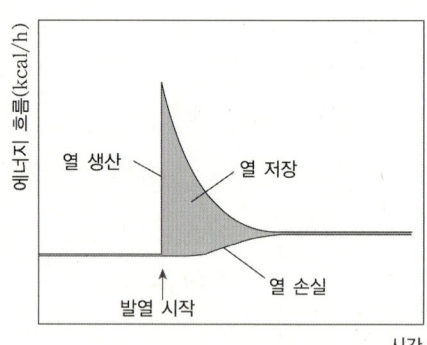

이에 대한 설명으로 옳은 것만을 〈보기〉에서 있는 대로 고른 것은?

─ 보기 ─
ㄱ. (가)에서 시상하부의 기준온도(set-point)가 증가한다.
ㄴ. (나)에서 중심체온(core temperature)이 증가한다.
ㄷ. (나)에서 열 저장률은 발열 초기에 가장 높다.

① ㄱ ② ㄴ ③ ㄷ
④ ㄱ, ㄷ ⑤ ㄴ, ㄷ

103

2005학년도 예비검사 36번

그림은 신장의 네프론에서 오줌이 생성되는 과정을 나타낸 것이다.

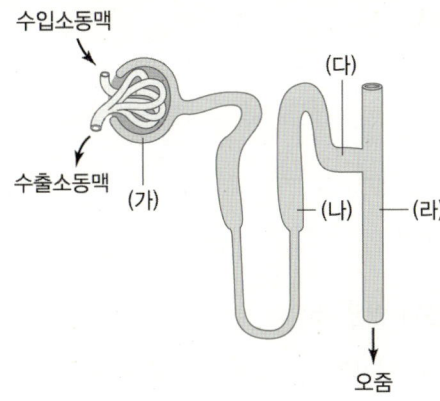

네프론의 각 부위에서 일어나는 물질 이동에 관한 설명으로 옳은 것을 〈보기〉에서 모두 고른 것은?

● 보기 ●

ㄱ. (가)에서는 포도당, 아미노산, 요소 등이 여과된다.
ㄴ. (나)에서는 Na^+이온이 주변 조직으로 능동수송되며 이를 차단하면 오줌량이 감소한다.
ㄷ. 알도스테론은 Na^+이온을 (다)관 밖으로 수송시킨다.
ㄹ. (라)에서 요소의 일부가 신장의 수질로 확산되어 수분의 재흡수가 촉진된다.

① ㄱ, ㄴ　　② ㄱ, ㄷ　　③ ㄱ, ㄴ, ㄷ
④ ㄱ, ㄷ, ㄹ　　⑤ ㄴ, ㄷ, ㄹ

104

2014학년도 17번

그림은 정상인에서 오줌을 생성하는 네프론의 일부를 나타낸 것이다.

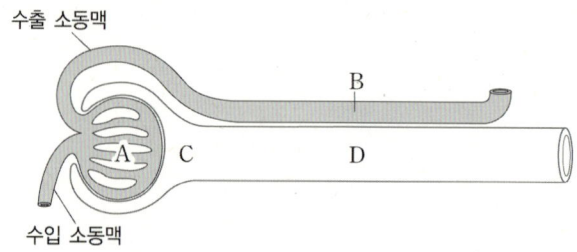

이에 대한 설명으로 옳지 <u>않은</u> 것은?

① 사구체 여과는 A와 C 사이의 압력 차이에 의해 일어난다.
② 단백질 농도는 A보다 C에서 낮다.
③ A에서 C로 여과된 포도당은 재흡수된다.
④ 크레아티닌(creatinine)은 D에서 B로 재흡수된다.
⑤ NH_4^+ 농도는 B보다 D에서 높다.

105

2012학년도 예비검사 17번

다음은 어떤 당뇨병 환자에 대한 자료이다.

- 혈장 포도당 농도 = 400 mg/dL
- 사구체 여과율 = 130 mL/분
- 포도당 최대재흡수율(최대수송률) = 400 mg/분

하루 동안 이 환자에게서 만들어진 오줌에 포함된 포도당의 양은? (단, 1 dL = 100 mL, 1일 = 1,440분)

① 0.0 g
② 172.8 g
③ 250.0 g
④ 576.0 g
⑤ 748.8 g

106

2017학년도 18번

그림은 신장의 원위세뇨관(distal tubule) 상피세포에서 전해질의 이동을 나타낸 것이다.

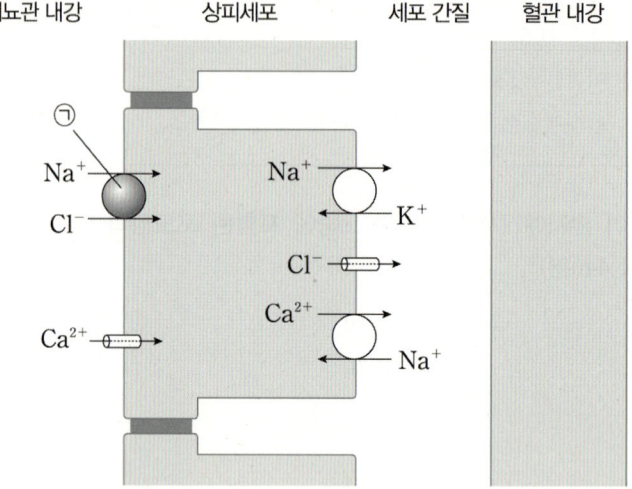

㉠의 활성을 억제했을 때 일어나는 현상으로 옳은 것만을 〈보기〉에서 있는 대로 고른 것은?

---- 보기 ----

ㄱ. 소변량이 증가한다.
ㄴ. 혈중 Na^+ 농도가 증가한다.
ㄷ. 소변을 통한 Ca^{2+} 배설이 감소한다.

① ㄱ ② ㄴ ③ ㄱ, ㄷ
④ ㄴ, ㄷ ⑤ ㄱ, ㄴ, ㄷ

107

그림은 신장의 헨레고리에서 일어나는 오줌의 형성 과정을 나타낸 것이다.

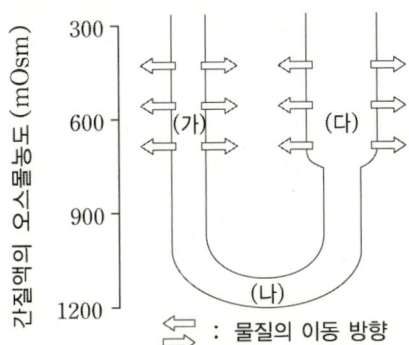

헨레고리 부위 (가)~(다)에 대한 설명으로 옳지 않은 것은?

① (가)에서 물이 재흡수된다.
② (가)에서 세뇨관액의 오스몰농도는 간질액의 오스몰농도보다 낮다.
③ 세뇨관액은 (가)에서 (나)를 거쳐 (다)로 흐른다.
④ (다)에서 Na^+가 재흡수된다.
⑤ 세뇨관액의 오스몰농도가 가장 높은 곳은 (다)이다.

108

그림은 신장의 원위세뇨관에서 나트륨의 재흡수 과정을 나타낸 것이다.

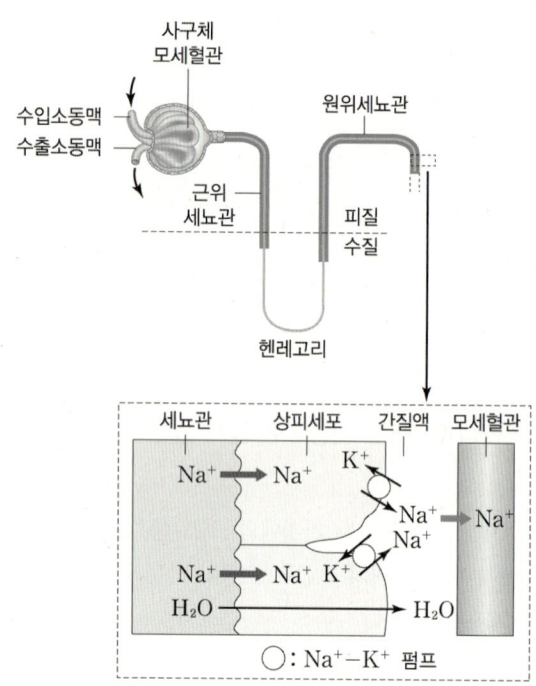

짠 음식을 많이 섭취하여 혈중 Na^+ 농도가 높아졌을 때, 체액의 삼투압 항상성 유지를 위한 신장의 조절 작용에 대한 설명으로 옳은 것만을 〈보기〉에서 있는 대로 고른 것은?

─── 보기 ───

ㄱ. 신장의 사구체여과율(GFR)은 증가한다.
ㄴ. 상피세포의 Na^+-K^+ 펌프 활성이 증가한다.
ㄷ. 사구체 수입소동맥이 수축되어 혈류량이 감소한다.

① ㄱ   ② ㄴ   ③ ㄷ
④ ㄱ, ㄴ   ⑤ ㄴ, ㄷ

109

부신에서 만들어지는 어떤 호르몬은 세뇨관에서 Na^+와 K^+의 재흡수와 분비에 관여한다. 그림은 부신의 구조를 나타내고, 표는 사람의 혈액과 오줌의 Na^+와 K^+의 농도를 나타낸다.

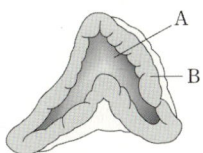

이온	혈액	오줌
Na^+	142	128
K^+	5	60

단위 : mmole/L

혈액 내 Na^+의 농도가 낮을 경우 작용하는 이 호르몬의 합성 장소, 표적세포에서의 신호전달 기작 및 혈압에 미치는 효과를 설명한 것 중 옳은 것은?

	합성 장소	호르몬의 신호전달 기작	혈압
①	A	G-단백질 활성화를 통한 2차 신호전달자 생성	높아짐
②	A	수용체 티로신키나제의 인산화를 통한 신호 활성화	낮아짐
③	B	수용체 티로신키나제의 인산화를 통한 신호 활성화	높아짐
④	B	수용체 단백질과 결합하여 전사인자로 작용	낮아짐
⑤	B	수용체 단백질과 결합하여 전사인자로 작용	높아짐

110

2006학년도 40번

신장의 신단위(nephron)에서 혈액은 사구체를 지나면서 보우만주머니로 여과된다. 그림은 혈액에 있는 용질이 사구체에서 투과될 때 용질의 크기와 전하가 투과에 미치는 영향을 보여 준다. 용질의 분자 크기는 표에 나타나 있다.

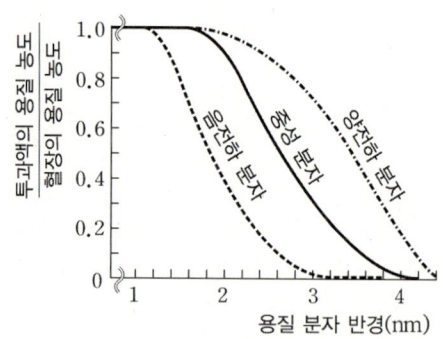

용질	분자량(달톤)	분자반경(nm)
Na^+	23	0.10
요소	60	0.16
글리신	75	0.22
락토글로빈	36,000	2.16
혈청 알부민	69,000	3.55

위 현상과 관련된 설명이나 추론으로 옳은 것을 〈보기〉에서 모두 고른 것은?

● 보기 ●
ㄱ. 혈장에서 농도가 높은 용질일수록 사구체에서 많이 투과된다.
ㄴ. 혈청 알부민이 음전하를 띠고 있다면 사구체에서 거의 투과되지 않는다.
ㄷ. 락토글로빈과 동일한 크기를 갖는 혈장 단백질은 사구체에서 투과된다.
ㄹ. Na^+, 물, 요소, 글리신은 사구체에서 자유롭게 투과되나, 포도당은 자유롭게 투과되지 못한다.

① ㄱ, ㄴ ② ㄴ, ㄷ ③ ㄱ, ㄴ, ㄷ
④ ㄱ, ㄷ, ㄹ ⑤ ㄴ, ㄷ, ㄹ

111

2015학년도 28번

표는 어떤 사람의 혈장과 오줌에서 측정한 PAH와 이눌린의 농도를 나타낸 것이다. PAH는 혈장에서 완전히 제거되며, 이눌린은 세뇨관을 통한 분비와 재흡수가 일어나지 않는다.

	혈장(mg/mL)	오줌(mg/mL)
PAH	0.04	16
이눌린	0.02	1

(오줌의 배출량 : 2 mL/min, 혈구용적 : 50%)

이에 대한 설명으로 옳은 것만을 〈보기〉에서 있는 대로 고른 것은?

— 보기 —

ㄱ. 사구체 여과율(glomerular filtration rate, GFR)은 100 mL/min이다.
ㄴ. 신혈장류량(renal plasma flow, RPF)은 400 mL/min이다.
ㄷ. 신혈류량(renal blood flow, RBF)은 800 mL/min이다.

① ㄱ   ② ㄴ   ③ ㄷ
④ ㄱ, ㄴ   ⑤ ㄴ, ㄷ

112

2017학년도 예비검사 30번

그림은 콩팥 세뇨관 헨레고리의 굵은오름가지(thick ascending limb)에서 헨레고리 굵은오름가지에서의 일어나는 물질의 이동을 나타낸 것이다.

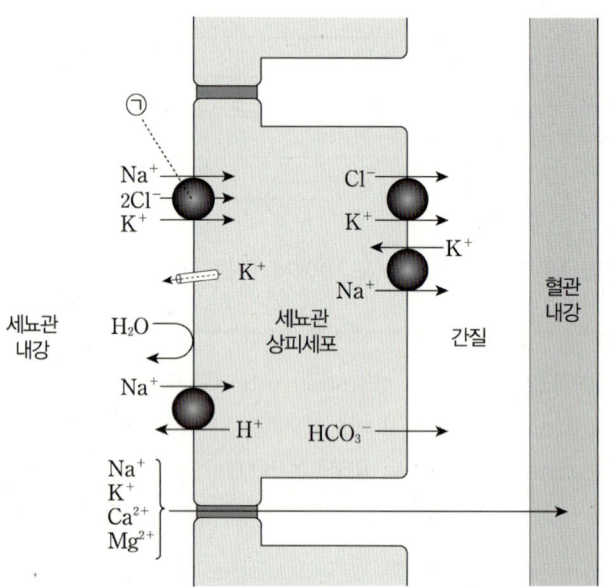

이에 대한 설명으로 옳은 것만을 〈보기〉에서 있는 대로 고른 것은?

─── 보기 ───

ㄱ. ㉠의 활성을 억제하면 오줌량이 증가한다.
ㄴ. 그림의 물질 이동에 의해 세뇨관 내강액의 삼투질 농도가 감소한다.
ㄷ. 그림의 물질 이동에 의해 헨레고리의 굵은 오름가지 주변을 관류하는 혈액의 pH 값이 감소한다.

① ㄱ ② ㄷ ③ ㄱ, ㄴ
④ ㄴ, ㄷ ⑤ ㄱ, ㄴ, ㄷ

113

2017학년도 29번

다음은 세뇨관을 지나가는 전해질의 양에 따른 레닌(renin) 분비의 조절 기작에 대한 자료이다.

- 세뇨관을 지나가는 전해질이 Na-K-Cl 공동운반체에 의해 치밀반(macula densa) 세포 내로 운반되면, ATP와 아데노신의 분비가 증가한다.
- 분비된 ATP와 아데노신은 혈관 평활근의 Ca^{2+}을 증가시킨다.
- 증가된 Ca^{2+}은 레닌 분비세포로 이동하여 레닌의 분비를 억제한다.

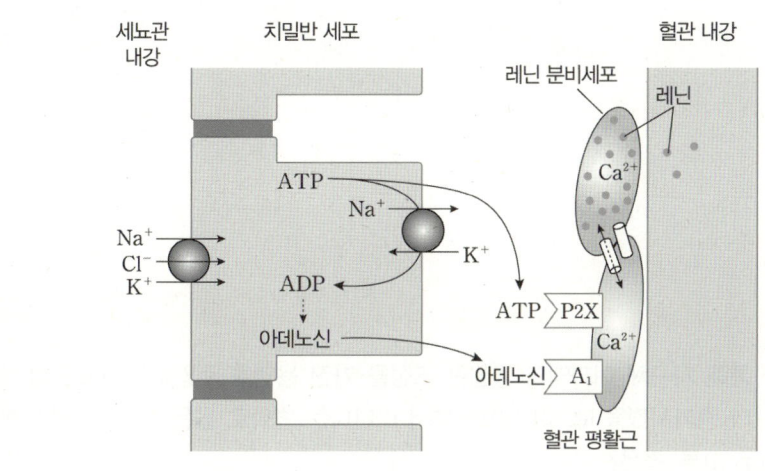

체액량이 감소할 때 일어나는 반응으로 옳은 것만을 〈보기〉에서 있는 대로 고른 것은?

보기

ㄱ. 치밀반세포에서 ATP의 분비가 감소된다.
ㄴ. 레닌의 분비가 증가한다.
ㄷ. 집합관에서 물과 염류의 재흡수가 증가한다.

① ㄱ   ② ㄷ   ③ ㄱ, ㄴ
④ ㄱ, ㄷ   ⑤ ㄱ, ㄴ, ㄷ

114

그림은 네프론의 모식도이다. 근위세뇨관의 (가) 부위를 왁스로 완전히 막고 (나) 부위에 미세피펫을 삽입하였다.

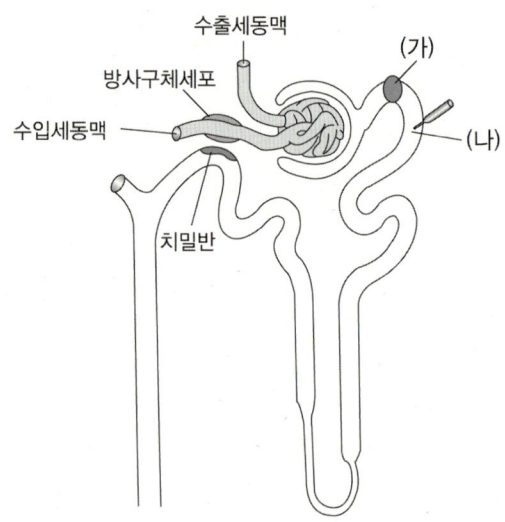

미세피펫을 통해 사구체 여과액과 동일한 조성을 가진 용액을 주입하여 세뇨관의 흐름을 정상보다 증가시켰을 때, 이 네프론에서 나타나는 변화로 옳은 것만을 〈보기〉에서 있는 대로 고른 것은?

• 보기 •

ㄱ. 방사구체세포에서 레닌 분비가 감소한다.
ㄴ. 수출세동맥이 수축한다.
ㄷ. 사구체 여과율이 증가한다.

① ㄱ ② ㄴ ③ ㄷ
④ ㄱ, ㄴ ⑤ ㄴ, ㄷ

115

그림은 세포외액이 증가된 고혈압 환자에게 이뇨제 A를 처리했을 때 관찰되는 현상을 나타낸 것이다.

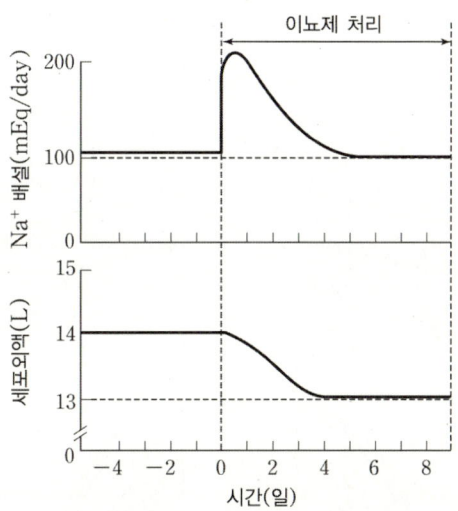

이에 대한 설명으로 옳은 것만을 <보기>에서 있는 대로 고른 것은? (단, 이 질환을 제외한 생리 현상은 정상이며, 외부 환경의 영향은 고려하지 않는다.)

―● 보기 ●―

ㄱ. A는 세뇨관에서 Na^+ 재흡수를 억제한다.
ㄴ. A는 전신성 부종의 완화를 위해 사용된다.
ㄷ. 당뇨병 환자의 경우 세뇨관 내 고농도의 포도당이 삼투성 이뇨작용을 하여 수분이 손실된다.

① ㄱ ② ㄷ ③ ㄱ, ㄴ
④ ㄴ, ㄷ ⑤ ㄱ, ㄴ, ㄷ

116

그림 (가)와 (나)는 각각 황체화호르몬(LH)과 에스트로겐이 해당 수용체를 통해 유전자 발현을 조절하는 과정을 나타낸 것이다.

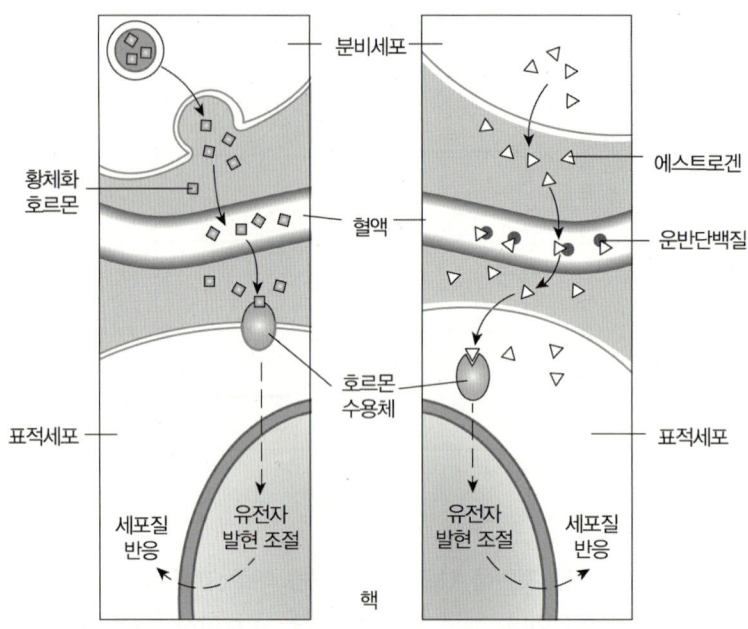

이에 대한 설명으로 옳은 것만을 〈보기〉에서 있는 대로 고른 것은?

─── 보기 ───

ㄱ. (가)에서 호르몬-수용체 복합체가 핵 안으로 들어간다.
ㄴ. (나)의 호르몬 신호전달 과정에 세포 내 2차 전령자가 필요하다.
ㄷ. (나)에서 호르몬-수용체 복합체가 표적 유전자에 결합한다.

① ㄱ ② ㄴ ③ ㄷ
④ ㄱ, ㄴ ⑤ ㄴ, ㄷ

117

다음은 호르몬에 반응하여 표적 유전자 Ⅰ과 Ⅱ의 전사를 각각 조절하는 핵수용체 X와 Y에 대한 자료이다.

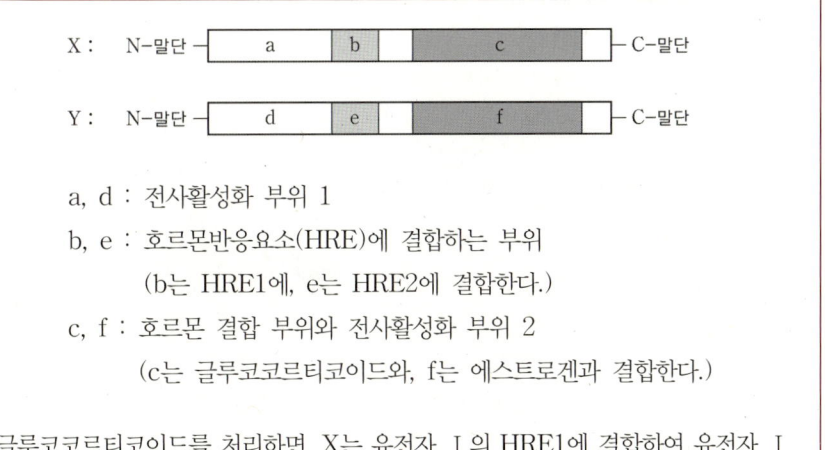

- a, d : 전사활성화 부위 1
- b, e : 호르몬반응요소(HRE)에 결합하는 부위
  (b는 HRE1에, e는 HRE2에 결합한다.)
- c, f : 호르몬 결합 부위와 전사활성화 부위 2
  (c는 글루코코르티코이드와, f는 에스트로겐과 결합한다.)

• 글루코코르티코이드를 처리하면, X는 유전자 Ⅰ의 HRE1에 결합하여 유전자 Ⅰ의 전사를 증가시킨다.
• 에스트로겐을 처리하면, Y는 유전자 Ⅱ의 HRE2에 결합하여 유전자 Ⅱ의 전사를 증가시킨다.

X, Y의 각 부위를 융합시킨 재조합 단백질이 과발현된 세포에 에스트로겐을 처리할 때, 유전자 Ⅰ의 전사를 증가시키는 재조합 단백질로 옳은 것을 〈보기〉에서 고른 것은? (단, 이 세포에서 a와 d의 전사활성도는 유사하며, 야생형 핵수용체의 영향은 고려하지 않는다.)

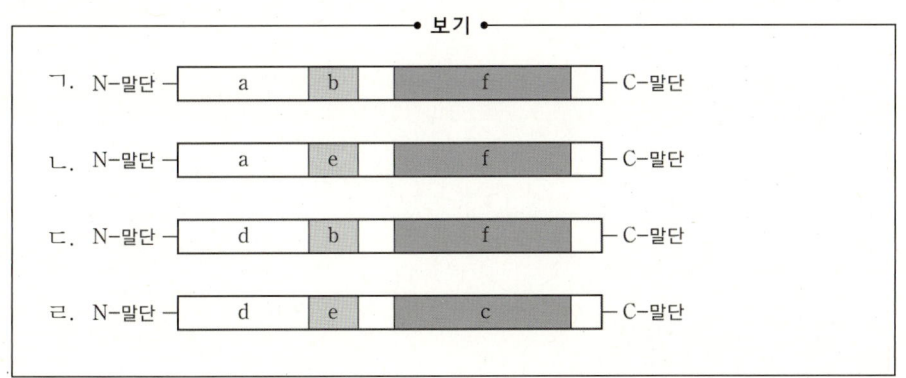

① ㄱ, ㄴ ② ㄱ, ㄷ ③ ㄴ, ㄷ
④ ㄴ, ㄹ ⑤ ㄷ, ㄹ

118

그림은 GTP가수분해효소인 Ras 단백질의 활성 조절을 나타낸 것이다. GTP와 결합한 Ras는 활성화되어 세포 증식을 유도하는 신호를 전달한다. 구아닌 교환인자(GEF)는 GTP의 결합을 촉매하며, GTP가수분해효소-활성화단백질(GAP)은 Ras에 의한 GTP 가수분해를 촉진한다.

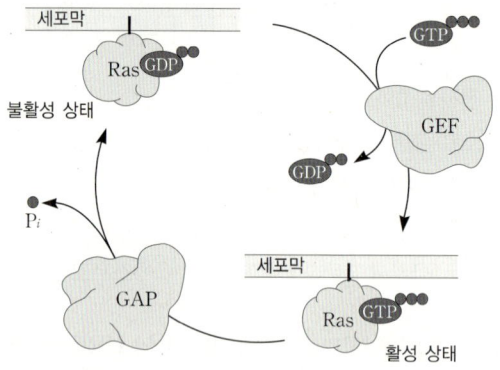

다음 돌연변이 중에서 과도하게 세포를 증식시키는 것은?

① GDP와의 결합력이 증가된 Ras 돌연변이
② GTP 가수분해 활성이 증가된 Ras 돌연변이
③ Ras 단백질 발현을 감소시키는 돌연변이
④ 활성이 감소된 GEF 돌연변이
⑤ 기능이 상실된 GAP 돌연변이

119

그림은 간 조직의 세포에 작용하는 아드레날린 신호전달계의 모식도이다.

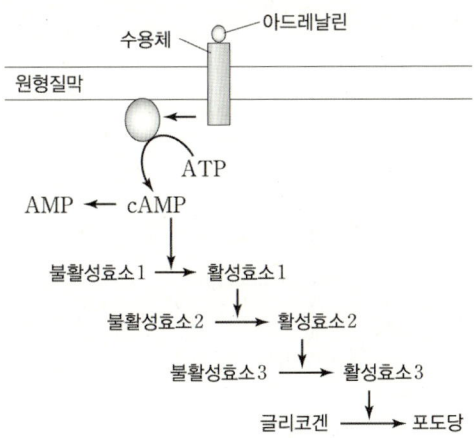

위 신호전달계에 대한 설명으로 옳은 것을 〈보기〉에서 있는 대로 고른 것은?

― 보기 ―

ㄱ. ATP는 아드레날린의 신호를 전달하는 세포 내의 신호 분자이다.
ㄴ. AMP는 불활성효소 1의 활성화를 억제하는 신호 분자이다.
ㄷ. 효소의 단계적 연쇄반응을 거치는 것은 신호를 증폭하는 방법이 된다.
ㄹ. 글리코겐의 분해로 만들어진 포도당은 혈당을 높이는 데 이용된다.

① ㄱ, ㄴ ② ㄱ, ㄷ ③ ㄴ, ㄷ
④ ㄴ, ㄹ ⑤ ㄷ, ㄹ

120

그림은 지방세포 분화에 필수적인 인자들 중 하나인 *PPARγ* 유전자의 발현을 조절하는 세포 내 Wnt-1 신호전달 과정을 나타낸 것이다.

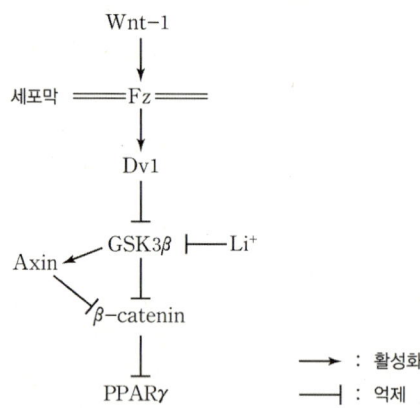

지방전구세포가 지방세포로 분화될 때, 〈보기〉와 같이 처리하여 지방세포로 분화되는 것을 억제하는 경우를 모두 고른 것은?

─── 보기 ───

ㄱ. Wnt-1 단백질 처리
ㄴ. Li^+ 처리
ㄷ. *Axin* cDNA를 도입하여 발현

① ㄱ ② ㄱ, ㄴ ③ ㄱ, ㄷ
④ ㄴ, ㄷ ⑤ ㄱ, ㄴ, ㄷ

121

2009학년도 37번

성장인자 X는 수용체 R에 결합하여 MAP 키나아제를 인산화시켜 세포 성장을 조절한다. 다음은 새로운 세포막 당단백질 Y의 기능을 확인하기 위한 실험이다.

〈실험 과정〉

(가) R과 Y가 모두 없는 세포에 그림과 같은 여러 형태의 R과 Y를 단독으로 또는 조합하여 발현시킨다.
(나) 성장인자 X를 세포에 처리한다.
(다) 웨스턴 블롯팅으로 MAP 키나아제의 인산화를 조사한다.

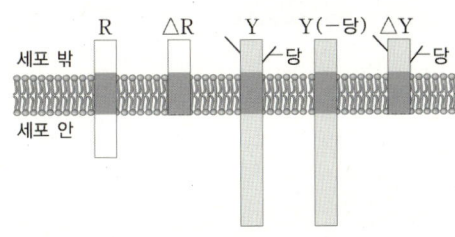

〈실험 결과〉

발현시킨 단백질	R		R Y		R Y(-당)		R ΔY		ΔR Y	
성장인자 X	없음	있음	없음	있음	없음	있음	없음	있음	없음	있음
MAP 키나아제 인산화 정도	−	++	−	+++	−	++	−	+++	−	−

− : 없음, ++ : 약함, +++ : 강함

이에 대한 설명으로 옳은 것만을 〈보기〉에서 있는 대로 고른 것은? (단, 발현된 각 단백질의 양은 동일하다.)

― 보기 ―

ㄱ. Y에 의한 MAP 키나아제 인산화 조절에 Y의 당이 관여한다.
ㄴ. Y의 세포질 도메인은 MAP 키나아제 인산화 조절에 필수적이다.
ㄷ. Y에 의한 MAP 키나아제 인산화 조절은 R의 세포질 도메인을 필요로 한다.

① ㄱ   ② ㄴ   ③ ㄱ, ㄷ
④ ㄴ, ㄷ   ⑤ ㄱ, ㄴ, ㄷ

122

2006학년도 19번

성장인자(growth factor) E가 세포막 수용체와 결합하면 수용체는 이량체(dimer)로 되고 자가인산화(autophosphorylation)를 일으켜 여러 신호 경로를 통해 세포분열을 촉진한다. E의 수용체에는 세포질 쪽 부분에 단백질키나아제 부위와 인산화되는 부위가 있다. E수용체가 없는 세포에서 아래와 같이 정상 수용체와 변형된 수용체를 여러 조합으로 발현시킨 후, E를 처리하여 세포분열 및 인산화 정도를 조사하였다. (단, 이량화에는 A부위만 관여한다.)

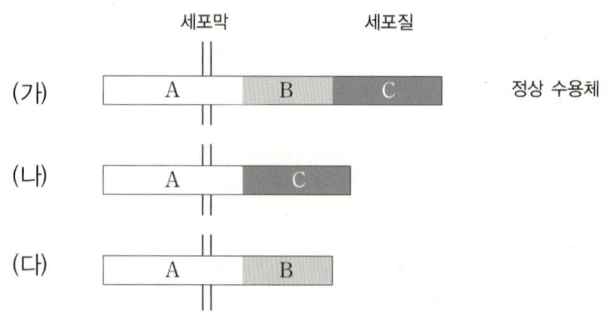

발현시킨 수용체	E 처리 여부	인산화된 수용체	세포분열 정도 (+ : 높음, - : 없음)
(가)	-	없음	-
(가)	+	(가)	++++
(나)	+	없음	-
(다)	+	없음	-
(가), (나)	+	(가), (나)	++++
(가), (다)	+	(가)	++
(나), (다)	+	(나)	++

위 실험에 대한 결론이나 추론으로 옳지 <u>않은</u> 것은?

① 수용체의 B는 인산화되는 부위이고, C는 키나아제 부위이다.
② 이량화된 수용체 내에서 두 단량체 사이의 키나아제 작용으로 자가인산화가 일어난다.
③ 키나아제 작용이 있어도 수용체가 인산화되지 않으면 E의 신호전달이 일어나지 않는다.
④ (다) 수용체를 정상 E수용체가 있는 세포에서 과발현시키면 E의 효과를 억제할 수 있다.
⑤ (가)와 (나) 수용체를 함께 발현시킨 후, E를 처리하면 세포막에 나타날 수 있는 이량체 형태는 세 가지이다.

123

2008학년도 16번

세포막 단백질 R은 단백질 L에 대한 수용체이다. 다음은 R과 L에 대한 유세포 분석 (flow cytometry) 실험 과정과 결과이다.

〈실험 1〉
(가) R의 유전자에 돌연변이가 일어난 세포 A와 B를 얻었다.
(나) 정상 세포, 세포 A, 세포 B를 각각 녹색형광물질로 표지된 항-R 항체와 적색형광물질로 표지된 항-L 항체로 염색하였다.
(다) 1×10^4 개 이상의 세포들을 하나씩 감광판에 통과시키며 세포가 내는 형광강도를 측정하였다.
(라) 각 세포가 내는 형광 강도를 그래프에 점으로 표시하고, 누적된 점들의 위치에 따라 세포를 분석하였다.

〈실험 2〉
정상 세포, 세포 A, 세포 B를 각각 충분한 양의 L과 1시간 동안 반응시킨 후, 실험 1의 (나)~(라) 과정을 반복하였다.

〈실험 결과〉

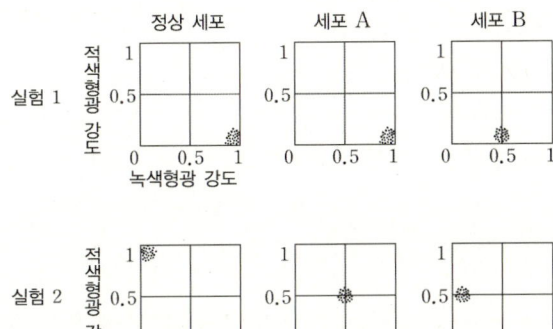

이에 대한 설명으로 옳은 것을 〈보기〉에서 모두 고른 것은?

―― 보기 ――
ㄱ. 정상 세포에서 L이 R에 결합하면 항-R 항체는 R과 결합하지 못한다.
ㄴ. 세포 A는 항-R 항체와 결합하는 R을 여전히 발현한다.
ㄷ. 세포 A에 L의 결합은 정상 세포에 비해 반으로 감소하였다.
ㄹ. 세포 B에 L의 결합은 세포 A에 비해 감소하였다.

① ㄱ, ㄷ   ② ㄱ, ㄹ   ③ ㄴ, ㄹ
④ ㄱ, ㄴ, ㄷ   ⑤ ㄴ, ㄷ, ㄹ

124

그림은 소장 상피세포에서 콜레라 독소의 작용을 나타낸 것이다.

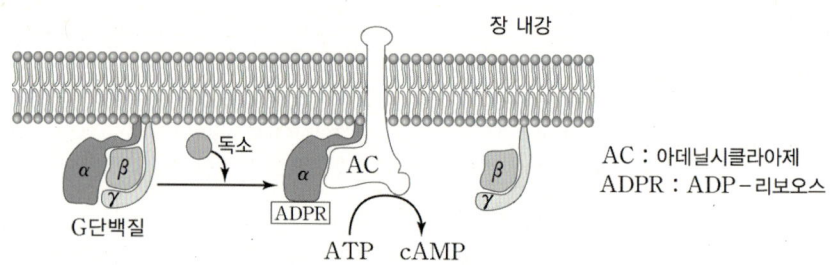

이에 대한 설명으로 옳은 것만을 〈보기〉에서 있는 대로 고른 것은?

― 보기 ―

ㄱ. 세포 내 cAMP의 증가로 음이온 채널이 활성화된다.
ㄴ. G단백질에 결합한 GTP가 콜레라 독소의 기질로 사용된다.
ㄷ. ADPR은 콜레라 독소에 의해 ATP와 포도당이 반응하여 형성된다.

① ㄱ ② ㄴ ③ ㄷ
④ ㄱ, ㄴ ⑤ ㄴ, ㄷ

125

2008학년도 30번

단백질 X는 세포 표면수용체 단백질 Y에 결합한다. Y의 세포 내 신호전달 분자인 PLCγ는 티로신이 인산화되어 활성화된다. PLCγ에는 PLCγ 1과 PLCγ 2 두 종류가 있다. 다음은 Y의 신호전달 기작을 알아보기 위한 실험 과정과 결과를 나타낸 것이다.

⟨실험 과정⟩

(가) 세포를 10개의 시험관에 나누어, 단백질 X, 열처리된 X, 대조 항체, 항-Y항체를 아래 표와 같이 처리하여 반응시킨다.

시험관 번호 처리	1	2	3	4	5	6	7	8	9	10
단백질 X	−	+	−	+	+	−	+	−	+	+
열처리된 X	−	−	+	−	−	−	−	+	−	−
대조 항체	−	−	−	+	−	−	−	+	−	−
항-Y 항체	−	−	−	−	+	−	−	−	−	+

열처리된 X : 80℃에서 30분간 처리한 X
+ : 시험관에 첨가, − : 첨가하지 않음

(나) 시험관의 세포를 용해시켜 단백질을 추출한 후 시험관 1~5에는 항-PLCγ 1항체, 시험관 6~10에는 항-PLCγ 2 항체를 처리하여 침전시킨다(면역 침전).

(다) 시험관의 침전물을 SDS-PAGE 전기영동한다.

(라) 전기영동 겔의 단백질을 니트로셀룰로오스 종이에 옮긴 후 시험관 1~5 시료는 항-PLCγ 1 항체 또는 항-인산티로신 항체를, 시험관 6~10 시료는 항 PLCγ 2 항체 또는 항-인산티로신 항체를 처리하여 발색시킨다(Western blotting).

⟨실험 결과⟩

면역 침전 : 항-PLCγ 1 항체
1 2 3 4 5
Western : 항-PLCγ 1 항체
Western : 항-인산-티로신 항체

면역 침전 : 항-PLCγ 2 항체
6 7 8 9 10
Western : 항-PLCγ 2 항체
Western : 항-인산-티로신 항체

이에 대한 설명으로 옳은 것은?

① X가 Y와 결합하면 PLCγ 1이 인산화된다.
② 실험에 사용된 세포에는 PLCγ 1이 발현되지 않는다.
③ 항-Y 항체가 Y와 결합하면 PLCγ 2가 인산화된다.
④ 열처리된 X가 Y와 결합하면 PLCγ 2가 인산화된다.
⑤ 실험에 사용된 세포에는 PLCγ 1이 PLCγ 2보다 인산티로신이 많다.

126

그림은 사람의 뇌하수체를 나타낸 것이다.

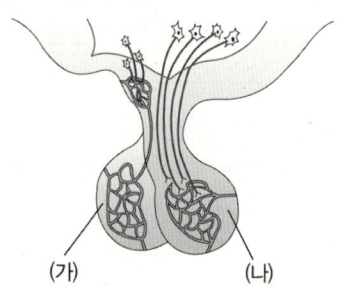

이에 대한 설명으로 옳지 않은 것은?

① 항이뇨호르몬(ADH)은 (가)에서 분비된다.
② 성장호르몬은 (가)에서 생성된다.
③ (가)에서 분비되는 호르몬의 양은 시상하부의 조절을 받는다.
④ 옥시토신은 (나)에서 분비된다.
⑤ (나)에서 분비되는 호르몬은 시상하부에서 생성된다.

127

다음은 사람의 어떤 호르몬에 대한 자료이다.

종류	(가)
분비 양상	(나)
혈액 내 운반 단백질	티록신 결합 글로불린 또는 알부민
표적 세포	거의 모든 세포
표적 수용체의 위치	(다)
작용	에너지 대사 증가
되먹임 조절 부위	시상하부와 뇌하수체 전엽

(가)~(다)에 해당하는 것으로 가장 적절한 것은?

	(가)	(나)	(다)
①	아민	긴장성(tonic)	핵
②	펩티드	하루 주기(circadian)	세포막
③	스테로이드	긴장성	핵
④	스테로이드	하루 주기	세포막
⑤	아민	하루 주기	핵

128

다음은 사람의 두 호르몬 분비샘 A와 B에 대한 해부도이다.

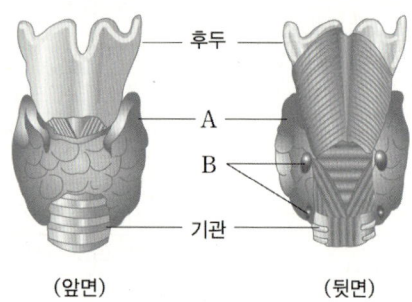

(앞면)   (뒷면)

이에 대한 설명으로 옳은 것만을 〈보기〉에서 있는 대로 고른 것은?

---- 보기 ----

ㄱ. A는 요오드와 티로신이 결합된 지용성 호르몬을 만든다.
ㄴ. A는 성장에 관여하고 세포의 산소소모량을 증가시키는 호르몬을 만든다.
ㄷ. A와 B는 모두 체내 칼슘 농도를 조절하는 호르몬을 만든다.
ㄹ. B는 소장에서 비타민 D를 활성화시키는 호르몬을 만든다.

① ㄱ, ㄴ   ② ㄴ, ㄹ   ③ ㄷ, ㄹ
④ ㄱ, ㄴ, ㄷ   ⑤ ㄱ, ㄷ, ㄹ

129

어떤 50대 여성이 피로와 전신 쇠약 때문에 병원을 방문했다.

〈검사 결과〉

- 혈장의 Ca^{2+} 농도가 정상 수치보다 높았고, 인산염 농도는 정상 수치보다 낮았다.
- 소변의 Ca^{2+}과 인산염 농도는 모두 정상 수치보다 높았다.
- 혈장의 부갑상선호르몬(parathyroid hormone, PTH) 수준이 정상보다 높았다.
- 부갑상선 스캔 결과, 오른쪽 아래 부갑상선이 커져 있었다. (그림)

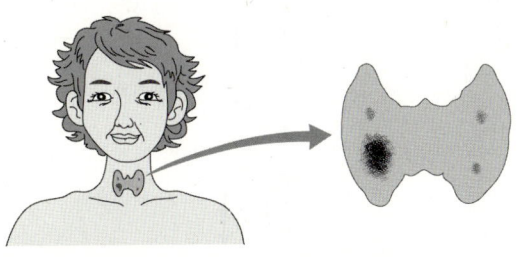

이 사람에 대한 설명으로 옳은 것만을 〈보기〉에서 있는 대로 고른 것은? (단, 다른 질환의 영향은 무시한다.)

---- 보기 ----

ㄱ. PTH는 뼈에서 혈액으로 유리되는 인산염을 감소시킨다.
ㄴ. 소변의 인산염 농도가 높은 것은 콩팥의 인산염 재흡수가 감소하기 때문이다.
ㄷ. 소변의 Ca^{2+} 농도가 높은 것은 콩팥의 Ca^{2+} 여과량이 재흡수량을 초과하기 때문이다.

① ㄱ ② ㄷ ③ ㄱ, ㄴ
④ ㄴ, ㄷ ⑤ ㄱ, ㄴ, ㄷ

130

그림은 사람의 칼슘 대사 조절 과정을 나타낸 모식도이다. (가)~(다)는 부갑상선호르몬, 비타민 D 활성체, 칼시토닌을 순서 없이 나타낸 것이다.

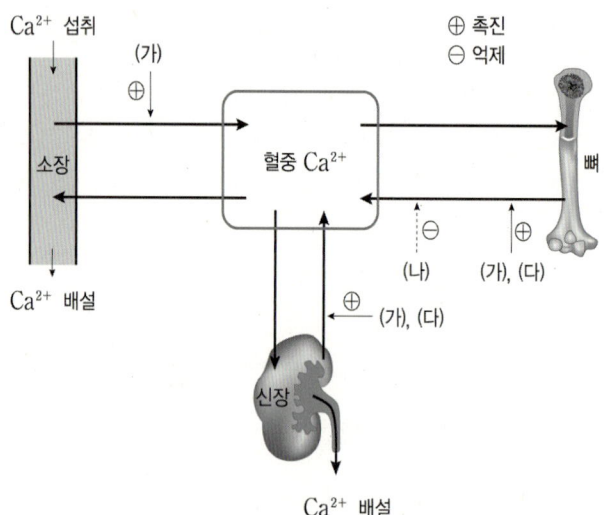

이에 대한 설명으로 옳은 것만을 〈보기〉에서 있는 대로 고른 것은?

---- 보기 ----

ㄱ. (가)는 혈액의 인산염 농도를 증가시킨다.
ㄴ. (나)는 갑상선에서 분비된다.
ㄷ. (다)의 과량 분비는 골밀도를 감소시킨다.

① ㄱ ② ㄴ ③ ㄱ, ㄷ
④ ㄴ, ㄷ ⑤ ㄱ, ㄴ, ㄷ

131

(가)는 정상인과 어떤 당뇨병 환자의 포도당 섭취(1 g/체중 kg) 후 시간에 따른 혈당의 변화를, (나)는 이 두 사람의 지방세포에서 인슐린 농도 변화에 따른 포도당 유입량을 나타낸 것이다.

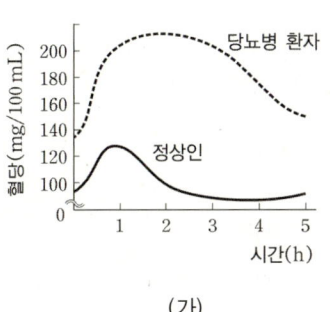
(가)

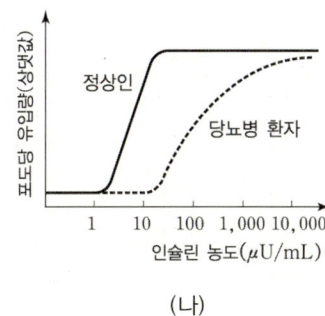
(나)

이 당뇨병 환자와 이러한 유형의 당뇨병에 대한 설명으로 옳은 것만을 〈보기〉에서 있는 대로 고른 것은?

---- 보기 ----
ㄱ. 혈액 내 지방산의 양이 감소한다.
ㄴ. 오줌을 통한 포도당의 배출이 증가하고 탈수 현상이 발생한다.
ㄷ. 인슐린 저항성이 증가하여 지방세포 내로 포도당이 적게 유입된다.
ㄹ. 이 유형의 당뇨병은 어린이에서 주로 나타나는 제 1형 당뇨병이다.

① ㄱ, ㄴ　　② ㄱ, ㄷ　　③ ㄴ, ㄷ
④ ㄷ, ㄹ　　⑤ ㄱ, ㄴ, ㄹ

132

어떤 폐암 환자의 경우 암세포에서 ACTH가 과다 분비되어 혈중 ACTH 농도가 정상치보다 높다. 그림 (가)는 정상인에서, (나)는 이 환자에서 코르티솔 분비를 조절하는 시상하부-뇌하수체-부신 축을 나타낸 것이다.

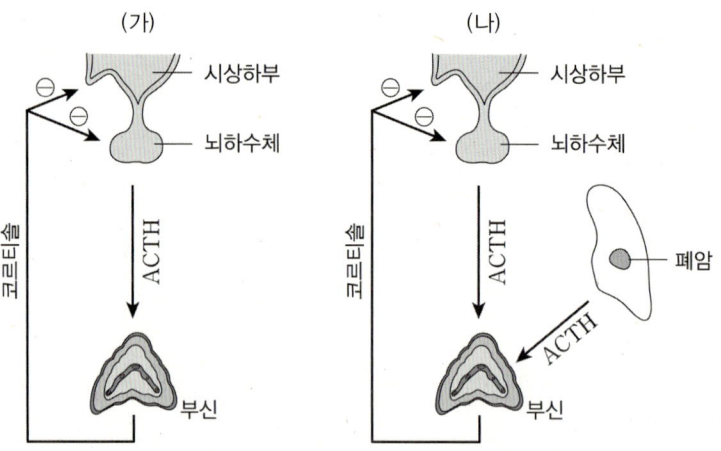

이 환자에 대한 설명으로 옳은 것만을 〈보기〉에서 있는 대로 고른 것은? (단, 이 환자의 시상하부, 뇌하수체, 부신의 기능은 정상이다.)

― 보기 ―
ㄱ. 혈중 코르티솔 농도가 정상치보다 높다.
ㄴ. 뇌하수체에서 ACTH 분비가 증가한다.
ㄷ. 혈중 포도당 농도가 정상치보다 높다.

① ㄱ　　② ㄴ　　③ ㄷ
④ ㄱ, ㄴ　　⑤ ㄱ, ㄷ

133

스트레스를 받으면 포도당, 아미노산, 지방산의 혈장 농도가 높아진다. 이에 대한 설명으로 옳지 않은 것은?

① 코르티솔 분비 증가로 포도당의 흡수가 억제된다.
② 코르티솔 분비 증가로 간에서의 당신생합성이 촉진된다.
③ 코르티솔 분비 증가로 지방조직에서 지방의 분해가 촉진된다.
④ 아드레날린 분비 증가로 지방 분해와 글리코겐 분해가 촉진된다.
⑤ 소마토스타틴(somatostatin) 분비 증가로 인슐린 분비가 증가한다.

134

다음은 원숭이의 집단생활에 대한 설명이다.

> 원숭이는 계급사회를 이루어 생활을 하며, 가장 싸움을 잘하는 수컷 대장 원숭이가 집단을 지배하고 있다. 대장 원숭이는 다른 수컷의 지속적인 도전으로 인해 스트레스를 받아서 호르몬들의 혈중 농도가 변하며 수명이 짧다.

위 자료를 근거로 장기적인 스트레스를 받은 대장 원숭이의 상태에 대한 설명으로 옳지 않은 것은?

① 혈액의 양이 증가하고 혈압이 높다.
② 혈중 글루코코르티코이드의 농도가 높다.
③ 면역반응에 관여하는 세포들의 기능이 억제된다.
④ 신장에서 나트륨 이온과 물의 재흡수가 줄어든다.
⑤ 단백질과 지방의 대사를 촉진시켜 혈당량이 증가한다.

135

2006학년도 39번

다음은 일상 생활에서 내분비계와 연관된 호르몬의 합성 기작 및 기능에 관한 설명이다. 〈보기〉에서 옳은 것을 고른 것은?

• 보기 •

ㄱ. 술을 많이 마시면 소변을 자주 보게 되는 이유는 뇌하수체 후엽에서 생산되는 항이뇨호르몬의 분비가 억제되기 때문이다.
ㄴ. 먼 외국을 여행할 때 시차적응을 위해 복용하기도 하는 멜라토닌은 밤에 분비량이 증가한다.
ㄷ. 장에서 칼슘 이온의 흡수를 조절하는 비타민 D는 토코페롤로부터 만들어지며, 피부가 자외선에 오래 노출되면 많이 합성된다.
ㄹ. 운동선수들이 불법적으로 사용하는 아나볼릭 스테로이드(anabolic steroid)는 글루코코르티코이드의 유도체로서 근육에서 당대사를 촉진하여 많은 ATP가 생산되도록 한다.

---

① ㄱ, ㄴ　　② ㄱ, ㄷ　　③ ㄴ, ㄷ
④ ㄴ, ㄹ　　⑤ ㄷ, ㄹ

136

2008학년도 07번

키가 2 m 30 cm인 25세의 A군은 얼마 전부터 얼굴과 손의 생김새가 변하고, 시야도 좁아져서 진찰을 받았다. A군의 뇌를 단층촬영한 결과, 그림과 같이 X 부위가 비대해진 것을 확인하였다.

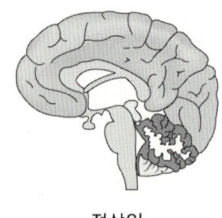
정상인

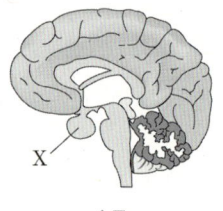
A군

이에 대한 설명으로 가장 적절한 것은?

① A군은 시상하부가 비대해져 뇌하수체 호르몬이 과다하게 분비된다.
② A군은 옥시토신의 과다분비로 대뇌 시각피질의 이상이 초래되었다.
③ A군은 장골 성장판의 활성이 없지만 과다한 성장호르몬의 영향으로 키가 계속 자랄 것이다.
④ X는 중추신경조직에서 유래한 후엽과 내분비선 조직인 전엽으로 나뉜다.
⑤ X의 비대증은 성장호르몬이 뇌하수체 후엽에 과다하게 저장되어 일어났다.

137

2007학년도 25번

연골조직에서 황산염 흡수율은 뼈의 성장을 측정하는 지표로 이용된다. 표는 성장호르몬의 작용 메커니즘을 밝히기 위하여, 쥐 뼈의 성장판에 있는 연골조직을 떼어 내어 쥐의 혈장을 배지로 하여 24시간 동안 배양한 후 황산염의 흡수율을 측정한 결과이다.

구분	배양액 성분	황산염 흡수율(%)
(가)	뇌하수체를 제거하지 않은 쥐의 혈장	78
(나)	뇌하수체를 제거한 쥐의 혈장	19
(다)	(나)에 성장호르몬 첨가	21
(라)	(나)에 IGF-I (insulin-like growth factor-I) 첨가	80
(마)	뇌하수체를 제거한 쥐에 성장호르몬을 투여하고 12시간 후 채취한 혈장	81

위 실험 결과와 성장호르몬의 특성을 바탕으로 한 추론이나 설명으로 옳은 것을 〈보기〉에서 모두 고른 것은? (단, 성장호르몬과 IGF-I을 제외한 다른 요소는 고려하지 않는다.)

• 보기 •

ㄱ. (가)에 비해 (나)와 (다) 모두에서 황산염 흡수율이 낮은 이유는 이 혈장에 IGF-I의 양이 적기 때문이다.
ㄴ. (라)에서 IGF-I은 성장호르몬과 관계 없이 황산염 흡수율을 증가시킬 수 있다.
ㄷ. (마)에서 황산염 흡수율이 (가)와 유사하게 나타난 이유는 성장호르몬 투여로 인한 혈액 내 IGF-I의 증가 때문이다.
ㄹ. 연골세포에서 IGF-I은 핵 내의 수용체 단백질과 결합하여 작용한다.

① ㄱ, ㄴ　　② ㄱ, ㄹ　　③ ㄷ, ㄹ
④ ㄱ, ㄴ, ㄷ　　⑤ ㄴ, ㄷ, ㄹ

138

그림 (가)와 (나)는 정상인과 어떤 사람 A에서 하루 동안 혈중 인슐린 양과 혈당량의 변화를 각각 나타낸 것이다.

(가)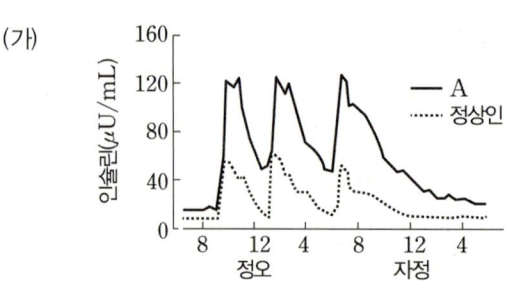

(나)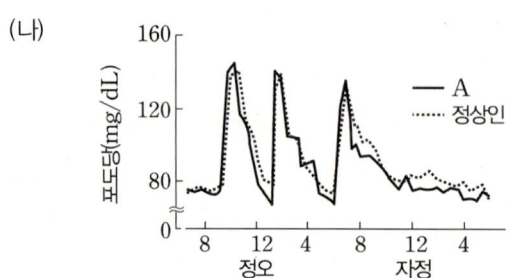

A에 대한 설명으로 옳은 것만을 〈보기〉에서 있는 대로 고른 것은? (단, 정상인과 A에서 glucokinase의 활성은 동일하다.)

― 보기 ―

ㄱ. 당뇨병 환자이다.
ㄴ. 이자의 β 세포량(β cell mass)이 정상인보다 크다.
ㄷ. 인슐린 저항성이 있다.

① ㄱ   ② ㄴ   ③ ㄱ, ㄷ
④ ㄴ, ㄷ   ⑤ ㄱ, ㄴ, ㄷ

139 [심화이해]

2013학년도 07번

어떤 45세 남자가 고혈압 때문에 병원을 방문하였다. 이 환자의 혈장 Na^+ 농도와 소변의 K^+과 H^+ 농도는 정상 수치보다 높았다. 그림은 부신의 단면을 나타낸 것이며, 이 환자의 A 부위에서만 종양이 발견되었다.

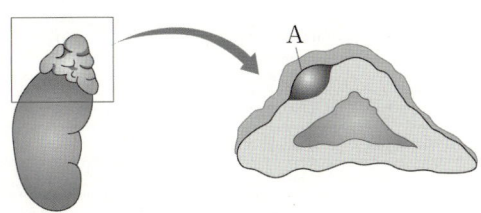

이에 대한 설명으로 옳은 것만을 〈보기〉에서 있는 대로 고른 것은? (단, 다른 질환의 영향은 무시한다.)

---- 보기 ----

ㄱ. 종양에서 나오는 호르몬은 콜레스테롤로부터 생합성된다.
ㄴ. 혈장의 레닌(renin) 농도가 증가한다.
ㄷ. 대사성산증이 생긴다.

① ㄱ   ② ㄷ   ③ ㄱ, ㄴ
④ ㄴ, ㄷ   ⑤ ㄱ, ㄴ, ㄷ

140

부신에서 코르티솔(cortisol)의 합성은 시상하부-뇌하수체-부신 축에 의해 조절된다. 그림 (가)는 부신 피질에서 일어나는 스테로이드 호르몬 생합성 경로의 일부를, (나)는 시상하부-뇌하수체와 부신 사이의 되먹임 과정을 나타낸 것이다.

(가)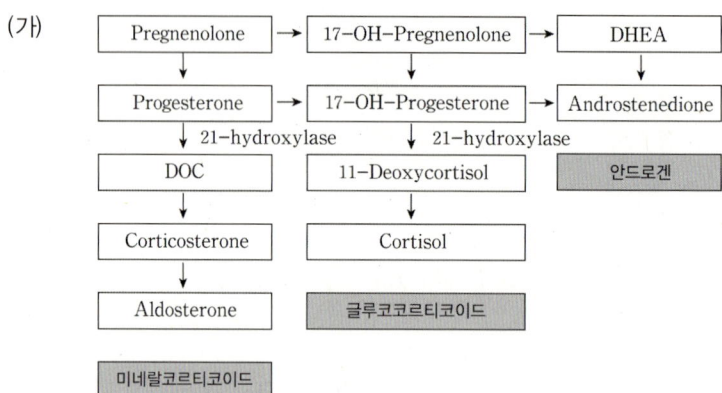

(나)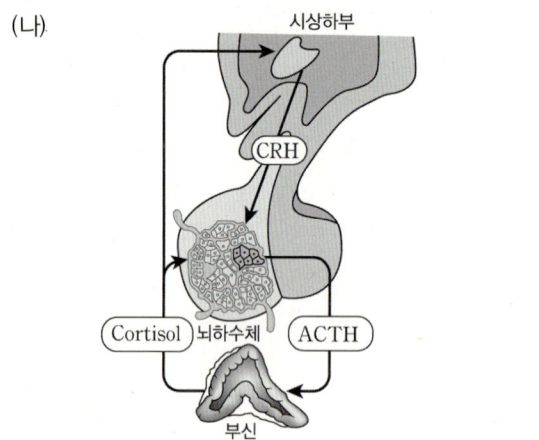

생후 7일된 여아가 21-hydroxylase 결핍에 의한 선천성 부신과형성(congenital adrenal hyperplasia)으로 진단되었다. 이 여아는 정상 여아에 비해 코르티솔과 알도스테론(aldosterone) 생성량은 매우 적었으나, 안드로겐 생성량은 많았다. 이에 대한 설명으로 옳은 것만을 〈보기〉에서 있는 대로 고른 것은?

─── 보기 ───
ㄱ. 이 여아의 뇌하수체에서 분비되는 ACTH 양은 정상 여아보다 적다.
ㄴ. 이 질환을 가진 여아에서 과잉 안드로겐은 외부생식기가 남성화되는 원인이 된다.
ㄷ. 치료 목적으로 이 여아에게 코르티솔을 투여하면 안드로겐 생성이 투여 전보다 감소한다.

① ㄱ   ② ㄴ   ③ ㄷ   ④ ㄱ, ㄴ   ⑤ ㄴ, ㄷ

141

그림은 뉴런 세포체(neuronal cell body)의 미세구조와 주변 구조를 나타낸 것이다.

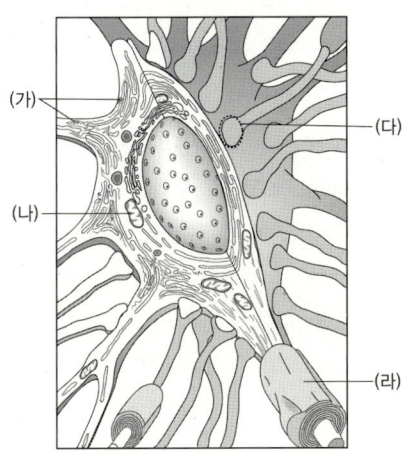

이에 대한 설명으로 옳은 것만을 〈보기〉에서 있는 대로 고른 것은?

―● 보기 ●―

ㄱ. (가)는 염기성 염료에 염색된다.
ㄴ. (나)는 (다) 부위에도 존재한다.
ㄷ. (다)에서는 세포외유출 및 세포내유입이 일어난다.
ㄹ. (라)는 뉴런 세포막의 변형에 의해 형성된다.

① ㄱ, ㄴ   ② ㄴ, ㄷ   ③ ㄱ, ㄴ, ㄷ
④ ㄱ, ㄷ, ㄹ   ⑤ ㄴ, ㄷ, ㄹ

142

척추동물의 신경세포막은 휴지상태에 있을 때 약 70 mV의 전위차를 나타낸다. 휴지전위를 형성하는 데 관여하는 요인을 〈보기〉에서 모두 고른 것은?

— 보기 —

ㄱ. Na^+이온과 K^+이온의 상호 반발력
ㄴ. 막 안팎에 분포하는 Na^+이온과 K^+이온의 농도 차이
ㄷ. Na^+이온과 K^+이온에 대한 세포막의 투과성 차이
ㄹ. 뉴런으로부터 Na^+이온과 K^+이온의 유출을 저지하는 미엘린 수초

① ㄱ, ㄴ   ② ㄱ, ㄷ   ③ ㄴ, ㄷ
④ ㄴ, ㄹ   ⑤ ㄷ, ㄹ

143

2017학년도 예비검사 12번

다음은 동물세포에서 휴지막전위가 생성되는 기작을 알아본 실험이다.

(가) K$^+$ 이온통로만 존재하는 세포막으로 수조를 구획 I 형과 구획 II 형로 나눈다.
(나) 구획 I 은 150 mM KCl 수용액으로, 구획 II 형는 150 mM NaCl 수용액으로 채운다.
(다) K$^+$의 순이동량이 0이 될 때 구획 I의 전압을 측정한다.

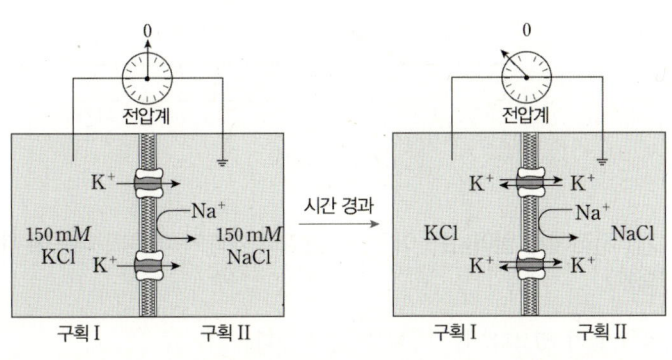

이에 대한 설명으로 옳은 것만을 〈보기〉에서 있는 대로 고른 것은?

― 보기 ―
ㄱ. (다)에서 측정한 전압은 음(−)의 값을 갖는다.
ㄴ. (다)에서 측정한 전압은 NaCl 농도에 영향을 받는다.
ㄷ. 구획 II 에서 구획 I 로의 K$^+$ 이동은 전위차에 따라 이루어진다.

① ㄴ ② ㄷ ③ ㄱ, ㄴ
④ ㄱ, ㄷ ⑤ ㄱ, ㄴ, ㄷ

144

신경세포의 활동전위는 전압 의존성 Na^+ 채널과 전압 의존성 K^+ 채널의 작동에 의해 발생한다. 그림은 신경세포에 생성된 활동전위를 나타낸 것이다.

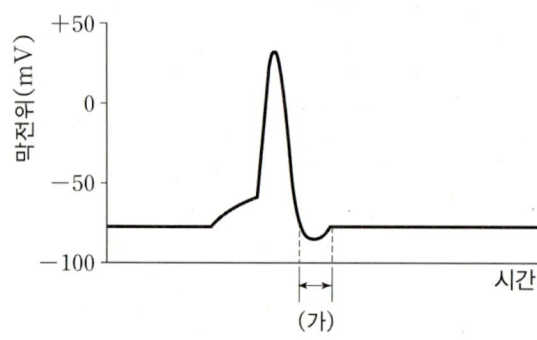

위 그림의 (가) 지점에서 일어나는 이들 두 채널의 개폐와 이온의 이동에 대한 설명으로 옳은 것은?

① Na^+ 채널은 열려 있으나, K^+ 채널은 닫혀 있다.
② Na^+ 채널과 K^+ 채널이 모두 닫히면서 탈분극이 일어난다.
③ Na^+ 채널이 닫혀 있으며, K^+ 채널은 서서히 닫히기 시작한다.
④ K^+의 세포 내 유입에 따라 막전위는 다시 $-70\,mV$ 정도까지 떨어진다.
⑤ 세포 내로 유입되는 K^+의 양보다 밖으로 유출되는 Na^+의 양이 많은 시기이다.

145

그림은 정상적인 세포외 용액에서 어떤 뉴런의 활동전위를 나타낸 것이다.

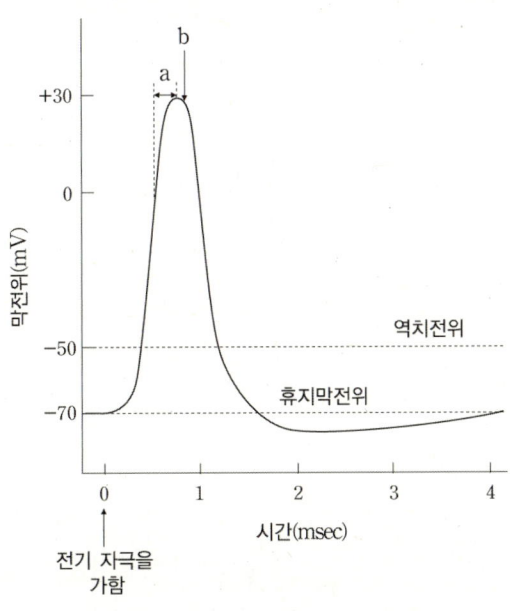

이에 대한 설명으로 옳은 것만을 〈보기〉에서 있는 대로 고른 것은?

─ 보기 ─

ㄱ. 가한 전기 자극의 크기가 15 mV이면 활동전위가 생성된다.
ㄴ. 구간 a에서 세포 안의 Na^+ 농도는 세포 밖의 Na^+ 농도보다 더 높다.
ㄷ. 지점 b에서 K^+ 채널은 열려 있다.

① ㄱ ② ㄴ ③ ㄷ
④ ㄱ, ㄴ ⑤ ㄴ, ㄷ

146

그림은 뉴런 외부의 Na^+ 농도를 변화시키면서 역치 이상의 전기 자극을 가하고 활동 전위를 측정한 것이다.

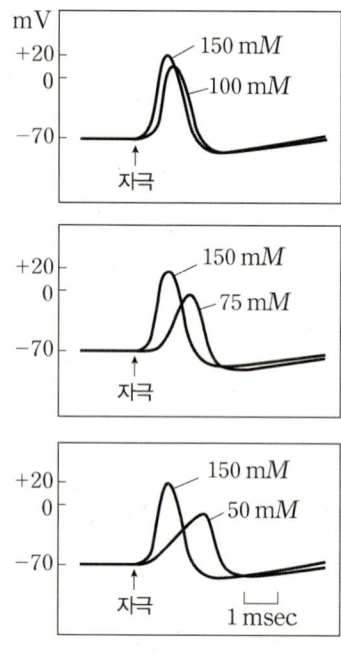

이에 대한 설명으로 옳지 않은 것은?

① 뉴런 외부의 Na^+ 농도를 감소시키면 자극 후 1 msec 동안 세포막의 Na^+ 투과량이 감소한다.
② 뉴런 외부의 Na^+ 농도 변화는 휴지막전위(resting membrane potential)를 변화시킨다.
③ 뉴런 외부의 Na^+ 농도 의존적으로 활동전위의 크기가 줄어드는 것은 Na^+의 평형전압이 감소하기 때문이다.
④ 뉴런 외부의 Na^+ 농도가 감소하면 활동전위의 탈분극 속도가 감소한다.
⑤ 뉴런 외부의 Na^+ 농도 감소는 활동전위의 재분극 속도에 영향을 주지 않는다.

147

다음은 시냅스로 연결된 글루탐산성 신경세포 (가)와 GABA성 신경세포 (나)를 나타낸 것이다.

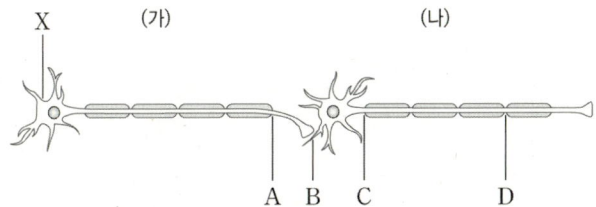

X에 역치보다 큰 전기 자극을 가했을 때 지점 A, B, C, D의 막전위 변화로 가장 적절한 것은?

①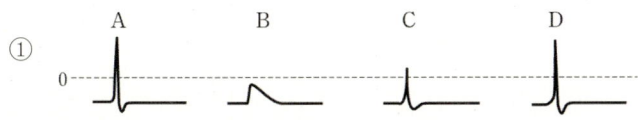

②

③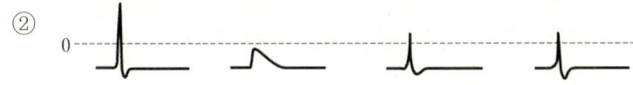

④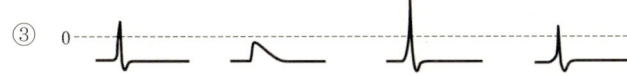

⑤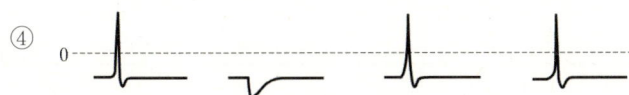

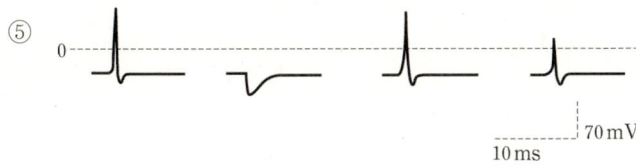

148

2017학년도 03번

그림 (가)는 뉴런 1~3이 시냅스 a와 b로 연결된 것을, (나)는 막전위를 측정하면서 뉴런 1에 전기 자극을 가했을 때 뉴런 1~3에서의 막전위 변화를 나타낸 것이다.

(가)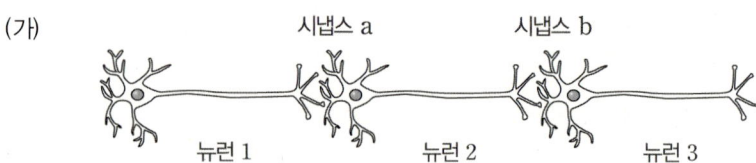

(나)

뉴런 1, 뉴런 2, 뉴런 3에서의 막전위 변화 (전기 자극 표시됨)

이에 대한 설명으로 옳은 것만을 〈보기〉에서 있는 대로 고른 것은?

― 보기 ―

ㄱ. 전기 자극은 뉴런 1을 과분극시킨다.
ㄴ. a는 억제성이다.
ㄷ. b는 흥분성이다.

① ㄱ   ② ㄴ   ③ ㄷ
④ ㄱ, ㄴ   ⑤ ㄴ, ㄷ

149

그림 (가)는 사람의 중추신경에 존재하는 3개의 뉴런 A~C의 연결 관계를 나타낸 것이다. (나)는 A에 자극을 줄 때 A와 C의 반응을, (다)는 B에 자극을 줄 때 B와 C의 반응을 나타낸 것이다.

(가)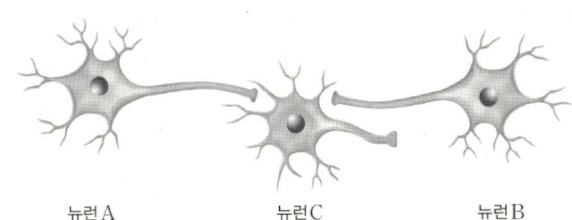

뉴런 A   뉴런 C   뉴런 B

(나)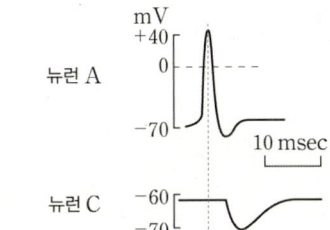

(다)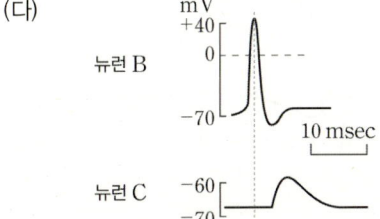

이에 대한 설명으로 옳은 것만을 〈보기〉에서 있는 대로 고른 것은?

─── 보기 ───
ㄱ. A의 신호는 C의 니코틴성 아세틸콜린 수용체를 통해서 전달된다.
ㄴ. B의 신호로 인해 C에서 흥분성 시냅스후막전위(EPSP)가 발생한다.
ㄷ. A와 B를 동시에 자극할 때, B의 신호에 의한 C의 반응은 A의 신호에 의해 억제된다.

① ㄱ   ② ㄴ   ③ ㄷ
④ ㄱ, ㄷ   ⑤ ㄴ, ㄷ

150

배양접시에서 배양되는 신경세포 A와 B는 (가)처럼 시냅스를 형성하고 있다. 신경세포 A를 전기적으로 자극하면, 축삭말단부에서 흥분성 신경전달물질이 분비된다. 이때 신경세포 B의 활동전위를 측정하였더니 (나)와 같았다. 이어서 전위의존적(voltage-dependent) Na^+ 채널 억제제를 배양액에 첨가하고, 동일한 실험을 수행하였다. (단, 휴지막전위는 $-65\,mV$이고, 화살표는 전기자극 전달 시점을 나타낸다.)

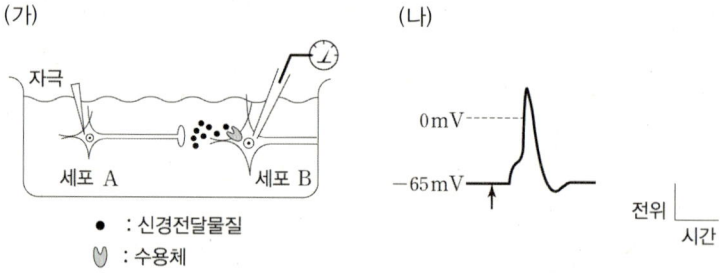

이때 예상되는 신경세포 B의 막전위 변화를 옳게 나타낸 것은?

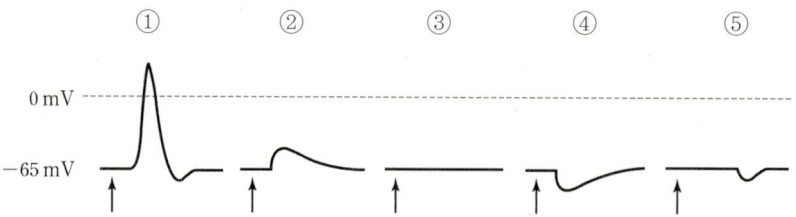

151 [심화이해]   2011학년도 07번

신경세포 안과 밖의 K^+와 Na^+ 농도가 일정할 때, 막전위는 각 이온의 세포막 투과도(P_K 와 P_{Na})에 따라 다르다. 막전위를 구하는 식은 아래와 같고, 막전위가 +60, 0, -60 mV 일 때의 $P_K : P_{Na}$는 표와 같다.

$$막전위(mV) = 60 \times \log\frac{P_K[K^+]_{out} + P_{Na}[Na^+]_{out}}{P_K[K^+]_{in} + P_{Na}[Na^+]_{in}}$$

막전위(mV)	$P_K : P_{Na}$
+60	0 : 1
0	1 : 1
-60	1 : 0

막전위가 +18 mV일 때 $P_K : P_{Na}$는? (단, $[K^+]_{out} = [Na^+]_{in}$, $[K^+]_{in} = [Na^+]_{out}$이고, $\log 2 = 0.3$ 이다.)

① 2 : 79   ② 4 : 65   ③ 6 : 29
④ 8 : 19   ⑤ 13 : 1

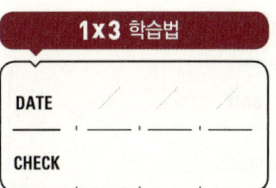

152

2010학년도 32번

표는 포유류 중추신경계 신경세포 A의 내부와 외부의 이온 농도를 나타낸 것이다.

이온	내부(mM)	외부(mM)
K^+	150	15
Na^+	15	150
Cl^-	10	100
Ca^{2+}	0.0001	1

신경세포 A는 총 10개의 다른 신경세포와 시냅스를 형성한다. 외부 자극 S가 왔을 때 이 중 6개의 신경세포는 신경세포 A의 축삭둔덕(axon hillock) 유발영역에 각각 4mV의 흥분성시냅스후전위(EPSP)를, 나머지 4개의 신경세포는 각각 5mV의 억제성 시냅스후전위(IPSP)를 동시에 형성한다. 신경세포 A의 활동전위는 막전위가 휴지막 전위보다 +20 mV 이상 높을 때 발생한다.

휴지막 전위 값과, 외부 자극 S가 왔을 때 신경세포 A의 활동전위 생성 여부를 각각 바르게 제시한 것은? (단, 표에 제시한 이온 외에 다른 이온의 존재는 고려하지 않으며, 휴지기의 막에 대한 각 이온의 상대적 투과도 P는 $P_{K^+} : P_{Na^+} : P_{Cl^-} : P_{Ca^{2+}}$ =1 : 0 : 0 : 0이다. $2.303\frac{RT}{F}$의 값은 60으로 가정한다.)

	휴지막 전위 값	생성 여부
①	-40 mV	생성됨
②	-56 mV	생성됨
③	-56 mV	생성되지 않음
④	-60 mV	생성되지 않음
⑤	-64 mV	생성됨

153

마취할 때 야생형 초파리에 비해 비정상적으로 몸을 떠는 떨림 돌연변이체를 발견했다. 그 후 돌연변이가 일어난 유전자는 신경세포의 K^+이온 통로 단백질 유전자임을 알게 되었다. 다음은 이 돌연변이와 야생형 초파리의 신경세포를 분리해 활동전위를 기록한 결과이다.

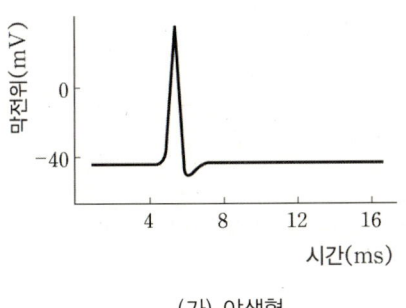
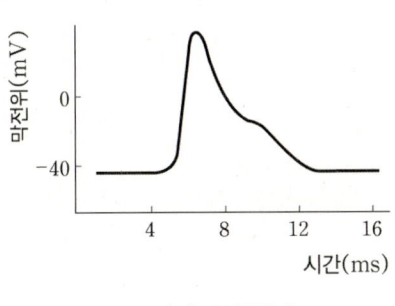

(가) 야생형 (나) 돌연변이

위 결과에 대한 설명으로 옳은 것은?

① 돌연변이 신경세포는 절대불응기가 길다.
② 돌연변이 신경세포는 야생형보다 빨리 과분극된다.
③ 돌연변이 신경세포의 휴지전위는 야생형보다 낮다.
④ 야생형과 돌연변이 신경세포는 탈분극에 필요한 역치전위가 다르다.
⑤ 야생형과 돌연변이 신경세포는 탈분극 시 Na^+이온의 투과도가 다르다.

154

그림 (가)는 빛에 의해 활성화되는 이온통로 단백질 ChR2와 이온 펌프 단백질 ArchT의 이온 선택성을, (나)는 빛의 파장에 따른 각 단백질의 활성을 나타낸 것이다. 뉴런에 ChR2와 ArchT를 함께 발현시키고, 그림 (다)와 같이 청색광(470 nm)과 황색광(566 nm)을 순서대로 비추면서 뉴런의 막전위를 측정하였다.

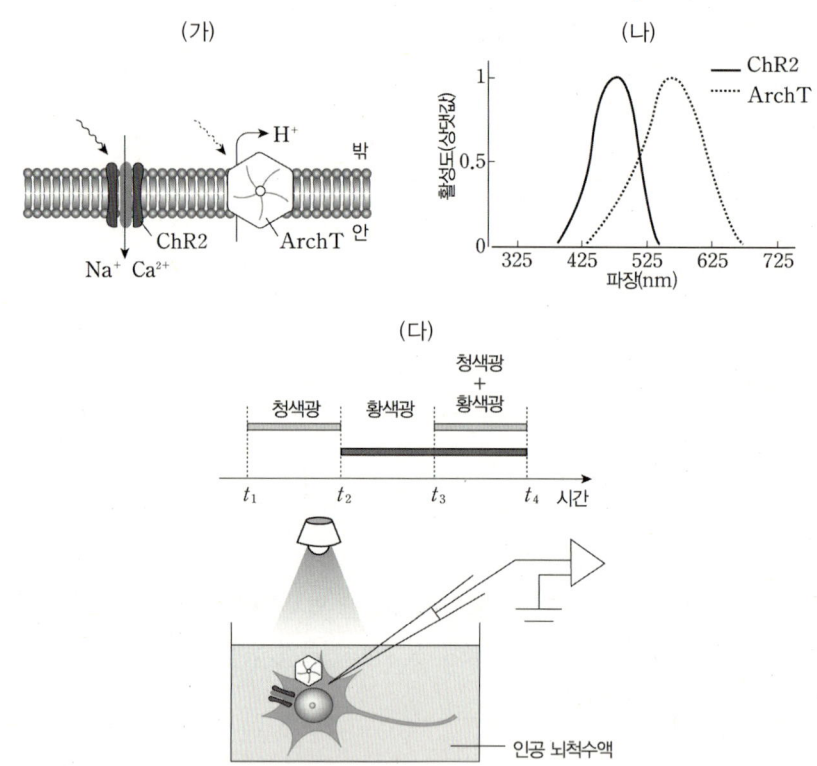

$t_1 \sim t_4$에서 뉴런의 막전위 변화로 옳은 것은?

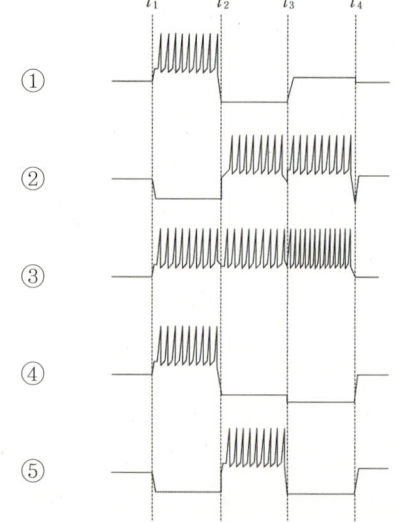

155

2007학년도 03번

다발성경화증(multiple sclerosis)은 중추신경계의 수초(myelin sheath)가 파괴되어 발생하는 자가면역질환이다. 〈그림 1〉은 B지점의 수초가 파괴된 다발성경화증 환자의 신경세포를 나타낸 것이다. (가) 지점에 전기 자극을 준 후, (나) 지점의 막전위를 측정한 결과는 〈그림 2〉와 같다.

〈그림 1〉 다발성경화증 환자의 신경세포

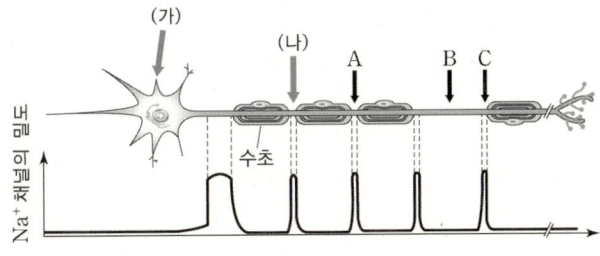

〈그림 2〉 (나)의 활동전위

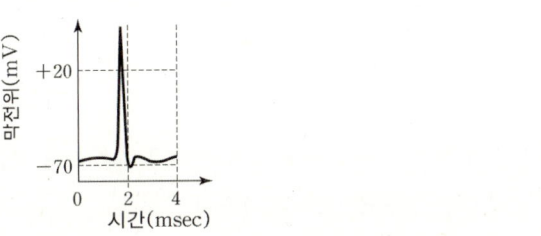

이때 A, B, C 각 지점에 나타날 수 있는 축색 막전위를 표현한 것으로 옳은 것은?

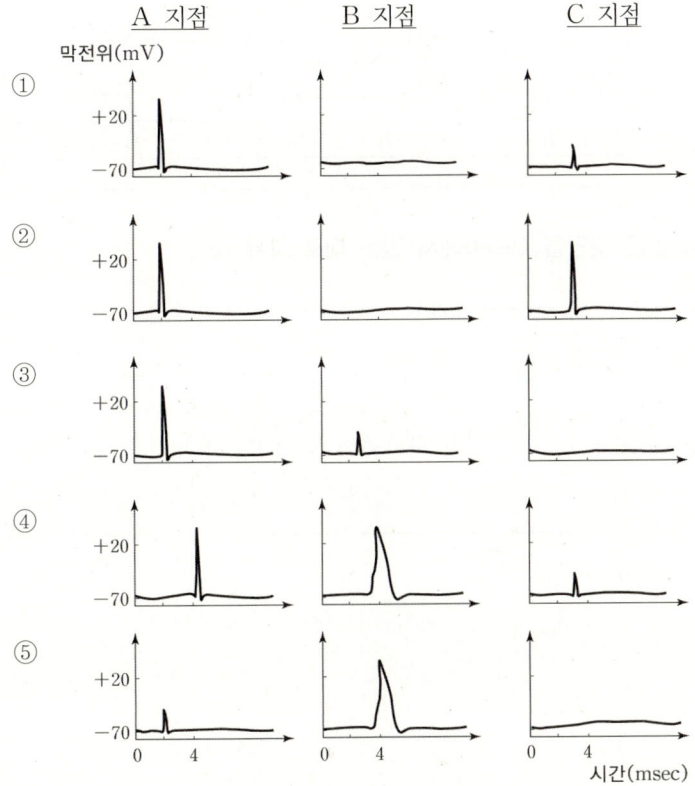

156

2016학년도 23번

다음은 뉴런 사이의 시냅스 전달의 특성에 대한 자료이다.

- 그림 (가)는 시냅스로 연결된 중추신경계 뉴런 A와 B, C와 D를 각각 나타낸 것이다. A와 B 사이의 시냅스와 C와 D 사이의 시냅스는 각각 화학적 시냅스와 전기적 시냅스 중 하나이다.
- $I_A \sim I_D$는 각각 A~D로 주입되는 전류이고, $V_A \sim V_D$는 각각 A~D에서 측정되는 전압이다.

(가)

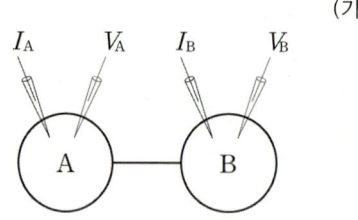
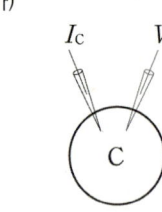
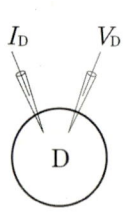

- 그림 (나)는 (가)에서 $t_1 \sim t_2$ 동안 각각 $I_A \sim I_D$의 과분극 전류를 주입할 때, $V_A \sim V_D$의 막전위를 나타낸 것이다.

(나)

주입 전류	I_A	I_B	I_C	I_D
측정 전압	V_A V_B	V_A V_B	V_C V_D	V_C V_D

이에 대한 설명으로 옳은 것만을 〈보기〉에서 있는 대로 고른 것은?

---- 보기 ----

ㄱ. A와 B는 신경전달물질을 서로 주고받는다.
ㄴ. A와 B 사이의 시냅스 간극은 C와 D 사이의 시냅스 간극보다 좁다.
ㄷ. 간극연접(gap junction)의 기능을 저해하면 A와 B 사이의 시냅스 전달이 저해된다.

① ㄱ   ② ㄴ   ③ ㄷ
④ ㄴ, ㄷ   ⑤ ㄱ, ㄴ, ㄷ

157

2011학년도 35번

이온채널에는 전압의존성 이온채널과 리간드의존성 이온채널이 있다. 다음은 Na^+와 K^+가 통과할 수 있는 아세틸콜린 수용체가 열렸을 때 나타나는 전류를 측정한 실험이다.

〈실험 과정〉

(가) 뇌에서 분리한 신경 세포를 인공 뇌척수액에 담근다.
(나) 전압고정법(voltage clamping)을 이용하여 막전위를 $-80\,mV$로 고정한다.
(다) 아세틸콜린을 처리하고 전류를 측정한다.
(라) 막전위를 $20\,mV$씩 증가시키며 $+60\,mV$가 될 때까지 (다) 과정을 반복한다.

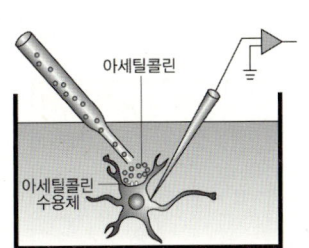

〈실험 결과〉

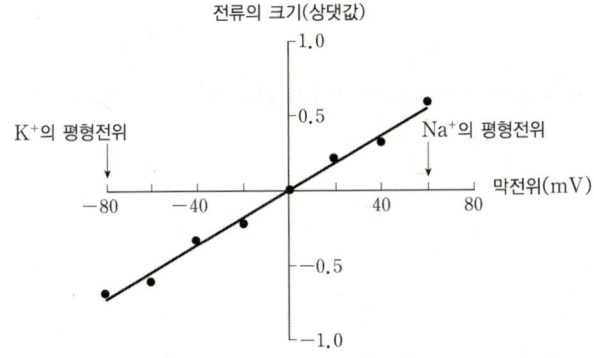

- 세포 안으로 들어온 양이온이 밖으로 나간 양이온보다 많을 때, 전류의 상대적 크기는 음의 값으로 표현된다.

이에 대한 설명으로 옳은 것을 〈보기〉에서 고른 것은?

― 보기 ―

ㄱ. 막전위 $0\,mV$에서 아세틸콜린 수용체를 통한 Na^+와 K^+의 이동량은 같다.
ㄴ. 아세틸콜린 수용체는 막전위차에 의하여 열린다.
ㄷ. 아세틸콜린은 막전위 $-40\,mV$에서 탈분극을 일으킨다.
ㄹ. 세포 밖 K^+ 농도가 증가하면 이 그래프는 왼쪽으로 평행 이동한다.

① ㄱ, ㄴ   ② ㄱ, ㄷ   ③ ㄴ, ㄷ
④ ㄴ, ㄹ   ⑤ ㄷ, ㄹ

158

그림 (가)는 뉴런 A~C와 연결된 뉴런 D를, 그림 (나)는 뉴런 A~C의 신호에 의해 생성된 뉴런 D의 시냅스후전위(PSP)를, 그림 (다)는 뉴런 A~C에 의해 생성된 PSP와 이들의 통합에 의해 형성된 뉴런 D의 활동전위(AP)를 나타낸 것이다. 그림 (다)에서 PSP와 AP는 수직 실선으로 나타냈다.

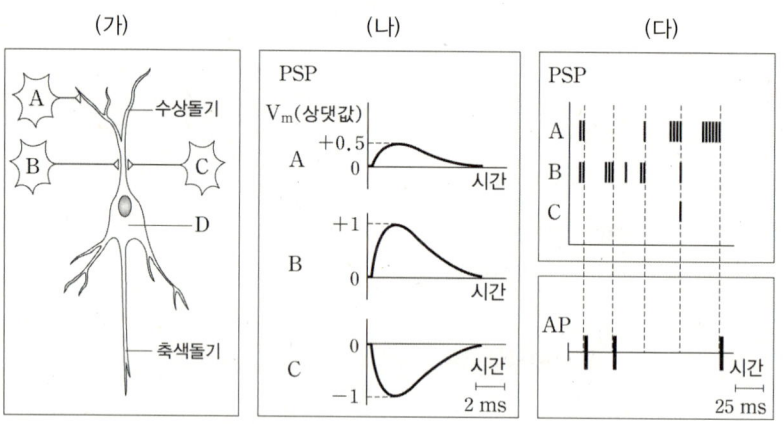

뉴런 A~C에 의해 생성된 PSP가 〈보기〉와 같을 때, 관찰되는 뉴런 D의 활동전위로 옳은 것은?

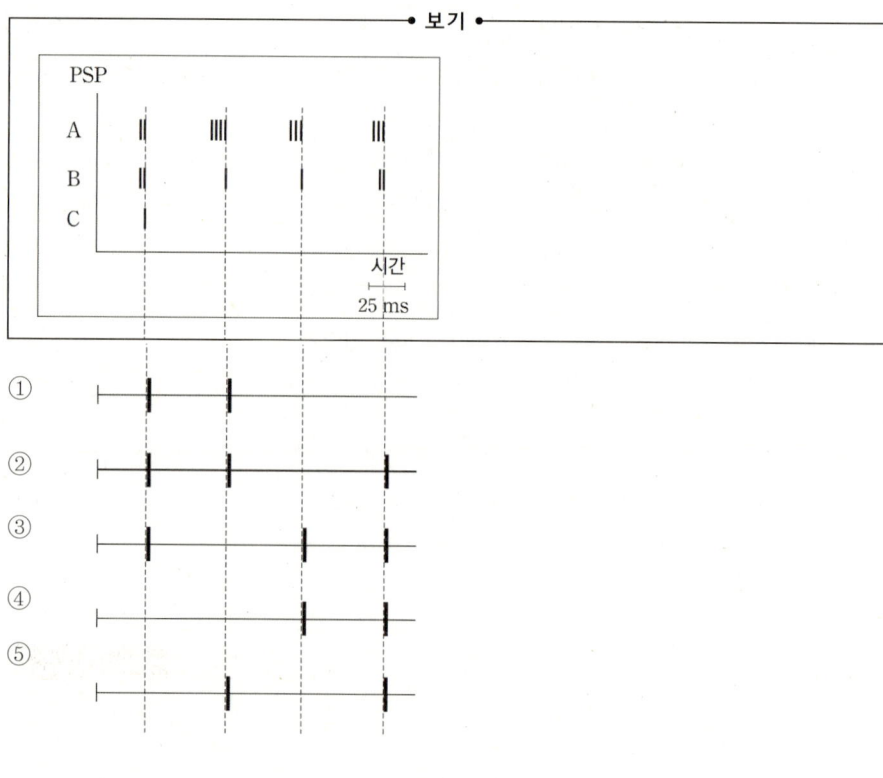

159

토끼의 중추신경계에 존재하는 4개의 뉴런 A, B, C, D는 서로 연결되어 신경망을 이루고 있다. 이들 뉴런의 종류(흥분성 또는 억제성)와 연결 순서를 밝히려는 실험을 하였다. (단, 각 뉴런은 하나의 시냅스말단을 가지고 있다. 또한 억제성 뉴런은 흥분성 뉴런의 효과를 억제한다.)

〈실험 과정〉
(가) 각각의 뉴런에 막전위를 측정할 수 있는 미세전극을 꽂았다.
(나) 뉴런을 자극하여 활동전위를 측정하였다.

〈실험 결과〉

자극받은 뉴런	활동전위 발생			
	A	B	C	D
A	+	+	−	−
B	−	+	−	−
C	−	−	+	−
D	+	+	−	+
C와 D를 동시 자극	−	−	+	+

(+: 있음, −: 없음)

위의 실험 결과에 대한 추론으로 옳지 않은 것은?

① A의 시냅스말단은 B와 연결되어 있다.
② A와 D는 흥분성 시냅스말단을 가지고 있다.
③ B의 시냅스말단은 흥분성인지 억제성인지 알 수 없다.
④ B와 C를 동시에 자극하면 A, B, C에 활동전위가 나타난다.
⑤ C의 시냅스말단은 억제성이다.

160

그림은 뇌의 뉴런과 신경아교세포(neuroglia)를 나타낸 것이다.

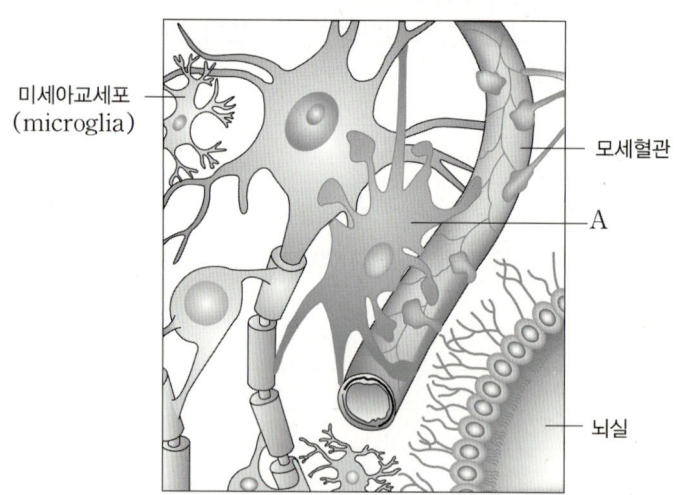

생쥐 뇌의 특정 부위에서 세포 A를 선택적으로 모두 제거한 경우, 이 부위에서 나타나는 변화에 대한 설명으로 옳은 것만을 〈보기〉에서 있는 대로 고른 것은?

―― 보기 ――
ㄱ. 세포외액의 이온 조성이 교란된다.
ㄴ. 활동전위의 전도속도가 증가된다.
ㄷ. 뇌-혈관 장벽(blood-brain barrier)이 손상된다.

① ㄱ ② ㄴ ③ ㄷ
④ ㄱ, ㄴ ⑤ ㄱ, ㄷ

161

사람의 뇌는 부위별로 기능을 달리한다. 그림은 발생이 진행되면서 머리쪽 신경관이 세 개의 돌출부(X~Z)로 발달되고, 이후 점차 기능이 다른 다섯 부위(A~E)로 분화되는 과정을 나타낸 것이다.

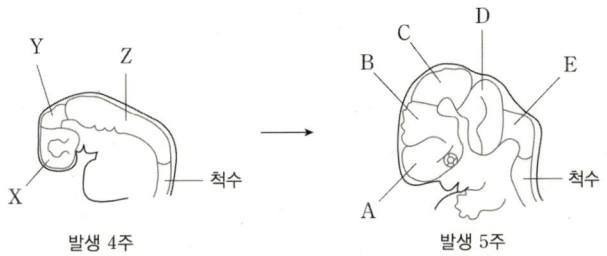

이에 대한 설명으로 옳지 않은 것은?

① 대뇌는 A에서 유래한다.
② 시상하부는 B에서 유래한다.
③ C는 Z에서 분화된다.
④ D에서 유래한 소뇌는 몸의 균형과 운동을 조절한다.
⑤ E에서 유래한 연수에는 호흡중추가 위치한다.

162

다음은 사람의 대뇌 양쪽에 있는 해마(hippocampus)를 모두 제거한 수술 후에 관찰한 결과이다.

- 새로운 전화번호를 불러주거나 보여 주면 즉시 전화를 걸 수 있었다.
- 시간이 걸리기는 했지만 생애 처음으로 자전거 타는 법을 배워 탈 수 있었다.
- 수술 이전에 알던 사람들은 모두 기억했다.
- 수술 이후에 새로 만난 사람들은 몇 분간 기억했으나 며칠 후 다시 만나면 전혀 기억하지 못했다.

위의 관찰을 근거로 학습과 기억에 관련된 해마의 본래 역할에 대한 설명으로 옳은 것만을 〈보기〉에서 있는 대로 고른 것은?

— 보기 —
ㄱ. 절차기억(procedural memory)을 형성하는 부위이다.
ㄴ. 장기기억으로 전환된 서술기억(declarative memory)이 저장되는 부위이다.
ㄷ. 서술기억이 단기기억에서 장기기억으로 전환되는 부위이다.

① ㄱ   ② ㄴ   ③ ㄷ
④ ㄱ, ㄴ   ⑤ ㄴ, ㄷ

163

뇌에서 언어 능력을 담당하는 영역은 좌반구의 여러 곳에 분포한다. (가)는 단어를 듣고 따라 말할 때, (나)는 단어를 보면서 말할 때 각각 활동하는 좌반구의 여러 영역을 순서에 따라 나타낸 것이다.

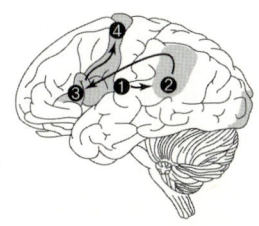 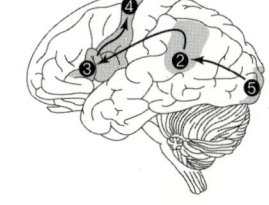

(가) 단어를 듣고 따라 말할 때   (나) 단어를 보면서 말할 때

위 자료에 대한 해석이나 결론으로 옳지 않은 것은?

① ❶영역은 1차 청각 피질이다.
② ❷영역이 손상되면 듣는 언어와 읽는 언어를 모두 이해하지 못한다.
③ ❸영역이 손상되면 말이 끊기고 발음이 뚜렷하지 못하거나, 심하면 아예 말을 할 수 없게 된다.
④ ❹영역이 손상되면 듣는 언어를 이해하지 못하고 말도 하지 못한다.
⑤ ❺영역은 1차 시각 피질이다.

164

응급실에 급성 농약 중독으로 환자가 실려 왔다. 이 농약의 주성분은 아세틸콜린 에스터라제(acetylcholine esterase) 억제제이고 중추신경계나 자율신경절에는 작용이 없는 것으로 밝혀졌다. 이 환자가 보일 수 있는 증상을 〈보기〉에서 고른 것은?

• 보기 •

ㄱ. 심장 박동이 빨라진다.　　ㄴ. 타액의 분비가 증가한다.
ㄷ. 위장 연동 운동이 증가한다.　　ㄹ. 동공이 정상에 비해 확장된다.

① ㄱ, ㄴ　　② ㄱ, ㄹ　　③ ㄴ, ㄷ
④ ㄴ, ㄹ　　⑤ ㄷ, ㄹ

165

2015학년도 23번

다음은 모리스의 수중 미로 장치를 이용하여 쥐의 학습 능력과 기억력을 측정하는 실험이다.

- 모리스의 수중 미로 장치와 이를 이용하여 쥐를 훈련시켰을 때 기록된 이동경로

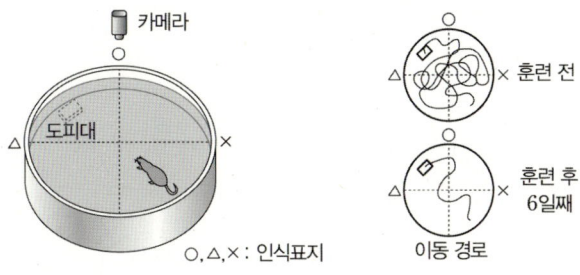

〈실험 Ⅰ〉

(가) 쥐를 두 그룹 A와 B로 나눈다.
(나) A의 해마에는 생리식염수를, B의 해마에는 GABA 수용체의 작용제(agonist)를 주입한다.
(다) 쥐가 수중 미로 장치에서 도피대를 찾을 때까지 수영하도록 한다. 이때 도피대는 수조의 좌측 상단에 놓는다.
(라) (나)와 (다)의 과정을 하루 4회, 6일간 반복하여 훈련시킨다.
(마) 7일째 도피대를 제거한 수조에서 쥐가 1분간 수영하며 이동한 경로를 기록한다.

〈실험 Ⅱ〉

(가) 쥐를 두 그룹 C와 D로 나눈다.
(나) C와 D를 <실험 Ⅰ>의 (다) 과정을 하루 4회, 6일간 반복하여 훈련시킨다.
(다) 훈련 종료 2주 후 C의 해마에는 생리식염수를, D의 해마에는 GABA 수용체의 작용제를 주입한다.
(라) 도피대를 제거한 수조에서 쥐가 1분간 수영하며 이동한 경로를 기록한다.

다음 중 실험 Ⅰ의 (마)와 실험 Ⅱ의 (라)에서 기록된 쥐의 이동 경로로 가장 적절한 것은? (단, 실험에서 GABA 수용체 작용제는 해마에만 작용한다.)

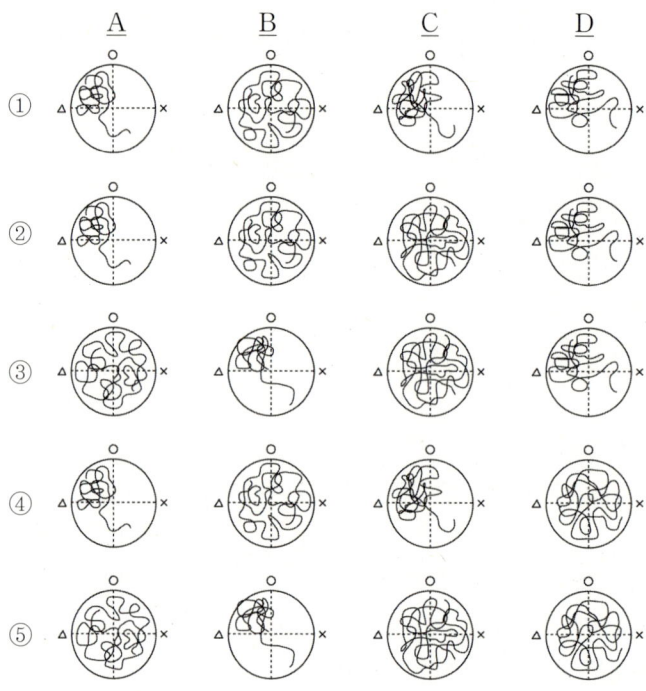

166

2015학년도 11번

그림은 시냅스후 뉴런 세포막에서 NMDA 수용체가 활성화되는 동안의 3가지 상태 A~C를 나타낸 것이다.

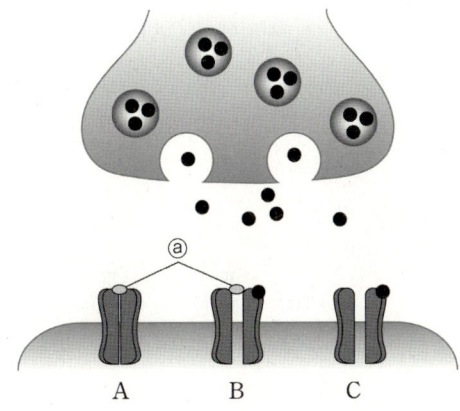

이에 대한 설명으로 옳은 것만을 〈보기〉에서 있는 대로 고른 것은?

보기

ㄱ. A와 B에서 채널을 막고 있는 ⓐ는 NMDA이다.
ㄴ. B 상태에서 C 상태로의 전환에는 시냅스후 뉴런 세포막의 탈분극이 필요하다.
ㄷ. C에서 Ca^{2+}이 세포 내로 유입된다.

① ㄱ
② ㄷ
③ ㄱ, ㄴ
④ ㄴ, ㄷ
⑤ ㄱ, ㄴ, ㄷ

167

다음은 쥐 해마 뇌절편의 장기강화(long-term potentiation)에 대한 설명이다.

- 해마 CA3 뉴런의 축삭에 다음의 순서대로 동일한 세기의 자극을 주면서 t_1, t_2, t_3 시점에서 CA1 뉴런의 막전위를 측정한다.
  - Ⅰ : 20분 동안 0.03 Hz 자극
  - Ⅱ : 1초 동안 100 Hz 강축자극
  - Ⅲ : 60분 동안 0.03 Hz 자극

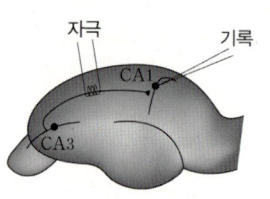

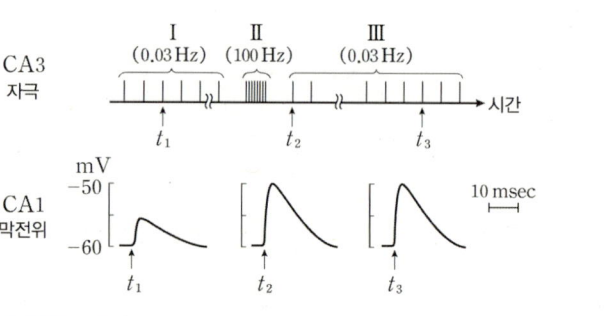

이에 대한 설명으로 옳은 것만을 〈보기〉에서 있는 대로 고른 것은?

─── 보기 ───

ㄱ. 강축자극에 의해 시냅스후세포의 NMDA 수용체가 활성화된다.
ㄴ. 강축자극으로 시냅스후세포의 수상돌기에서 세포 내(cytosol)의 칼슘 농도가 증가한다.
ㄷ. t_1보다 t_3에서 시냅스후세포막에 글루탐산 수용체가 많다.

① ㄱ　　② ㄷ　　③ ㄱ, ㄴ
④ ㄴ, ㄷ　　⑤ ㄱ, ㄴ, ㄷ

168

2012학년도 24번

그림은 정상인과 알츠하이머병 환자 뇌의 관상단면 모식도이다.

정상인 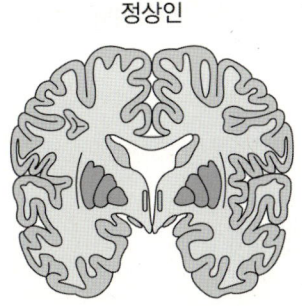 환자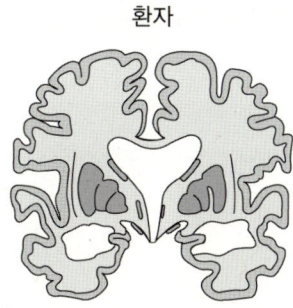

정상인과 비교하여 이 환자에서 나타나는 현상에 대한 설명으로 옳은 것만을 〈보기〉에서 있는 대로 고른 것은?

─── • 보기 • ───
ㄱ. 뇌실 크기가 작아진다.
ㄴ. 대뇌피질이 위축된다.
ㄷ. 대뇌피질에 β-아밀로이드 침착이 증가된다.

① ㄱ ② ㄴ ③ ㄷ
④ ㄴ, ㄷ ⑤ ㄱ, ㄴ, ㄷ

169

2012학년도 예비검사 28번

Brown-Séquard 증후군은 척수의 한쪽 절반이 손상되어 나타나는 질병으로, 특징적인 증상은 팔과 다리 영역의 물리적 자극, 통각 및 온도 감각의 소실이다. 그림은 척수의 왼쪽 절반이 손상된 Brown-Séquard 증후군 환자를 나타낸 것이다.

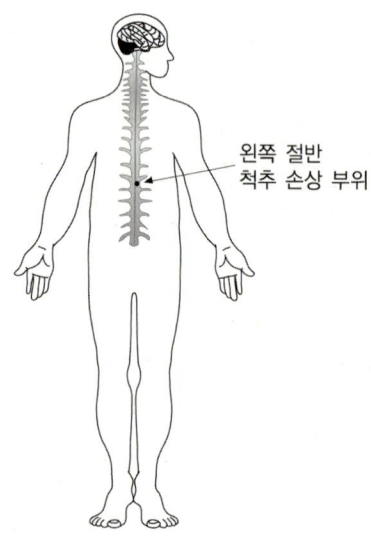

왼쪽 절반 척추 손상 부위

이 환자에서 나타나는 감각의 이상으로 옳은 것만을 〈보기〉에서 있는 대로 고른 것은?

―― 보기 ――

ㄱ. 오른발의 온도 감각이 소실된다.
ㄴ. 오른발 촉각이 소실된다.
ㄷ. 왼발 통각이 소실된다.

① ㄱ   ② ㄴ   ③ ㄷ
④ ㄱ, ㄷ   ⑤ ㄴ, ㄷ

170

2009학년도 15번

(가)는 왼쪽 발이 압정을 밟았을 때 발생하는 유해자극에 대한 반사작용이며, (나)는 이와 관련된 신경회로이다. (나)에서 A는 감각신경이며 B, C, D, E는 굴근 또는 신근을 조절하는 운동신경이다.

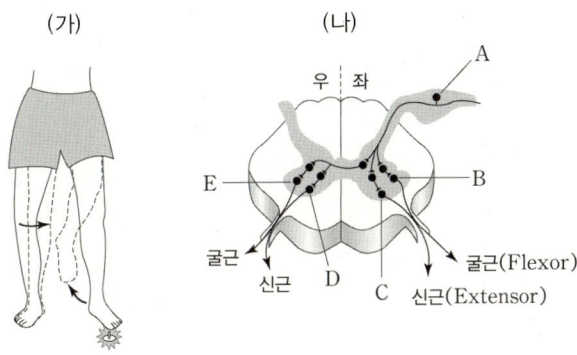

(가)의 경우에 A, B, C, D, E 신경에서 발생되는 활동전위의 빈도로 가장 적절한 것은? (단, ▼는 압정을 밟은 시점이다.)

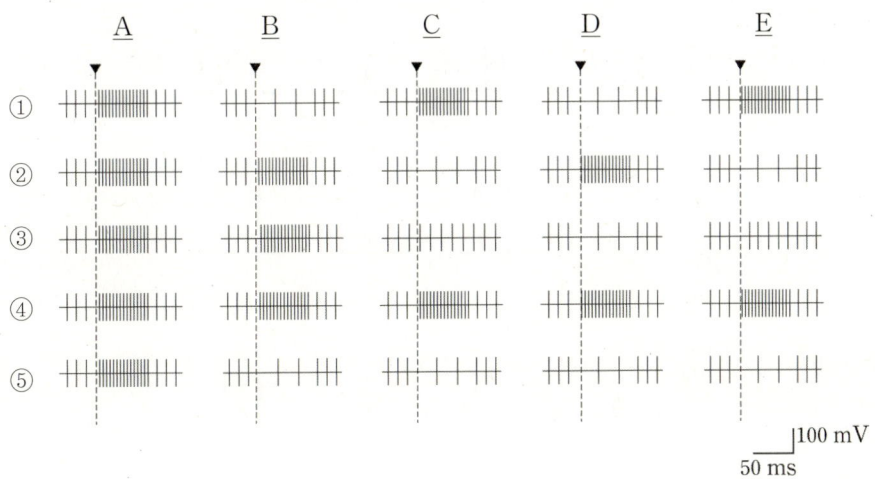

171

그림은 사람의 피부에 존재하는 촉각수용체와 신경세포들 간의 연결을 나타낸 모식도이다. 실험 대상자의 피부 10 cm 또는 20 cm 위에서 100 g의 추를 떨어뜨렸다. 이 때 실험 대상자가 자극의 세기에 대한 차이를 구분하였다면, A와 B 지점에서 측정한 신경세포 막전위 변화로 가장 적절한 것은?

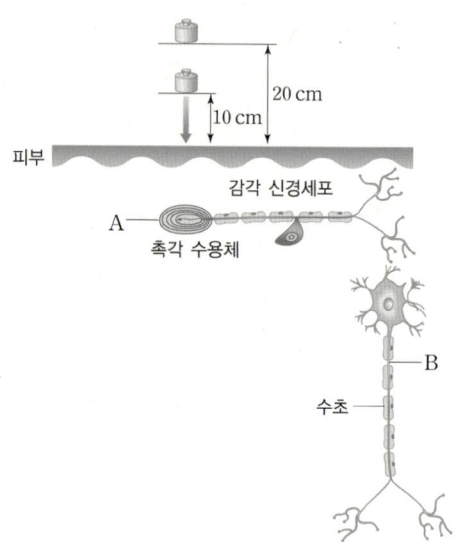

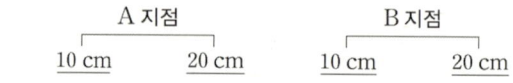

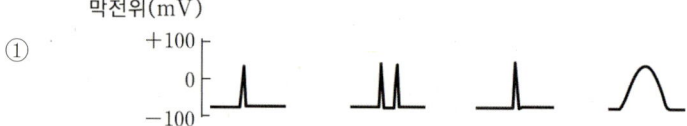

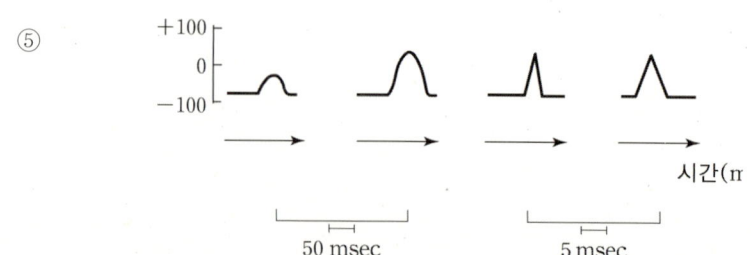

172

2017학년도 23번

다음은 포유동물의 미각 수용 원리를 알아본 실험이다.

〈자료〉
- 사람은 phenyl-β-D-glucopyranoside(PBDG)를 쓴맛으로 느낀다.
- 생쥐는 쓴맛으로 느끼는 물질은 거부하지만, 단맛으로 느끼는 물질은 선호한다.
- 생쥐의 미각세포에 PBDG 수용체가 없다.

〈실험〉
(가) 사람의 PBDG 수용체를 단맛 미각세포(sweet cell)에 발현시킨 생쥐 A와 쓴맛 미각세포(bitter cell)에 발현시킨 생쥐 B를 각각 준비한다.
(나) 야생형 생쥐, 생쥐 A, 생쥐 B 각각에 다양한 농도의 PBDG가 들어 있는 물을 주고 하루 동안 섭취한 물의 양을 측정한다.

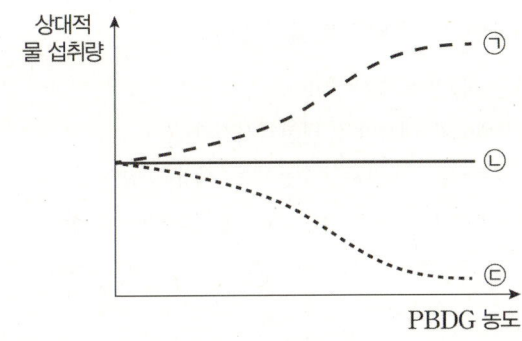

㉠~㉢ 중 야생형 생쥐, 생쥐A, 생쥐B의 물 섭취량 그래프로 가장 적절한 것은?

	야생형 생쥐	생쥐 A	생쥐 B
①	㉡	㉠	㉢
②	㉡	㉢	㉢
③	㉡	㉠	㉡
④	㉢	㉢	㉡
⑤	㉢	㉠	㉢

173

실험실에서 합성한 물질 A는 단맛을 내는 물질이다. 미각수용기세포와 미각신경에서 이 물질의 신호전달 과정을 연구하여 아래와 같은 결과를 얻었다.

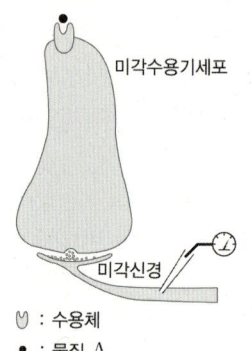

(가) A에 대한 수용체는 미각수용기세포의 세포막에 존재한다.
(나) 신경전달물질의 분비량은 처리한 A의 농도에 비례한다.
(다) 분비된 신경전달물질은 미각신경에서 활동전위를 발생시킨다.
(라) 세포 밖의 Ca^{2+} 이온을 제거하면, A를 처리하여도 신경전달물질이 분비되지 않는다.

위 결과에 대한 해석이나 추론으로 옳지 않은 것은?

① 분비되는 신경전달물질은 흥분성이다.
② A는 미각수용기세포의 세포막을 탈분극시킨다.
③ 미각신경은 신경전달물질에 대한 수용체를 지니고 있다.
④ A는 미각수용기세포의 세포질 내 Ca^{2+} 농도를 증가시킨다.
⑤ 미각신경에서 활동전위의 크기는 처리한 A의 농도에 비례한다.

174

2008학년도 22번

사람은 약 350여 종류의 냄새 분자 수용체 유전자를 가지고 있으나 3,000~30,000 가지의 냄새를 구별할 수 있는 것으로 알려져 있다. 사람의 후각계가 적은 수의 유전자로 많은 종류의 냄새를 구별하는 방법으로 옳은 것을 〈보기〉에서 모두 고른 것은?

---- 보기 ----

ㄱ. 여러 종류의 냄새 분자가 한 종류의 수용체와 결합한다.
ㄴ. 후각 수용체 뉴런에서는 냄새 분자의 종류에 따라 시간적 활동전위 발생 패턴이 다르게 나타난다.
ㄷ. 한 종류의 냄새 분자가 여러 종류의 수용체와 결합하고 이들 정보가 조합을 이루어 냄새를 인식한다.
ㄹ. 후각 수용체 뉴런은 발생 과정에서 유전자의 재조합을 통하여 많은 종류의 수용체 분자를 발현한다.

① ㄱ, ㄹ   ② ㄴ, ㄷ   ③ ㄷ, ㄹ
④ ㄱ, ㄴ, ㄷ   ⑤ ㄱ, ㄴ, ㄹ

175

사람은 외부의 물리적 자극을 감각수용기에서 전기적 신호로 변환하여 뇌에서 인지한다. 그림 (가)는 어떤 음파의 세기(I)와 주기를, (나)는 하나의 청신경에서 기록된 음파의 진동수에 따른 활동전위 빈도를, (다)는 음파의 진동수와 소리 레벨(dB)에 따른 어떤 사람의 청각 역치를 나타낸 것이다.

(가)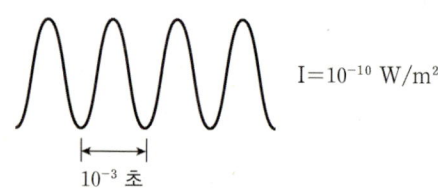

(나)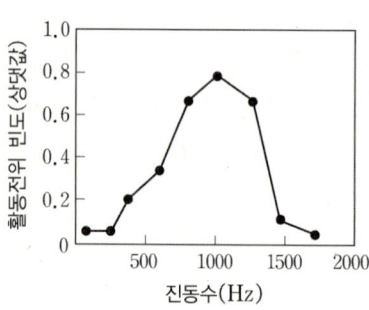

(다)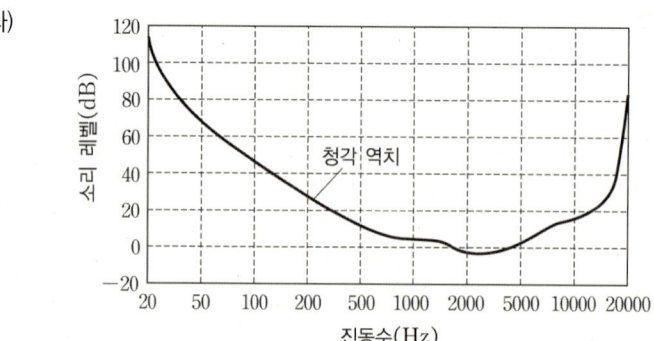

이에 대한 설명으로 옳은 것만을 〈보기〉에서 있는 대로 고른 것은?
(단, $dB = 10 \times \log \dfrac{I}{I_0}$ 이고, $I_0 = 10^{-12}\ W/m^2$ 이다.)

―― 보기 ――

ㄱ. (가)의 음파는 (다)에서 가청 범위에 속한다.
ㄴ. 음파의 세기가 커지면 (나)의 그래프는 오른쪽으로 평행 이동한다.
ㄷ. (다)의 자료에 따르면, 5000 Hz 소리는 I가 I_0보다 작아도 들린다.

① ㄱ　　② ㄴ　　③ ㄱ, ㄷ
④ ㄴ, ㄷ　　⑤ ㄱ, ㄴ, ㄷ

176

(가)는 G단백질의 조절 주기이다. GAP(GTPase-activating protein)은 G단백질에 결합된 GTP의 가수분해를 촉진한다. 생쥐 간상세포의 광수용체는 빛의 자극을 받아 (가)의 메커니즘으로 (나)와 같은 전기적 반응을 나타낸다.

(가)
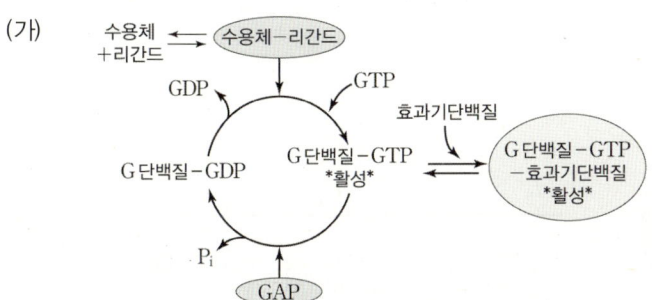

(나)
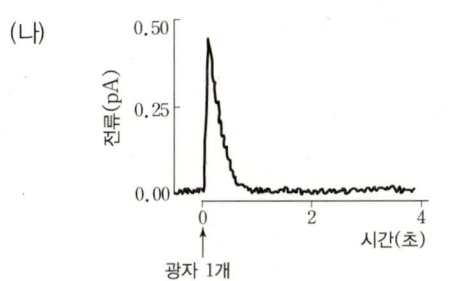

광수용체 G단백질의 GAP이 결핍된 돌연변이 생쥐의 간상세포에서 광자 1개에 대한 전기적 반응을 표시한 것으로 가장 적절한 것은? (단, 정상 생쥐와 돌연변이 생쥐는 GAP을 제외한 모든 기능이 동일하다.)

①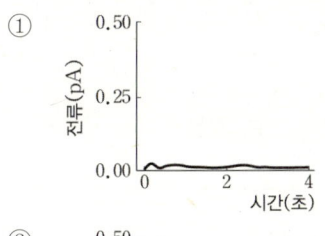
②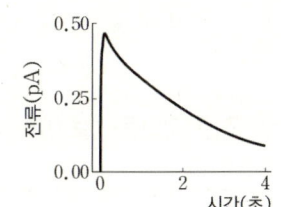
③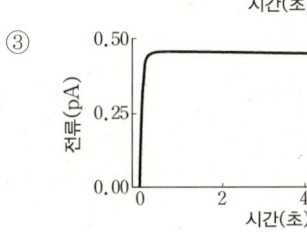
④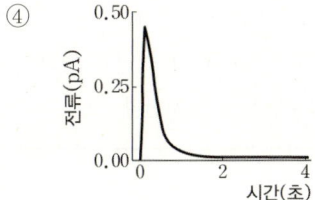
⑤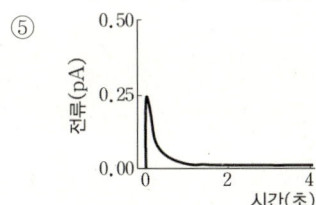

177

그림 (가)는 망막세포 사이의 연결과 ON-중심 신경절 세포(ON-centerganglion cell)의 수용영역(receptive field)을, (나)는 $t_0 \sim t_3$의 시간 동안 수용영역으로 들어오는 빛의 자극을 나타낸 것이다. 그림 (다)는 시간에 따른 4개의 망막세포 A~D의 막전위를 나타낸 것이다. ㉠~㉢은 A~C의 막전위 변화를 순서 없이 나타낸 것이고, ㉣은 D의 활동전위를 나타낸 것이다.

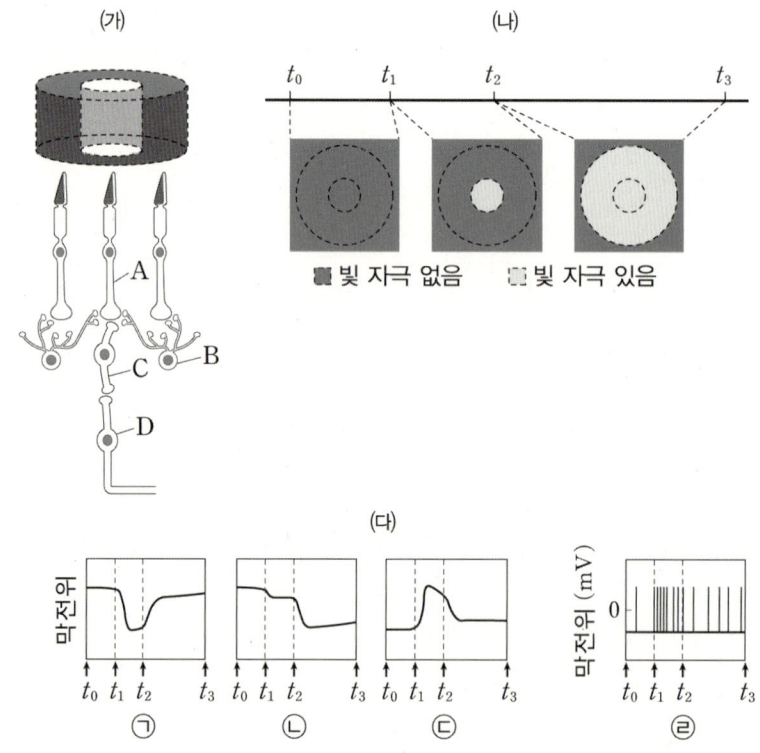

이에 대한 설명으로 옳은 것만을 〈보기〉에서 있는 대로 고른 것은?

--- 보기 ---

ㄱ. ㉡의 t_2에서 일어난 과분극에 의해서 ㉠의 t_2에서 탈분극이 일어난다.
ㄴ. ㉡과 ㉢은 각각 B와 C의 막전위 변화를 나타낸 것이다.
ㄷ. B는 A로 글루탐산을 분비한다.

① ㄱ ② ㄷ ③ ㄱ, ㄴ
④ ㄴ, ㄷ ⑤ ㄱ, ㄴ, ㄷ

178

2006학년도 15번

시각정보는 망막의 신경세포 → 시신경 → 시신경교차 → 시각로(optic track) → 시상(thalamus) → 시각중추의 순서로 전달된다. 그림은 시각정보 회로를 포함하는 뇌단면의 모식도이다.

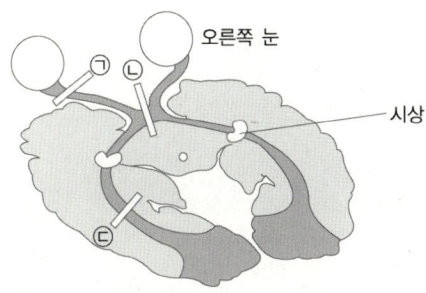

(가)는 두 눈으로 볼 수 있는 시야를 나타낸다. 오른쪽 시신경이 절단되면 (나)와 같이 D부위가 보이지 않고, 왼쪽 시각로가 절단되면 (다)와 같이 C와 D가 보이지 않는다. 그리고 오른쪽 시각로가 절단되면 A와 B가 보이지 않는다.

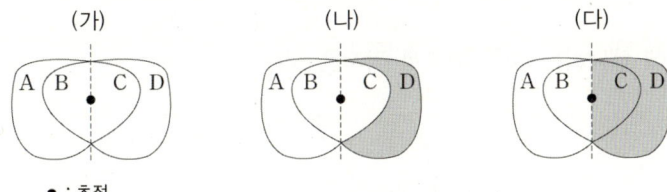

● : 초점
A, B, C : 왼쪽 눈 시야   B, C, D : 오른쪽 눈 시야

이를 근거로 추론한 내용 중 옳지 <u>않은</u> 것은?

① ㉠부위가 절단되면 A가 보이지 않는다.
② ㉡부위가 절단되면 B와 C가 보이지 않는다.
③ ㉢부위가 절단되면 C와 D가 보이지 않는다.
④ 왼쪽 시각로는 왼쪽 눈에서 나온 정보의 일부를 지니고 있다.
⑤ 오른쪽 시신경의 일부는 시신경교차에서 왼쪽 뇌반구로 교차된다.

179

2013학년도 31번

그림은 골격근의 신경근접합부(neuromuscular junction)에서 운동뉴런의 활동전위가 골격근으로 전달되는 과정을 나타낸 것이다.

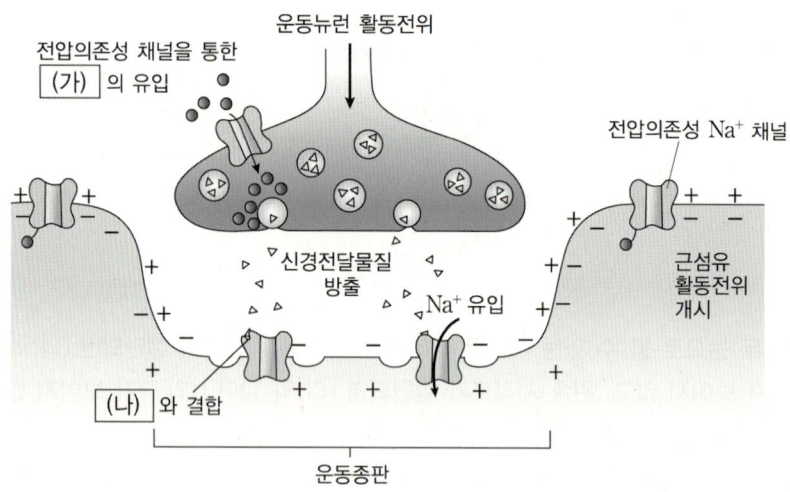

(가)와 (나)에 해당하는 것을 바르게 짝지은 것은?

	(가)	(나)
①	Ca^{2+}	니코틴성 수용체
②	Ca^{2+}	무스카린성 수용체
③	Na^+	글루탐산 수용체
④	Na^+	무스카린성 수용체
⑤	Na^+	니코틴성 수용체

180

그림은 휴식 상태의 사람이 운동을 시작하면서부터 근육에서 사용되는 ATP의 공급원 변화를 나타낸 것이다.

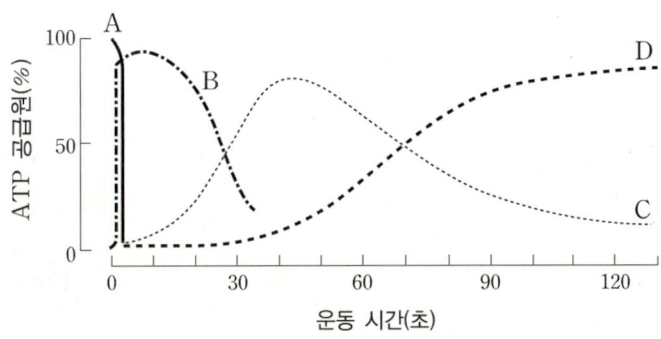

다음 중 A~D를 〈보기〉의 ㄱ~ㄹ과 바르게 연결한 것은?

― 보기 ―

ㄱ. 근육에 저장된 ATP
ㄴ. 세포호흡
ㄷ. 혐기성 해당작용
ㄹ. 인산 크레아틴

	A	B	C	D
①	ㄱ	ㄷ	ㄴ	ㄹ
②	ㄱ	ㄹ	ㄷ	ㄴ
③	ㄹ	ㄱ	ㄷ	ㄴ
④	ㄹ	ㄷ	ㄱ	ㄴ
⑤	ㄹ	ㄷ	ㄴ	ㄱ

181

그림은 줄무늬(수의) 근육의 횡단면으로서, 이 근육이 서로 다른 형태와 기능을 나타내는 근섬유로 구성되어 있는 것을 보여 준다. (가)는 근섬유의 핵을, (나)는 미토콘드리아를 선택적으로 염색한 것이다.

(가) 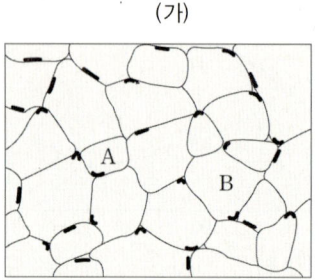   (나)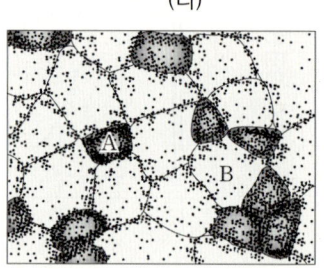

근섬유 A, B에 대한 설명 중 옳지 <u>않은</u> 것은?

① 근섬유 A에는 근섬유 B보다 미오글로빈의 양이 많다.
② 근섬유 B에는 근섬유 A보다 세포질 내 글리코겐 함유량이 많다.
③ 근섬유 A는 주로 산화적 인산화 과정을 통해 ATP를 생산한다.
④ 근섬유 B에서는 근섬유 A보다 지속되는 운동에 따른 피로 현상이 더 느리게 발생한다.
⑤ 근섬유 A 주위에는 근섬유 B보다 더 많은 모세혈관이 분포되어 있어 혈액 공급이 더 풍부하다.

182

2013학년도 02번

그림은 단일 골격근섬유의 운동신경에 전기 자극(↑)을 주어 발생하는 근섬유의 수축을 기록한 것이다. (가)는 자극을 1회 준 것이고, (나)는 수축이 끝나기 전에 자극을 연속으로 준 것이다.

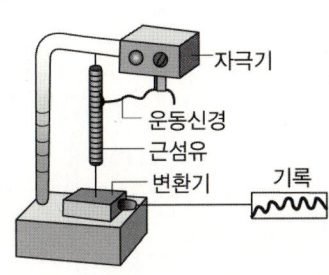

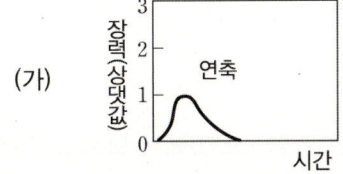

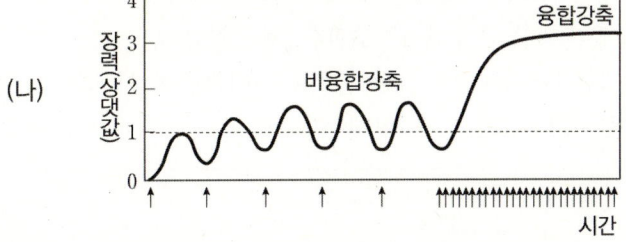

이에 대한 설명으로 옳은 것만을 〈보기〉에서 있는 대로 고른 것은?

―● 보기 ●―

ㄱ. (가)에서 연축이 끝난 다음 동일한 자극을 1회 주면, 연축의 크기는 증가한다.
ㄴ. (나)에서 신경의 자극 빈도를 증가시켰더니 근 수축력이 증가하였다.
ㄷ. 비융합강축은 세포질 내에 Ca^{2+}이 축적되어 나타난다.

① ㄱ　　　　　② ㄴ　　　　　③ ㄷ
④ ㄱ, ㄴ　　　　⑤ ㄴ, ㄷ

183

평활근은 세포 내 Ca^{2+} 농도에 의해 수축과 이완이 조절된다. 그림은 평활근 세포 내 Ca^{2+} 농도 조절에 관여하는 막단백질과 물질을 나타낸 것이다.

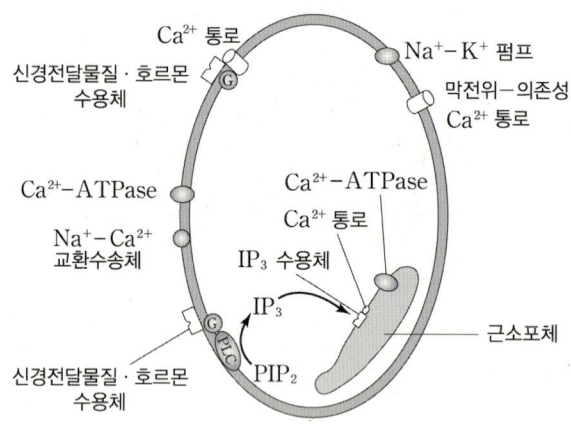

평활근의 이완을 초래하는 반응으로 옳은 것을 〈보기〉에서 모두 고른 것은?

─● 보기 ●─

ㄱ. 세포막에 존재하는 Na^+-Ca^{2+} 교환수송체가 활성화된다.
ㄴ. 근세포막과 근소포체막에 존재하는 Ca^{2+}-ATPase가 활성화된다.
ㄷ. 이노시톨-삼인산(IP_3)이 근소포체막에 존재하는 IP_3 수용체와 결합한다.

① ㄱ　　　② ㄴ　　　③ ㄷ
④ ㄱ, ㄴ　　⑤ ㄱ, ㄴ, ㄷ

184

2012학년도 01번

그림은 사람에 있는 관절과 관절운동의 방향(화살표)에 대한 모식도이다.

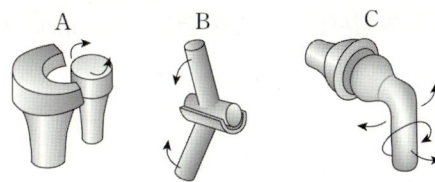

이에 대한 설명으로 옳은 것만을 〈보기〉에서 있는 대로 고른 것은?

― 보기 ―
ㄱ. A 모양의 관절은 손목(wrist)에 있다.
ㄴ. B 모양의 관절은 팔꿈(elbow)에 있다.
ㄷ. C 모양의 관절은 무릎(knee)에 있다.

① ㄱ   ② ㄴ   ③ ㄷ
④ ㄱ, ㄴ   ⑤ ㄴ, ㄷ

185

(가)는 신경근육접합부에 존재하는 니코틴성 아세틸콜린 수용체의 단면 구조를 나타낸 것이다. 아세틸콜린이 수용체에 결합하면 수용체의 아미노산 X는 통과하는 이온과 상호작용하여 종판전위를 발생시킨다. (나)는 아미노산 X를 다른 아미노산 X′로 치환시킨 수용체의 이온전도도이다.

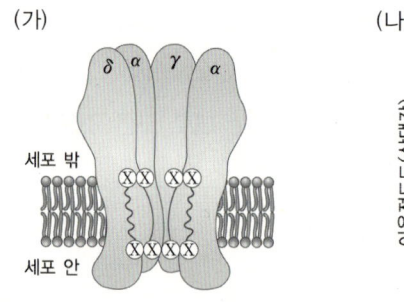
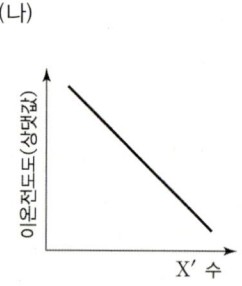

다음 중 아미노산 X로 가장 적절한 것은?

① 아르기닌, 리신
② 아스파르트산, 글루탐산
③ 티로신, 페닐알라닌
④ 시스테인, 알라닌
⑤ 프롤린, 이소류신

186

2005학년도 32번

골격근의 수축기작을 알아보기 위한 실험을 하였다.

〈실험 과정〉
(가) 유리판에 '굵은 필라멘트(thick filament)'를 고정하였다.
(나) 이 유리판에 형광물질이 표지된 '가는 필라멘트(thin filament)'가 들어있는 용액을 첨가하였다.
(다) '가는 필라멘트'의 결합 및 이동 여부를 형광현미경으로 관찰하였다.

〈실험 결과〉

'가는 필라멘트'가 들어 있는 용액에 첨가된 물질(pH 7.0)	'가는 필라멘트'의 반응	
	'굵은 필라멘트'에 결합	'굵은 필라멘트' 위에서 이동
없음	−	−
Ca^{2+}	+	−
ATP	−	−
Ca^{2+}, ATP	+	+
Ca^{2+}, ADP, H_3PO_4	+	−
Ca^{2+} 먼저 처리한 후, 'ATP 유사체' 첨가	−	−

(단, 'ATP 유사체'는 ATP와 성질이 같지만 가수분해되지 못함.
+: 일어남, −: 안 일어남)

위의 실험 결과에 대한 설명이나 추론으로 옳은 것은?

① '가는 필라멘트'가 '굵은 필라멘트'에서 떨어질 때 ATP가 관여한다.
② '가는 필라멘트'와 '굵은 필라멘트'의 결합에는 Ca^{2+}, ADP, H_3PO_4가 필요하다.
③ '가는 필라멘트'가 '굵은 필라멘트' 위에서 이동할 때 ATP가 가수분해되지 않는다.
④ Ca^{2+}은 있으나 ATP가 고갈되면, '가는 필라멘트'는 '굵은 필라멘트'에서 떨어진다.
⑤ Ca^{2+}과 ATP가 함께 있다가 Ca^{2+}이 제거되어도 '가는 필라멘트'는 '굵은 필라멘트' 위를 계속해서 이동한다.

187

그림 (가)는 운동 전후 근육의 인산 핵자기공명(NMR) 스펙트럼을 나타낸 것이다. 그림 (나)는 글리코겐이 소모된 세 집단에게 각각 단백질, 지방, 또는 탄수화물 위주의 식사를 제공하면서 근육 내 글리코겐의 함량을 시간에 따라 나타낸 것이다.

(가)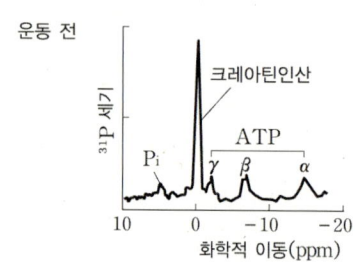

(나)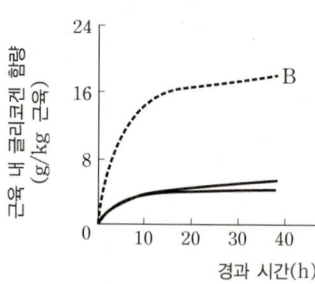

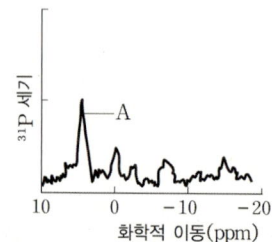

이에 대한 설명으로 옳은 것만을 〈보기〉에서 있는 대로 고른 것은?

─ 보기 ─

ㄱ. ATP가 ADP와 P_i로 가수분해될 때보다 크레아틴인산이 가수분해될 때 표준자유에너지의 변화가 더 크다.
ㄴ. (가)의 A는 크레아틴인산이 ATP로 전환되면서 생긴 크레아틴의 피크(peak)이다.
ㄷ. (나)의 B는 단백질 위주의 식사를 했을 때 나타나는 근육 내 글리코겐의 함량 변화이다.

① ㄱ   ② ㄴ   ③ ㄷ
④ ㄱ, ㄴ   ⑤ ㄴ, ㄷ

188

2005학년도 예비검사 35번

개구리의 단일 근섬유를 근절의 길이를 다르게 고정한 후 자극을 주어 수축시켰다. 이 때 장력을 각각 측정하고, 장력의 변화를 근절의 길이와 두 필라멘트가 겹치는 정도에 따라 그래프로 나타내었다.

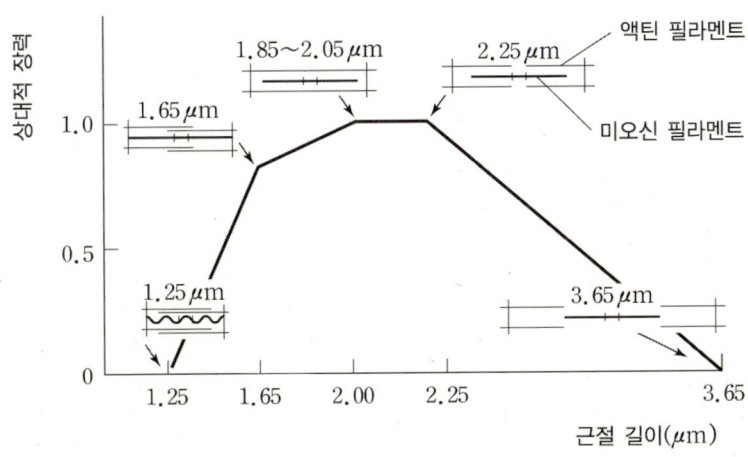

위 실험 결과에 대한 추론으로 옳지 않은 것은?

① 액틴과 미오신 필라멘트가 최대로 겹칠 때 장력은 최대값을 나타낸다.
② 근육이 수축하면 근절의 길이가 짧아지고, 근절의 길이가 짧아질수록 장력은 증가한다.
③ 액틴 필라멘트에 작용하는 미오신 가교(cross-bridge)의 수가 증가하면 근절의 전체 장력이 커진다.
④ 두 필라멘트가 겹치는 거리가 커지면 액틴 필라멘트에 작용하는 미오신 가교의 수가 증가한다.
⑤ 근절이 완전히 이완되어 액틴과 미오신 필라멘트가 겹치지 못하면 장력의 발생은 불가능해진다.

189

2012학년도 20번

그림에서 (가)는 근육의 피동장력(passive tension)을, (나)는 등척수축(isometric contraction)이 일어나는 조건에서 구한 능동장력(active tension)을 나타낸다. 등척수축은 근육 길이의 변화 없이 장력이 증가하는 수축이다. 성인이 아령을 들어 올리는 동안 근육 수축은 A → B → C 과정으로 일어난다.

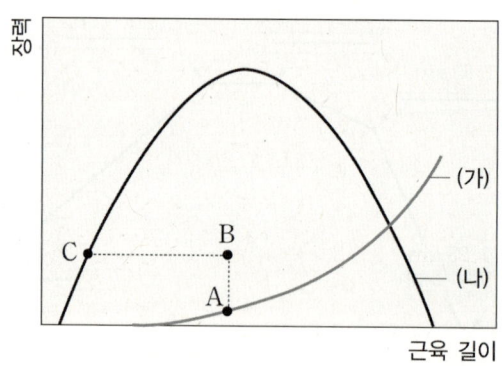

구간 BC에 대한 설명으로 옳은 것만을 〈보기〉에서 있는 대로 고른 것은? (단, 운동을 시작할 때 근육의 길이는 동일하다.)

─── 보기 ───

ㄱ. 등장수축(isotonic contraction)이 일어난다.
ㄴ. 근육이 단축되는 길이는 아령 무게에 비례한다.
ㄷ. 근육이 단축되는 속도는 아령 무게에 비례한다.

① ㄱ ② ㄴ ③ ㄷ
④ ㄱ, ㄴ ⑤ ㄱ, ㄷ

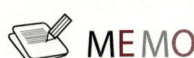

2018학년도 대비
MD for PEET
생물추론

2018 MEGAMD

PART IV
생식과 발생

29	생식
30	발생

001

그림은 포유동물 세정관 일부의 단면을 나타낸 것이다.

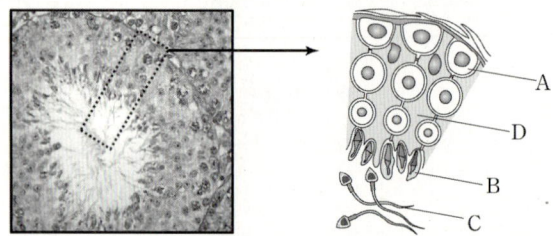

세포 A~D에 대한 설명으로 옳은 것을 <보기>에서 있는 대로 고른 것은?

― 보기 ―
ㄱ. A 중에는 유사분열을 통해 증식하는 줄기세포가 있다.
ㄴ. B는 정자 형태형성과정(spermiogenesis) 동안 전사 활성이 증가한다.
ㄷ. C는 머리, 중편, 꼬리를 가지며 수정능력과 운동성이 있다.
ㄹ. D는 남성호르몬 수용체와 여포자극호르몬(FSH) 수용체를 발현한다.

① ㄱ, ㄴ ② ㄱ, ㄷ ③ ㄱ, ㄹ
④ ㄴ, ㄹ ⑤ ㄷ, ㄹ

002

그림은 사람 세정관 내에서 관찰되는 세포 A~D를 나타낸 것이다.

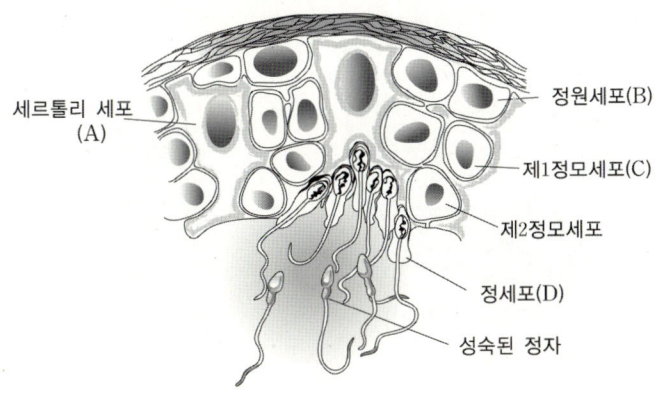

이에 대한 설명으로 옳은 것만을 〈보기〉에서 있는 대로 고른 것은?

─ 보기 ─
ㄱ. A는 여포자극호르몬에 대한 수용체를 지니고 있다.
ㄴ. B는 감수분열을 하며, C는 반수체이다.
ㄷ. 레디히 세포에서 분비되는 테스토스테론은 D 형성을 촉진한다.

① ㄱ ② ㄴ ③ ㄷ
④ ㄱ, ㄷ ⑤ ㄱ, ㄴ, ㄷ

003

그림은 사람의 난소 및 정소 세정관의 모식도이다.

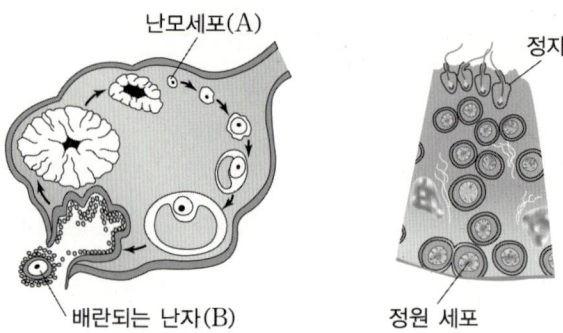

위 그림에 대한 설명이나 추론으로 옳지 <u>않은</u> 것은?

① (A)는 제 1감수분열 전기에 멈춰 있다.
② (B)는 제 2감수분열 중기에 멈춰 있다가 수정된 후 감수분열이 완성된다.
③ 정원세포는 생식 가능한 동안 계속 분열하고 감수분열을 거쳐 정자로 된다.
④ 난포자극호르몬(FSH)과 황체형성호르몬(LH)은 정자형성 과정을 조절한다.
⑤ 정자형성 과정에서 감수분열 시 XY염색체는 쌍을 이루지 않는다.

004

사춘기 전의 여자아이 난소에 있는 난모세포 (가)와 그 난모세포의 세포분열 단계 (나)로 옳은 것은?

	(가)	(나)
①	제1난모세포	유사분열 후기
②	제1난모세포	감수분열 Ⅰ 전기
③	제1난모세포	감수분열 Ⅰ 후기
④	제2난모세포	감수분열 Ⅱ 전기
⑤	제2난모세포	감수분열 Ⅱ 후기

005

그림 (가)와 (다)는 생리주기 동안의 뇌하수체 호르몬(㉠, ㉡)과 난소 호르몬(㉢, ㉣)의 혈중 농도 변화를, (나)와 (라)는 난소 주기와 자궁 주기를 각각 나타낸 것이다.

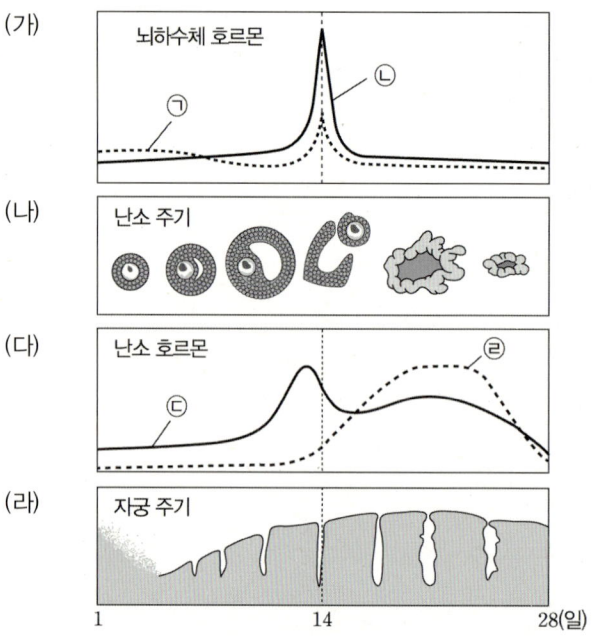

이에 대한 설명으로 옳지 않은 것은?

① ㉠은 난포의 발달을 유도한다.
② ㉡은 배란을 유도한다.
③ ㉢은 자궁내막의 증식을 유도한다.
④ ㉣은 자궁근층의 수축력을 증가시킨다.
⑤ 임신이 되면 ㉣은 태반에서 만들어진다.

006

2005학년도 25번

그림은 출산 시 자궁 수축에 관여하는 여러 호르몬의 작용을 나타낸 것이다. (가) 호르몬과 (나) 호르몬의 일반적인 특징 중 옳은 것을 〈보기〉에서 있는 대로 고른 것은?

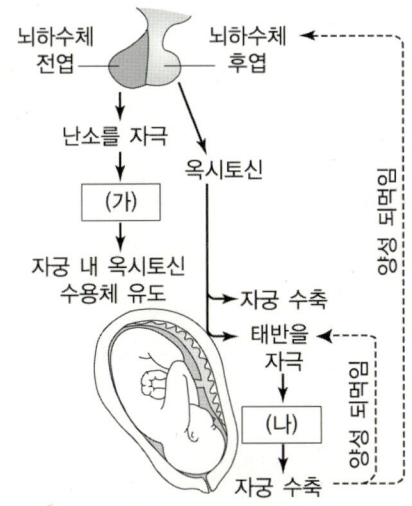

── 보기 ──

ㄱ. (가) 호르몬이 결핍되면 갱년기 질환이 유발될 수 있다.
ㄴ. (가) 호르몬은 배란주기의 조절에도 관여하며 배란 후 최대치에 이른다.
ㄷ. (나) 호르몬은 거의 모든 세포에서 만들어지며 염증작용과 관련이 있다.
ㄹ. (나) 호르몬은 분자구조가 불안정하여 국소조절자(local regulator)로 작용한다.

① ㄱ, ㄴ   ② ㄱ, ㄷ   ③ ㄴ, ㄹ
④ ㄱ, ㄷ, ㄹ   ⑤ ㄴ, ㄷ, ㄹ

007

어떤 18세 남성이 성염색체의 비분리에 의한 클라인펠터증후군(Klinefelter syndrome)으로 진단되었다. 그림 (가)는 이 남성 부모의 정자와 난자가 만나 접합자(XXY)가 형성되는 과정을 나타낸 모식도이다. (나)는 뇌하수체와 정소 사이의 호르몬 분비 되먹임 과정을 나타낸 것이다.

(가)
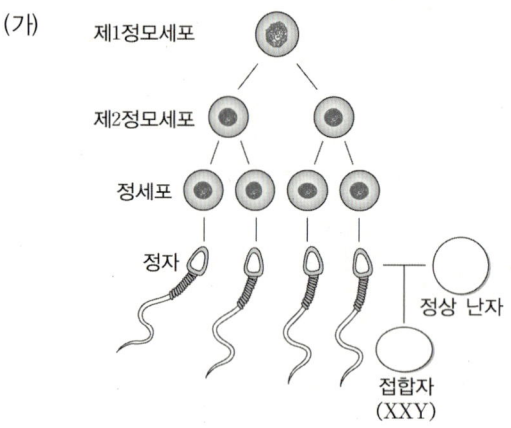

(나)
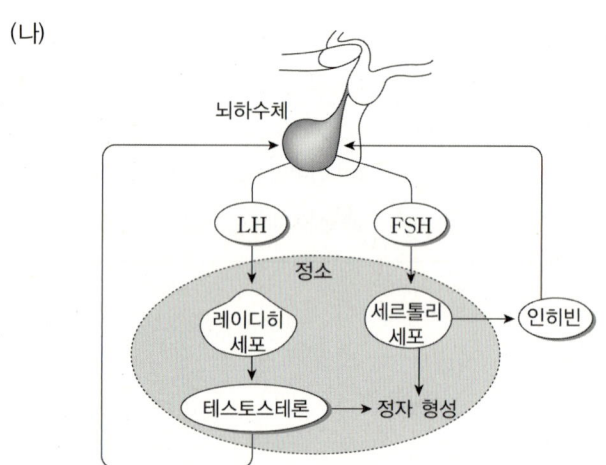

이 남성(XXY)의 혈중 테스토스테론 농도는 정상치보다 낮다. 이에 대한 설명으로 옳은 것만을 〈보기〉에서 있는 대로 고른 것은? (단, 이 남성의 시상하부와 뇌하수체는 정상이고, 아버지의 정자형성과정에서 비분리는 1회만 일어났다.)

―― 보기 ――
ㄱ. (가)에서 제2감수분열 시기에 염색체 비분리가 일어났다.
ㄴ. 이 남성의 혈중 FSH 농도는 정상치보다 높다.
ㄷ. 정상 남성에서 인히빈은 뇌하수체에서 FSH 분비를 억제한다.

① ㄱ　　② ㄴ　　③ ㄷ　　④ ㄱ, ㄴ　　⑤ ㄴ, ㄷ

008

2006학년도 33번

자궁근종은 자궁근에서 유래하는 양성 종양이다. 다음은 호르몬이 자궁근종의 성장과 자궁근종에서 *IGF-1* (성장인자의 일종) 유전자의 전사에 미치는 영향을 밝히기 위해 가상적으로 실시한 실험 결과이다. 각 처리군별 자궁근종의 평균 크기와 근종세포당 *IGF-1* mRNA의 발현 정도를 상대적인 수치로 나타냈다. (단, 세포에 존재하는 에스트로겐 수용체 단백질의 양은 동일하다.)

처리 방법	종양 크기	IGF-1 발현
무처리 대조군	100	100
성선자극호르몬방출호르몬 억제제(GnRH antagonist) 투여	10	15
난소제거수술	10	15
난소제거수술 후 에스트로겐 투여	75	100
에스트로겐 억제제 (antiestrogen) 투여	35	15

위 실험 결과에 대한 해석 중 옳은 것을 〈보기〉에서 있는 대로 고른 것은?

• 보기 •

ㄱ. 황체형성호르몬(LH)은 종양의 크기에 직접적으로 영향을 미친다.
ㄴ. 난포자극호르몬(FSH)은 *IGF-1* 유전자 발현에 영향을 미치지 않는다.
ㄷ. *IGF-1* 유전자의 발현은 에스트로겐에 의해서 주로 영향을 받는다.
ㄹ. 난소에서는 여성호르몬 외에 자궁근종의 성장에 영향을 미치는 물질이 생산된다.

① ㄱ, ㄴ   ② ㄱ, ㄷ   ③ ㄴ, ㄷ
④ ㄴ, ㄹ   ⑤ ㄷ, ㄹ

009

성게의 수정된 알은 여러 이온의 유출입으로 활성화된다. 그림은 수정 직후 이온들의 유출입과 알의 활성화를 나타낸 모식도이다.

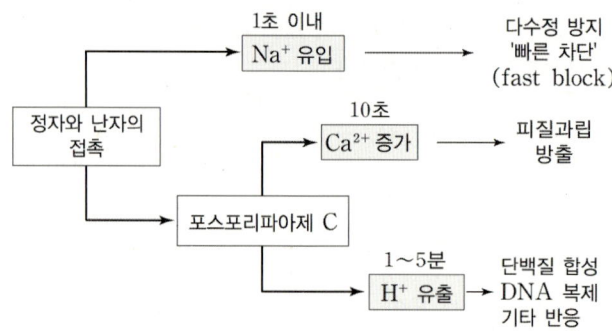

위와 관련한 설명으로 옳은 것을 〈보기〉에서 있는 대로 고른 것은?

─● 보기 ●─

ㄱ. Na^+ 유입은 세포막 전위를 탈분극시켜 새로운 정자의 침입을 막는다.
ㄴ. Ca^{2+}의 증가는 세포막의 전압의존성 Ca^{2+} 이온통로가 개방되어 나타난다.
ㄷ. 다수정 방지 과정에서 '느린 차단(slow block)'은 Ca^{2+}의 증가에 따라 수정막을 형성하는 과정이다.
ㄹ. H^+의 유출은 수정란 내 pH를 증가시켜 첫 번째 난할에 필요한 유전자의 전사를 활성화시킨다.

① ㄱ, ㄷ ② ㄱ, ㄹ ③ ㄴ, ㄷ
④ ㄴ, ㄹ ⑤ ㄷ, ㄹ

010

두 종의 성게 A, B를 이용하여 첨체 반응과 다정자수정을 알아 보았다. 표는 A의 정자에 전처리를 하고 수정한 조건과 결과를 나타낸 것이다.

실험	정자	정자 전처리	난자	수정 환경	첨체 반응	다정자 수정
㉠	A	완충용액	A	바닷물	○	×
㉡	A	완충용액	A	민물	○	○
㉢	A	완충용액	B	바닷물	×	×
㉣	A	A의 난자 젤리층을 포함한 완충용액	A	바닷물	×	×
㉤	A	B의 난자 젤리층을 포함한 완충용액	A	민물	?	?

(○: 일어남, ×: 일어나지 않음)

이에 대한 설명으로 옳은 것만을 〈보기〉에서 있는 대로 고른 것은? (단, 모든 실험은 난자, 정자, 수정 환경 이외에는 동일한 조건에서 수행한다.)

― 보기 ―

ㄱ. ㉠에서 젤리층을 완전히 제거한 A 난자를 사용해도 다정자수정이 일어나지 않는다.
ㄴ. ㉡에서 난자 세포막의 탈분극이 일어나지 않는다.
ㄷ. ㉤에서 다정자수정이 일어나지 않는다.

① ㄱ   ② ㄴ   ③ ㄷ
④ ㄱ, ㄴ   ⑤ ㄴ, ㄷ

011

2005학년도 예비검사 01번

일반적인 난할 방식에 관한 설명으로 옳은 것을 〈보기〉에서 있는 대로 고른 것은?

― 보기 ―

ㄱ. 경할(meridional cleavage)을 할 때 방추사는 동·식물극 축과 수평하게 형성된다.
ㄴ. 위할(equatorial cleavage)을 할 때 세포질 분열면은 동·식물극 축과 수직을 이룬다.
ㄷ. 난할은 체세포분열로 분열이 거듭될수록 핵에 대한 세포질의 부피 비율이 점차 감소한다.
ㄹ. 난황의 양과 분포는 난할 유형을 결정짓는 중요한 요인으로 난황을 많이 포함하고 있는 단황란은 불완전한 세포질 분열을 한다.

① ㄱ, ㄷ ② ㄴ, ㄷ ③ ㄴ, ㄹ
④ ㄱ, ㄷ, ㄹ ⑤ ㄴ, ㄷ, ㄹ

012

그림 (가)~(다)는 서로 다른 척추동물 3종의 8세포기 배아를 나타낸 것이다.

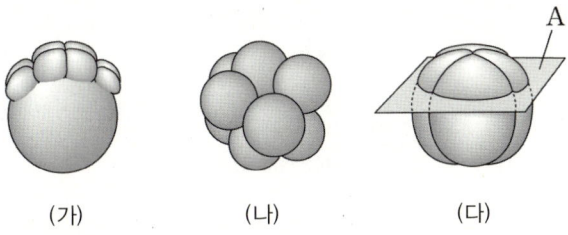

(가)~(다)에 대한 설명으로 옳은 것만을 〈보기〉에서 있는 대로 고른 것은?

---보기---

ㄱ. 배아 부피당 난황의 양은 (가)에서 가장 많다.
ㄴ. (나)는 변태를 거쳐 발생하는 동물의 배아이다.
ㄷ. (다)에서 제 1 난할면은 A이다.

① ㄱ ② ㄴ ③ ㄷ
④ ㄱ, ㄴ ⑤ ㄱ, ㄷ

013

그림은 척추동물에서 신경관 형성 과정 동안 시기별로 관찰되는 세포의 신장과 수축을 나타낸 것이다. A와 B는 선형 중합체이며, 세포골격을 구성하는 주요 성분이다.

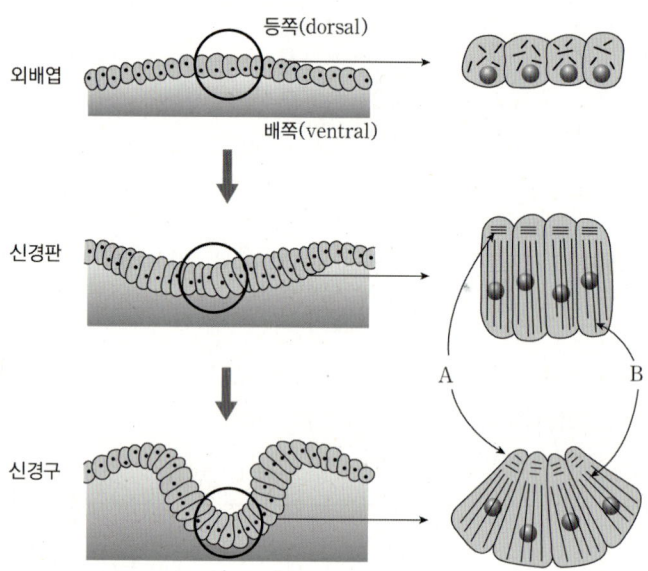

이에 대한 설명으로 옳은 것만을 〈보기〉에서 있는 대로 고른 것은?

---- 보기 ----
ㄱ. A의 직경은 B의 직경보다 크다.
ㄴ. 콜히친은 B의 형성을 저해한다.
ㄷ. 신경구 형성 과정에서 세포의 형태가 쐐기 모양으로 변할 때 A와 미오신이 관여한다.

① ㄱ ② ㄴ ③ ㄷ
④ ㄱ, ㄴ ⑤ ㄴ, ㄷ

014

그림은 양막류의 발생 과정 중 신경관과 주변 조직을 나타낸 것이다.

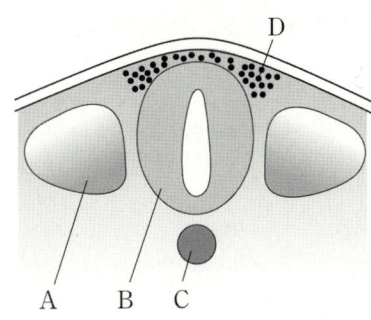

이에 대한 설명으로 옳지 <u>않은</u> 것은?

① A에서 근육이 발생한다.
② B는 중추신경으로 분화한다.
③ C는 척추의 뼈로 분화한다.
④ D의 세포 일부는 이동하여 색소세포로 분화한다.
⑤ A와 B의 분화에 C가 영향을 준다.

015

2005학년도 13번

그림은 동물반구에서 떼어낸 조각을 개별 세포로 분리한 후 액티빈(activin)을 처리한 실험의 모식도이다.

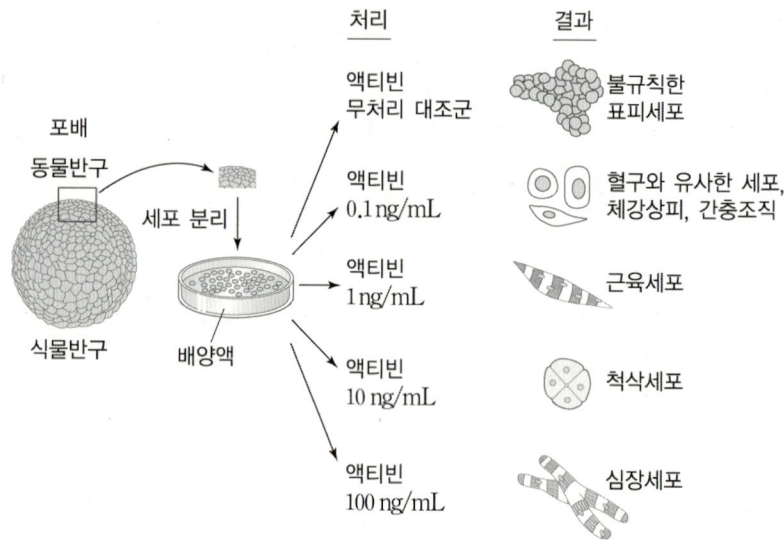

위 실험의 결과에 대한 설명이나 추론 중 옳은 것을 〈보기〉에서 있는 대로 고른 것은?

― 보기 ―

ㄱ. 액티빈은 동물반구 쪽에서 합성되기 시작할 것이다.
ㄴ. 동물반구 꼭대기의 할구들은 외배엽으로 분화할 운명을 갖고 있다.
ㄷ. 중배엽 조직의 분화는 액티빈의 농도구배를 따라 일어날 것이다.

① ㄱ   ② ㄴ   ③ ㄷ
④ ㄱ, ㄷ   ⑤ ㄴ, ㄷ

016

2008학년도 14번

다음은 생쥐의 포배 형성에 관한 자료이다.

> (가) 포배강 형성은 후기 상실배 할구에서 배아 내부로의 Na^+ 능동수송과 이에 따른 물의 유입으로 시작된다.
> (나) 포배는 영양외배엽세포와 내세포괴(inner cell mass)로 구성된다.
> (다) 인접한 영양외배엽세포 사이에 밀착결합(tight junction)이 형성된다.
> (라) 포배 형성에 cyclic AMP-의존성 단백질 인산화 효소에 의한 막수송 단백질 활성이 필요하다.

생쥐의 후기 상실배를 배양하면서 〈보기〉의 물질을 처리하였을 때 포배강 형성에 미치는 효과를 바르게 짝지은 것은?

• 보기 •

ㄱ. Na^+ 펌프 저해제
ㄴ. 포스포디에스테라아제(phosphodiesterase) 저해제
ㄷ. (다)의 밀착결합 단백질 간 결합부위와 경쟁하는 구조의 합성펩티드

	ㄱ	ㄴ	ㄷ
①	억제	억제	촉진
②	억제	촉진	억제
③	억제	촉진	촉진
④	촉진	억제	촉진
⑤	촉진	촉진	억제

017

2007학년도 20번

그림은 닭의 배아와 배외막(extraembryonic membrane)의 발생 과정을 나타낸 모식도이다.

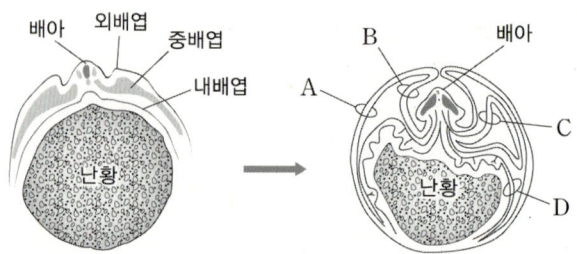

배외막에 관한 특성과 기원에 대한 설명으로 옳은 것을 〈보기〉에서 있는 대로 고른 것은?

• 보기 •

	배외막	배외막에 대한 설명	배외막의 기원
ㄱ.	A	대사 노폐물의 저장	중배엽 + 외배엽
ㄴ.	B	물리적 충격으로부터 배아의 보호	중배엽 + 외배엽
ㄷ.	C	사람의 경우, 초기 혈구 형성	중배엽 + 외배엽
ㄹ.	D	사람의 경우에는 형성되지 않음	내배엽 + 중배엽

① ㄱ ② ㄴ ③ ㄷ
④ ㄱ, ㄹ ⑤ ㄴ, ㄷ

018

2014학년도 09번

그림 (가)는 닭에서 신경관이 형성된 직후의 배아 단면을, (나)는 척수신경이 형성된 직후의 척수 단면을 나타낸 것이다.

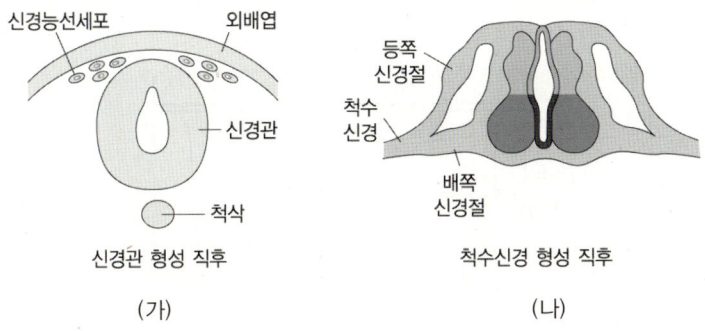

이에 대한 설명으로 옳은 것만을 〈보기〉에서 있는 대로 고른 것은?

보기

ㄱ. (가)의 단계에서 척삭을 제거하면 (나)의 단계에서 운동뉴런의 축삭이 정상경로로 뻗지 못한다.
ㄴ. (나)의 감각뉴런은 (가)의 신경능선세포에서 기원한다.
ㄷ. (나)에서 등쪽신경절에 있는 뉴런은 감각뉴런이다.

① ㄱ ② ㄴ ③ ㄱ, ㄷ
④ ㄴ, ㄷ ⑤ ㄱ, ㄴ, ㄷ

019

초파리 발생에서 Bicoid, Caudal, Hunchback, Nanos는 앞-뒤 축(anterior-posterior axis)의 형성에 중요한 역할을 하는 형태형성요소(morphogen)이다. 그림은 발생단계에 따른 이 4가지 유전자 산물의 분포 변화를 나타낸 것이다.

(가) 난자

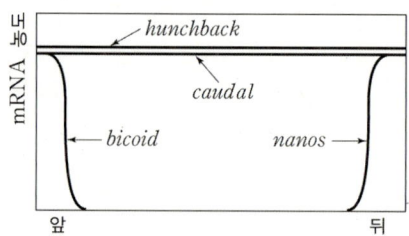

(나) 초기 난할 배아

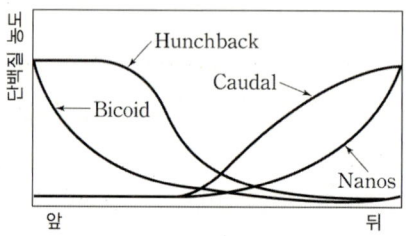

(다) 후기 난할 배아

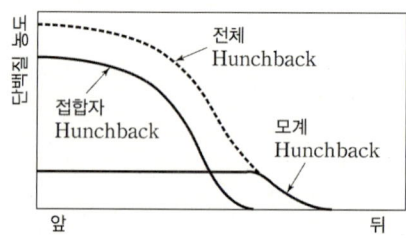

위의 그림에 대한 설명이나 추론으로 옳은 것을 〈보기〉에서 있는 대로 고른 것은?

────── 보기 ──────

ㄱ. Nanos 단백질은 *hunchback* mRNA의 번역을 억제할 것이다.
ㄴ. 난할이 진행되면서 Bicoid 단백질은 핵 내 *hunchback* 유전자의 전사를 촉진할 것이다.
ㄷ. Caudal 단백질은 수정 후 *nanos* mRNA의 번역을 촉진하여 뒤쪽 구조의 형성을 시작하게 할 것이다.

① ㄱ ② ㄷ ③ ㄱ, ㄴ ④ ㄴ, ㄷ ⑤ ㄱ, ㄴ, ㄷ

020

다음은 초파리의 유전자 A와 관련된 실험이다.

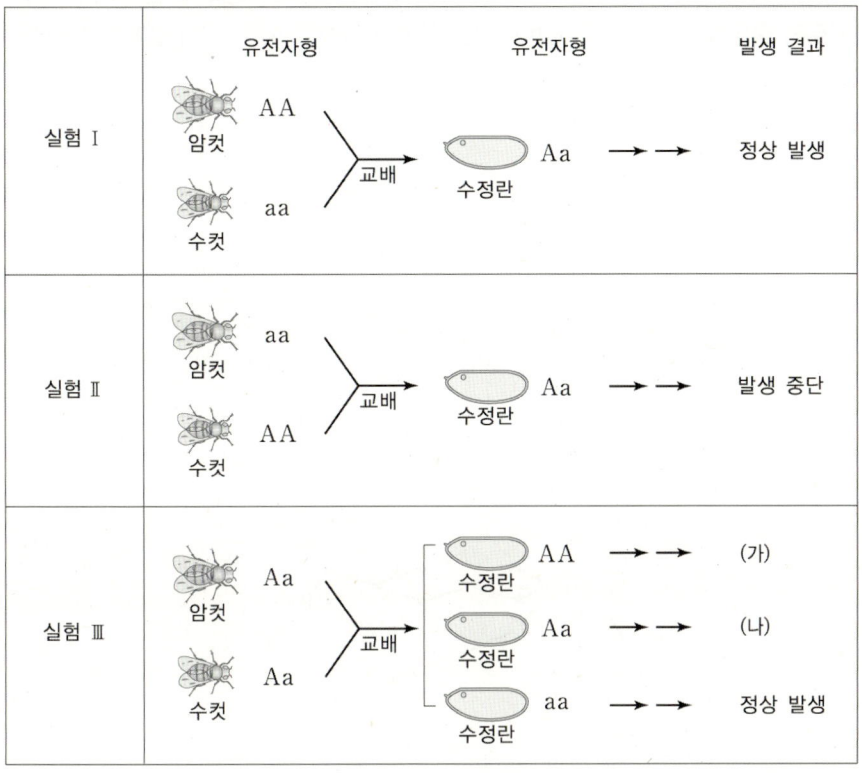

이에 대한 설명으로 옳은 것만을 〈보기〉에서 있는 대로 고른 것은? (단, 유전자 A는 대립유전자 a에 대하여 완전 우성이다.)

---- 보기 ----

ㄱ. (가)와 (나)는 모두 정상 발생한다.
ㄴ. 수컷에서 유래한 유전자 A는 수정란의 발생을 중단시킨다.
ㄷ. 수정 전 암컷에서 발현된 유전자 A의 발현 산물은 수정란의 정상 발생에 필수적이다.

① ㄱ ② ㄴ ③ ㄱ, ㄴ
④ ㄱ, ㄷ ⑤ ㄴ, ㄷ

021

생쥐의 정자는 난자의 투명대에 존재하는 단백질과 결합하면 첨체반응을 일으키고 투명대를 분해하여 난자의 세포막으로 접근한다. 이때 정자와 처음으로 결합하는 투명대 단백질의 종류를 알아보기 위하여 정제된 투명대 단백질 A, B, C와 정자를 이용하여 그림과 같은 실험을 수행하였다.

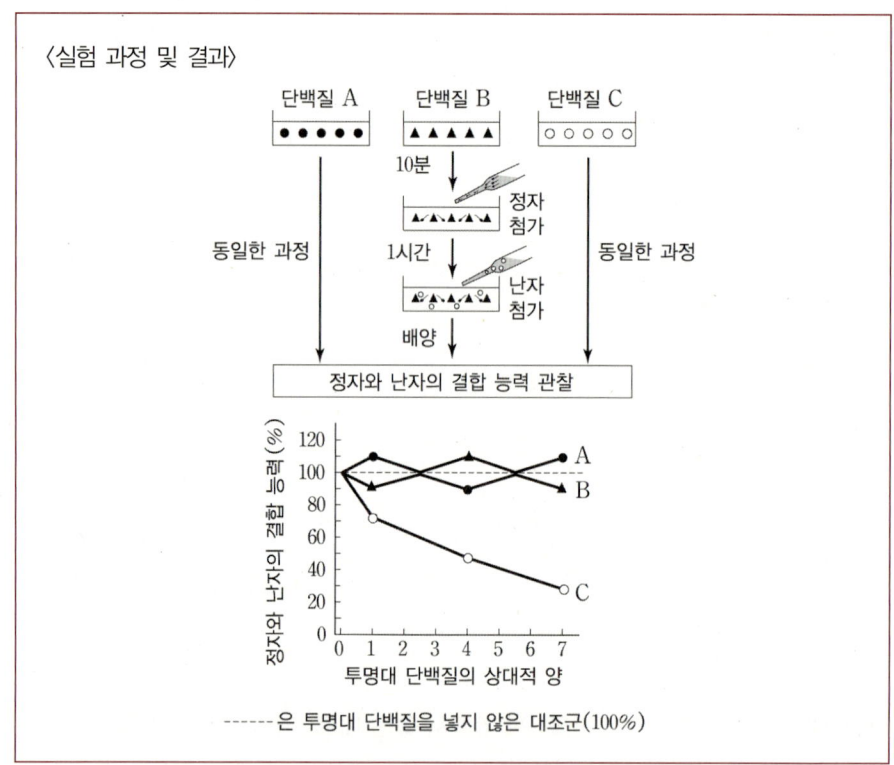

위 실험 결과에 대한 추론으로 옳지 <u>않은</u> 것은?

① 단백질 A는 인위적인 첨체반응을 유도할 수 없다.
② 단백질 C의 항체로 처리된 난자는 불임이 될 수 있다.
③ 수정 시 정자는 단백질 A 또는 B와 처음으로 결합한다.
④ 단백질 B의 처리는 정자와 난자의 결합을 억제하지 못한다.
⑤ 단백질 A와 B를 함께 처리하여도 정자와 난자의 결합을 방지할 수 없다.

022

2017학년도 20번

다음은 생쥐에서 유전자의 각인(imprinting)이 수정란 발생에 미치는 영향을 알아본 실험이다.

〈실험 I〉
(가) 서로 다른 수정란에서 유래된 난자 전핵(pronucleus)과 정자 전핵을 이용하여 다양한 종류의 재조합 수정란을 만든다.
(나) 수정란을 대리모의 자궁에 이식하고, 태어난 개체의 수를 조사한다.

〈실험 II〉
(가) 체세포 핵치환 기술을 이용하여 재조합 수정란을 만든다.
(나) 수정란을 대리모의 자궁에 이식하고, 태어난 개체의 수를 조사한다.

	재조합 수정란	이식한 수정란(개)	태어난 개체(마리)
실험 I	난자 전핵(n) + 정자 전핵(n)	300	40
	난자 전핵(n) + 난자 전핵(n)	300	0
	정자 전핵(n) + 정자 전핵(n)	300	0
실험 II	체세포 치환 핵(2n)	300	12

이에 대한 설명으로 옳은 것만을 〈보기〉에서 있는 대로 고른 것은?

● 보기 ●
ㄱ. 생식세포의 성숙 과정 중 유전자의 각인이 없어진다.
ㄴ. 난자와 정자의 유전체에 존재하는 각인 유전자의 차이에 의해 단성생식이 방지된다.
ㄷ. 수정란의 정상 발생에 필요한 유전자의 각인이 체세포의 유전체에서 모두 없어진다.

① ㄱ ② ㄴ ③ ㄷ
④ ㄱ, ㄴ ⑤ ㄱ, ㄷ

023

2010학년도 25번

다음은 멍게의 발생 과정에 대한 실험이다. 정상 발생의 32세포기 배아에서 세포 A와 세포 B는 내배엽 전구세포에서 분비되는 FGF(섬유아세포 성장인자) 신호를 받는다. 64세포기에서 세포 A는 신경삭과 척삭 전구세포로, 세포 B는 간충직과 근육 전구세포로 분열한다.

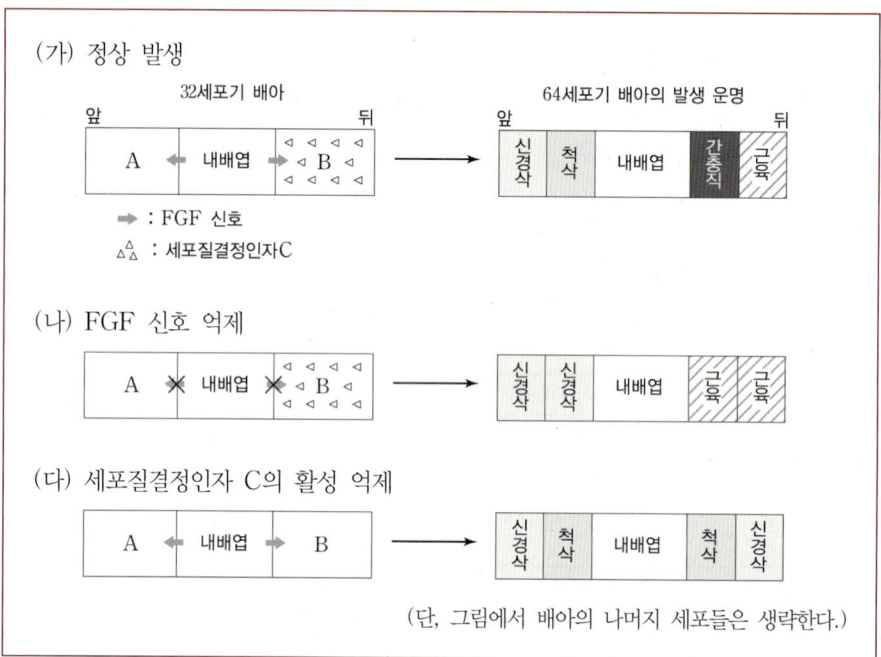

이 실험을 근거로 하여 정상 32세포기 배아의 세포 A에서 세포질 결정인자 C를 발현시킬 때 64세포기 배아의 발생 운명으로 가장 적절한 것은? (단, 세포 A의 발생 조건은 세포질결정인자 C의 발현을 제외하고 세포 B와 동일하다.)

024

다음은 예쁜꼬마선충(Caenorhabditis elegans)의 발생 과정을 연구한 실험이다.

〈실험 과정 및 결과〉
- 대조군의 정상적인 발생에서 4세포기 배아의 A 세포는 비대칭 세포분열을 통하여 MS 세포와 E 세포를 형성한다 (가).
- 4세포기 초기 배아에서 A 세포를 떼어 내어 단독으로 배양하면, A 세포는 분열하여 두 개의 MS 세포를 형성한다 (나).
- 4세포기 후기 배아에서 A 세포를 떼어 내어 단독으로 배양하면, A 세포는 분열하여 MS 세포와 E 세포를 형성한다 (다).

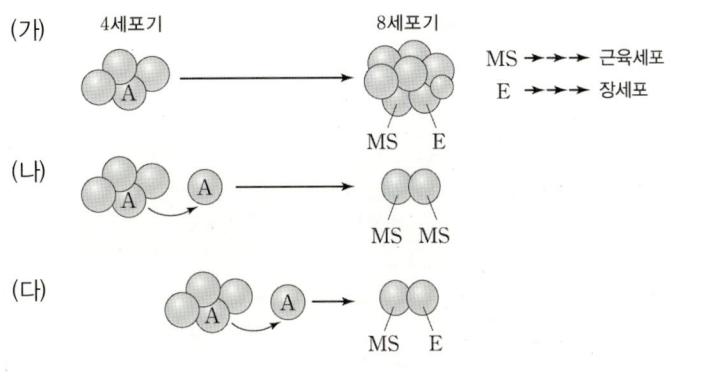

이 실험에 근거하여 예쁜꼬마선충의 정상 발생 과정에 대한 설명으로 옳은 것만을 〈보기〉에서 있는 대로 고른 것은? (단, (나)와 (다)에서 A 세포를 떼어 낸 시기를 제외한 나머지 실험 조건은 동일하다.)

— 보기 —
ㄱ. A 세포는 분열하기 전에 극성화(polarization)된다.
ㄴ. E 세포가 형성되려면 세포 간 상호작용이 필요하다.
ㄷ. A 세포는 분열한 후에 MS 세포와 E 세포로 운명이 예정된다.

① ㄱ   ② ㄴ   ③ ㄷ
④ ㄱ, ㄴ   ⑤ ㄱ, ㄴ, ㄷ

025

개구리의 성숙한 난자에서 $Vg1$ mRNA는 (가)처럼 식물극 주위에 제한적으로 분포된다. 이러한 mRNA의 분포 기작을 알아보기 위하여 다음과 같은 실험을 하였다.

ㄱ. 성숙 중인 난자에 미세소관을 파괴하는 노코다졸을 처리하면 (나)의 분포 형태가 나타났다.
ㄴ. 성숙 중인 난자에 미세섬유를 파괴하는 시토칼라신 B를 처리하면 (다)처럼 식물극 반구에 분포하였다.
ㄷ. 성숙한 난자에 노코다졸을 처리하면 (가), 시토칼라신 B를 처리하면 (다)의 분포 형태가 나타났다.

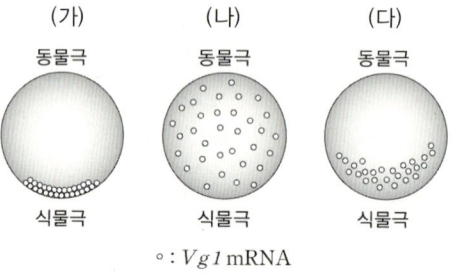

위 실험 결과를 설명할 수 있는 추론 중 옳은 것은?

① 성숙 중인 난자에서 $Vg1$ mRNA는 미세소관을 따라서 식물극 반구로 이동한다.
② 성숙한 난자에서 $Vg1$ mRNA는 식물극 주위에 존재하는 미세소관과 결합하여 (가)처럼 분포한다.
③ 성숙한 난자에 노코다졸과 시토칼라신 B를 동시에 처리하면 $Vg1$ mRNA는 (나)처럼 분포하게 될 것이다.
④ 성숙 중인 난자에 노코다졸과 시토칼라신 B를 동시에 처리하면 $Vg1$ mRNA는 (다)처럼 분포하게 될 것이다.
⑤ $Vg1$ mRNA는 성숙 중에는 (나)의 형태로 분포하지만, 동물극에서 특이적으로 분해되어 성숙한 난자에서는 (가)처럼 분포한다.

026

2006학년도 09번

도롱뇽과 개구리의 유생(larva)은 입과 그 주변의 형태가 다르다. 개구리는 빨판을, 도롱뇽은 이빨을 특이적으로 갖는다. 그림과 같이 도롱뇽 초기 낭배에서 복부로 발생할 부위의 표피를 잘라내, 개구리의 입으로 발생할 부위의 표피가 제거된 부위에 이식하였다.

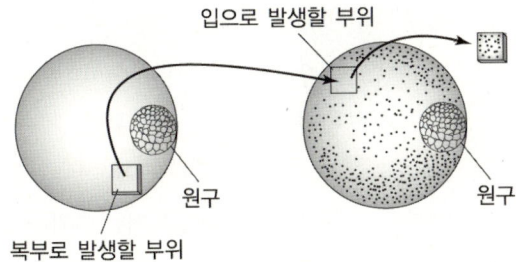

위 실험의 결과로 발생할 개구리의 형태를 옳게 예상한 것은?

① 이빨을 가진 유생으로 발생한다.
② 빨판을 갖는 정상적인 유생으로 발생한다.
③ 머리와 등이 두 개씩 있는 유생으로 발생한다.
④ 입에 개구리의 복부 구조를 갖는 유생으로 발생한다.
⑤ 도롱뇽의 복부와 개구리의 입 특성이 섞인 구조를 갖는 유생으로 발생한다.

027

2015학년도 34번

다음은 배아 세포의 운명 결정을 알아보기 위한 실험이다.

〈자료〉
- 개구리와 도롱뇽의 올챙이 시기에 나타나는 입 부위의 흡착판과 평형체 모양

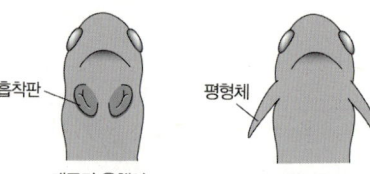

〈실험〉
(가) 도롱뇽의 초기 낭배에서 ㉠평형체로 분화될 외배엽 부위를 제거한다.
(나) ㉠이 제거된 위치에 Ⅰ~Ⅲ과 같이 조직을 준비하여 이식한다.

실험군	이식할 조직의 준비 과정	이식 과정
Ⅰ	도롱뇽 초기 낭배에서 표피로 분화될 외배엽 부위를 분리	
Ⅱ	개구리 신경배에서 신경판을 분리	
Ⅲ	개구리 초기 낭배에서 표피로 분화될 외배엽 부위를 분리	

Ⅰ~Ⅲ으로부터 발생한 도롱뇽 올챙이에서 평형체가 형성될 위치에 만들어지는 것으로 옳은 것은?

	Ⅰ	Ⅱ	Ⅲ
①	표피	평형체	평형체
②	표피	신경 세포	평형체
③	평형체	평형체	흡착판
④	평형체	신경 세포	흡착판
⑤	평형체	신경 세포	평형체

028

2017학년도 19번

다음은 개구리 눈의 수정체 발생에 대한 실험이다.

<자료>

- 개구리 눈의 수정체 발생 과정

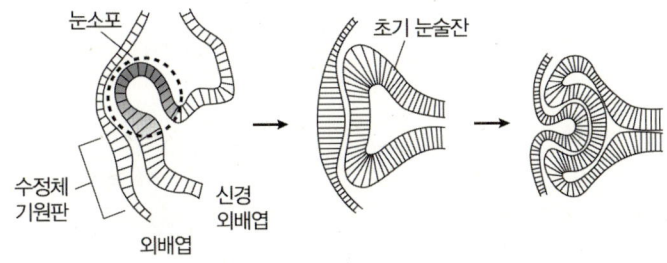

<실험>

- 발생 초기의 배아에서 눈소포를 제거하거나 다른 부위에 이식한 실험군에서 수정체 발생을 각각 조사한다.

실험군	눈소포를 제거한 개체	눈소포를 머리의 다른 부위에 이식한 개체	눈소포를 몸통에 이식한 개체
	(머리/몸통)	(머리/몸통)	(머리/몸통)
수정체 발생	안 됨	됨	안 됨

이에 대한 설명으로 옳은 것만을 <보기>에서 있는 대로 고른 것은?

• 보기 •

ㄱ. 수정체 발생에 눈소포가 필요하다.
ㄴ. 머리 부위의 외배엽에서만 수정체가 발생할 수 있다.
ㄷ. 수정체 기원판의 신호에 의해서 눈소포가 수정체로 발생한다.

① ㄱ ② ㄷ ③ ㄱ, ㄴ ④ ㄴ, ㄷ ⑤ ㄱ, ㄴ, ㄷ

029

2009학년도 36번

다음은 생쥐의 착상 전 초기 배아에서 할구의 발생능력에 대한 실험이다. (가)는 2세포기 배아에서 분리된 할구로부터 정상적인 새끼가 태어난 것을 나타낸 것이다. (나)는 털 색깔이 서로 다른 두 생쥐의 8세포기 배아를 융합하여 발생된 포배로부터 정상적인 새끼 키메라가 태어난 것을 나타낸 것이다.

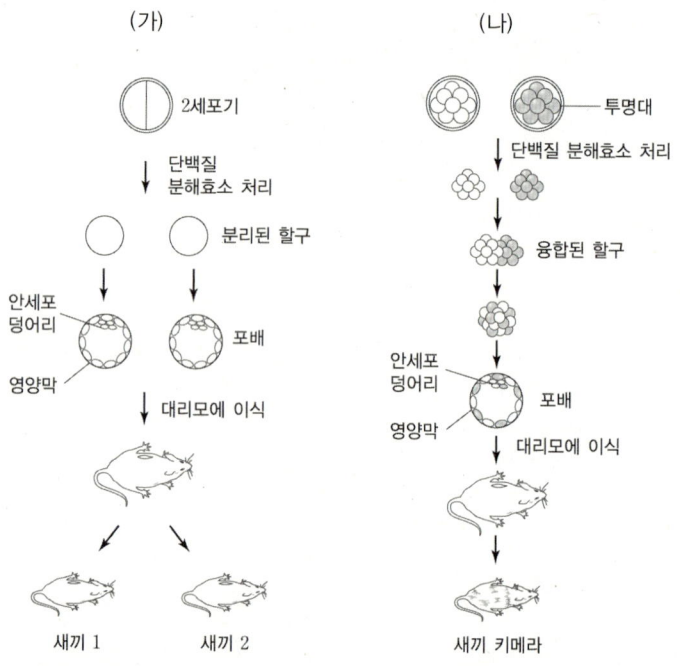

이 실험에 근거하여 포유류 초기 배아의 발생능력과 사람의 일란성 쌍둥이의 기원에 대한 설명으로 옳은 것만을 〈보기〉에서 고른 것은?

---- 보기 ----

ㄱ. (가)와 (나)의 각 안세포덩어리의 개체 발생능력은 동등하다.
ㄴ. 일부 일란성 쌍둥이는 할구가 포배기 이전에 나뉘어져서 태어난다.
ㄷ. 할구의 운명은 8세포기 초기 이전에 안세포덩어리와 영양막으로 이미 결정되어 있다.
ㄹ. 샴쌍둥이는 (나)의 경우처럼 융합된 할구로부터 발생된 포배에서 2개의 배아 축 형성으로 태어난다.

① ㄱ, ㄴ   ② ㄱ, ㄹ   ③ ㄴ, ㄷ
④ ㄴ, ㄹ   ⑤ ㄷ, ㄹ

030

그림은 발생 21일의 사람 배아를 나타낸 것이다.

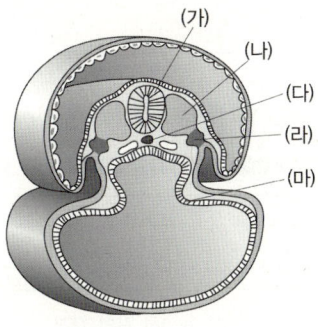

이에 대한 설명으로 옳지 <u>않은</u> 것은?

① (가)에서 뇌와 척수가 형성된다.
② (나)에서 체절이 형성된다.
③ (다)는 성인에서 추간판(intervertebral disc)의 일부로 남는다.
④ (라)에서 콩팥이 형성된다.
⑤ (마)에서 창자의 근육이 형성된다.

031

2014학년도 36번

그림은 닭과 생쥐 배아의 체절과 체절로부터 발생하는 척추의 부위를 나타낸 것이다. 생쥐 배아의 체절에 발현하는 Hox 유전자의 발현 부위를 함께 나타내었다.

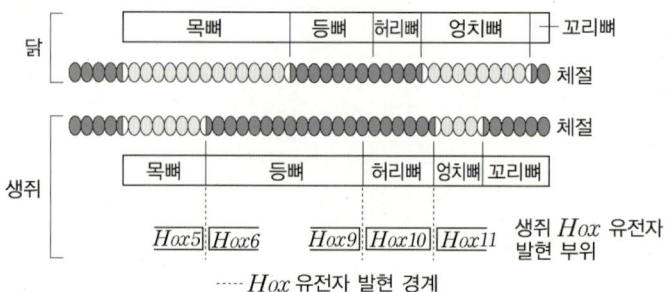

이에 대한 설명으로 옳은 것만을 〈보기〉에서 있는 대로 고른 것은?

---- 보기 ----

ㄱ. 닭 배아에서는 목뼈와 등뼈의 경계 부위가 $Hox5$와 $Hox6$ 발현 경계이다.
ㄴ. $Hox9$ 유전자가 모든 체절에 발현되는 형질전환 생쥐 배아는 정상 생쥐 배아의 목뼈에 해당하는 부위에 등뼈의 특징이 나타난다.
ㄷ. $Hox10$ 유전자가 결손된 생쥐 배아는 정상 생쥐 배아의 허리뼈에 해당하는 부위에 엉치뼈가 생긴다.

① ㄱ   ② ㄴ   ③ ㄱ, ㄴ
④ ㄱ, ㄷ   ⑤ ㄴ, ㄷ

032 [심화이해]

2011학년도 33번

다음은 닭 배아의 사지 발생에 대한 실험이다.

〈실험 과정〉

(가) 발생 단계 29의 배아를 실험군 I과 II로 나눈다.
(나) 오른쪽 날개싹의 사지판을 오려낸 후, 아래의 조건으로 이식하여 배양한다.
 • 실험군 I : 오려낸 오른쪽 사지판을 원상태로 봉합.
 • 실험군 II : 오려낸 오른쪽 사지판을 A-P 축과 D-V 축이 모두 반대(180°)로 위치하게 하여 봉합.

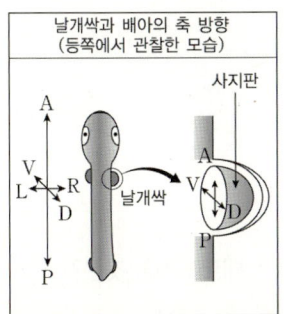 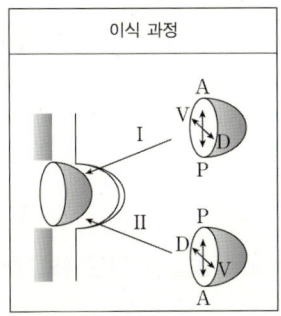

A : 앞쪽, P : 뒤쪽, D : 등쪽, V : 배쪽, L : 왼쪽, R : 오른쪽

(다) 발생 단계 35의 배아를 이용하여 위의 실험을 반복한다.
(라) 7일 후 1지 ~4지의 위치로 A-P 축의 방향을 확인하고, 날개의 등쪽면과 배쪽면의 위치로 D-V 축의 방향을 확인한다.

〈실험 결과〉

등쪽에서 관찰한 모습은 아래와 같다.

	발생 단계 29	발생 단계 35
I	1,2,3,4	1,2,3,4
II	4,3,2,1	4,3,2,1

□ 등쪽면이 보임
■ 배쪽면이 보임

이에 대한 설명으로 옳은 것만을 〈보기〉에서 있는 대로 고른 것은?

―― • 보기 • ――

ㄱ. 날개싹 사지판의 A-P 축은 발생 단계 29에 이미 결정되어 있다.
ㄴ. 날개싹 사지판의 D-V 축은 발생 단계 29~35에 결정된다.
ㄷ. 닭 날개의 발생에서 이미 형성된 축이라도 주변 세포의 유도 작용에 의해 변한다.

① ㄱ ② ㄴ ③ ㄷ ④ ㄱ, ㄴ ⑤ ㄴ, ㄷ

033

2014학년도 21번

다음은 초파리 난방(egg chamber) 내 난모세포의 형성에 대한 자료이다.

- 초파리 앞뒤를 결정하는 *bicoid* mRNA와 *nanos* mRNA는 수정 후 발생되는 유충의 앞 또는 뒤가 되는 부분에 비대칭으로 축적된다.
- *bicoid* mRNA의 3′ UTR는 초파리 앞뒤 결정에 중요하다.

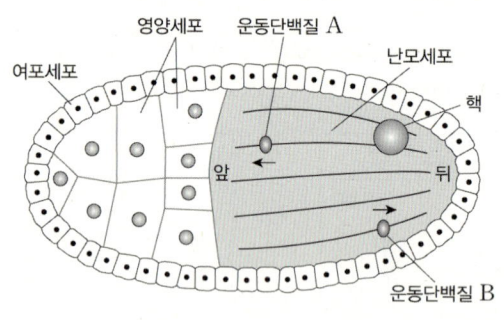

이에 대한 설명으로 옳은 것만을 〈보기〉에서 있는 대로 고른 것은?

─── 보기 ───
ㄱ. *bicoid* mRNA는 운동단백질 B에 의해 이동된다.
ㄴ. *nanos* mRNA는 영양세포에서 전사된다.
ㄷ. *bicoid*의 3′ UTR만 있는 RNA를 난모세포에 주입하면 *bicoid* mRNA의 비대칭 축적이 억제된다.

① ㄱ ② ㄴ ③ ㄷ
④ ㄱ, ㄷ ⑤ ㄴ, ㄷ

034

2005학년도 예비검사 13번

곤충에서 패턴 형성인자의 조절 기작을 알아보기 위하여 초기 배아를 가는 실로 묶은 후, 그 발생 양상을 관찰하였다.

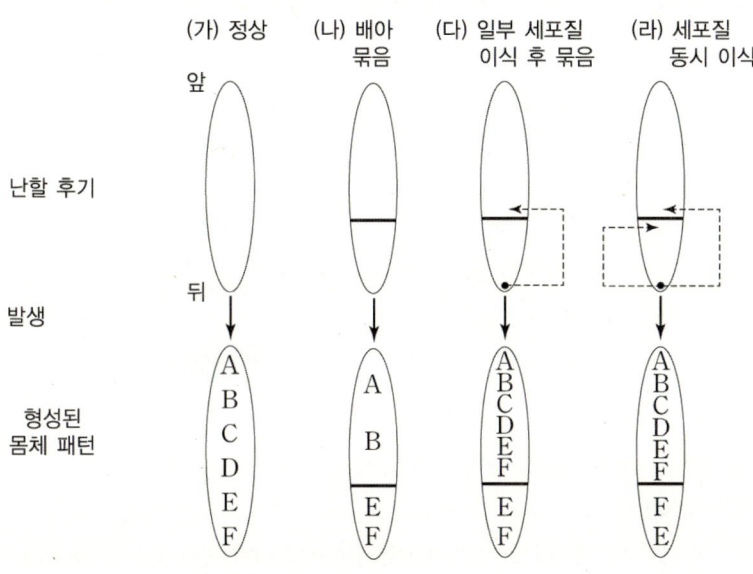

A~F는 체절을 나타냄
──── : 묶은 부위
----▶ : 세포질 이식

위 실험 결과에 대한 해석이나 추론으로 옳은 것을 〈보기〉에서 있는 대로 고른 것은?

● 보기 ●

ㄱ. 앞쪽 패턴 형성인자는 묶은 부위의 앞쪽에 존재할 것이다.
ㄴ. 묶음에 의해 주로 가운데 체절이 결실되는 것으로 보아 이 부위의 패턴 형성은 앞·뒤 패턴 형성인자 사이의 상호작용에 의해 이루어질 것이다.
ㄷ. (라)처럼 세포질을 묶은 부위 바로 앞·뒤로 동시에 이식하면 앞쪽에는 정상적인 배아가, 뒤쪽에는 앞·뒤가 역전된 부분 배아가 생길 수 있다.

① ㄱ　　　② ㄴ　　　③ ㄱ, ㄴ
④ ㄴ, ㄷ　　⑤ ㄱ, ㄴ, ㄷ

035

2016학년도 13번

다음은 초파리 초기 배아의 등·배축 형성 과정에 관한 자료이다.

- 그림 (가)는 초파리 배아에서 핵에 존재하는 Dorsal 단백질의 분포 양상을, (나)는 *snail*과 *rhomboid*의 mRNA 분포 양상을 나타낸 것이다.

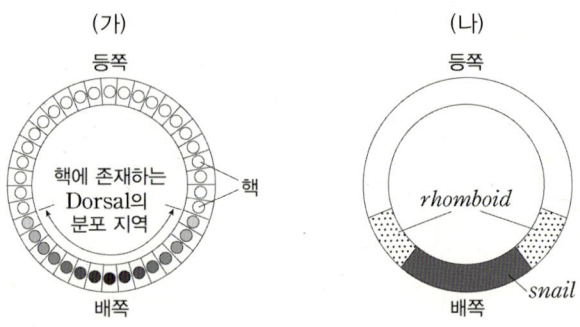

- Dorsal 단백질은 배아의 배쪽 핵에 축적되며, 배쪽에서 등쪽으로 갈수록 농도가 점점 감소한다.
- Dorsal 단백질은 *snail*과 *rhomboid*의 인핸서에 각각 결합하여 발현을 유도한다.
- Snail 단백질은 *rhomboid*의 발현을 억제한다.

이에 대한 설명으로 옳은 것만을 〈보기〉에서 있는 대로 고른 것은? (단, (나)의 발현 양상은 Dorsal 단백질과 Snail 단백질에 의해서만 결정된다.)

── 보기 ──

ㄱ. 배아의 배쪽에 Dorsal 단백질을 과발현시키면 *snail* 발현 부위가 넓어진다.
ㄴ. *dorsal* 유전자가 결실되면, 정상 배아에서 배쪽이 될 부위가 등쪽화한다.
ㄷ. Dorsal 단백질은 *snail*의 인핸서보다 *rhomboid*의 인핸서에 대한 친화력이 크다.

① ㄱ   ② ㄴ   ③ ㄷ
④ ㄱ, ㄴ   ⑤ ㄱ, ㄴ, ㄷ

036

2007학년도 06번

그림의 A, B, C는 초파리 초기 낭배의 세 영역을 나타내며, 표는 각 영역에서 세포를 떼어낸 후 같은 영역 또는 다른 영역으로 세포를 이식(transplantation)한 결과이다. A와 B영역에서 세포를 분리하여 각각 배양접시에서 키우면 A로부터 온 세포의 95% 정도가 상피세포로, B로부터 온 세포의 95% 정도가 신경세포로 분화된다.

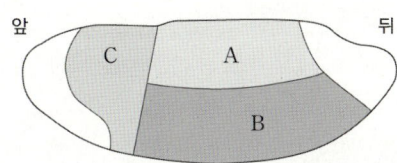

영역간 이식의 형태 \ 이식 후 분화된 세포의 형태	신경세포 (%)	상피세포 (%)	기타 세포 (%)
A영역에서 A영역	0	77	23
B영역에서 B영역	51	46	3
A영역에서 B영역	31	69	0
B영역에서 A영역	40	60	0
B영역에서 C영역	93	0	7

위 실험 결과로 추론할 수 있는 것으로 옳은 것을 〈보기〉에서 있는 대로 고른 것은?

---- 보기 ----

ㄱ. A영역에서 B영역으로 이식된 일부 세포는 B영역에 적응하여 신경세포로 분화된다.
ㄴ. A영역에 있는 세포가 상피세포로 분화하려는 경향은 같은 영역에 있는 주변 세포에 의해 영향을 받지 않는다.
ㄷ. B영역의 세포는 C영역에서보다 A영역에서 신경세포로의 분화가 더 강하게 억제된다.

① ㄱ ② ㄴ ③ ㄱ, ㄷ
④ ㄴ, ㄷ ⑤ ㄱ, ㄴ, ㄷ

2018학년도 대비
MD for PEET
생물추론

2018 MEGAMD
PHARMACY EDUCATION ELIGIBILITY TEST

PART V

식물생리학

31	식물의 구조 및 발생
32	식물의 생식
33	식물의 수송과 영양
34	식물의 생장조절
35	환경에 대한 반응

001

그림은 C_3 식물 잎에서 낮 동안 일어나는 CO_2 유입과 H_2O 유출을 나타낸 것이다. 이 식물은 수분이 충분한 상태이며, 광합성에 의해 고정되는 CO_2 1분자당 400개 이상의 H_2O 분자를 대기로 유출한다.

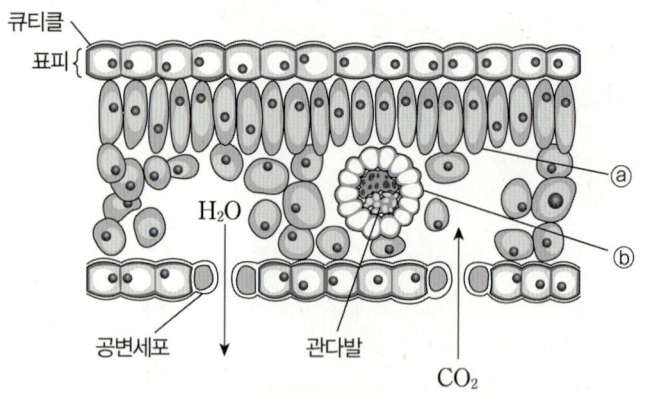

이에 대한 설명으로 옳은 것만을 〈보기〉에서 있는 대로 고른 것은?

― 보기 ―

ㄱ. CO_2는 ⓑ 세포보다 ⓐ 세포로 많이 유입된다.
ㄴ. 잎 내부와 대기 사이의 H_2O 농도 기울기는 CO_2 농도 기울기보다 크다.
ㄷ. 잎에 건조 스트레스를 주면 잎 내부와 대기 사이의 CO_2 농도 기울기가 커진다.

① ㄱ 　② ㄴ　 ③ ㄱ, ㄷ
④ ㄴ, ㄷ 　⑤ ㄱ, ㄴ, ㄷ

002

2005학년도 27번

애기장대의 꽃은 그림 (가)처럼 4부위로 배열되어 있다. 꽃 기관 발생은 기본적으로 3종류 호메오 유전자(homeotic gene)의 작용 결과로 알려져 있으며, 그림 (나)와 같은 'ABC 모델'로 설명이 가능하다.

(가) 꽃 기관의 위치

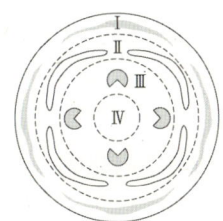

(나) ABC 모델

위치	I	II	III	IV
유전자	A	A / B	B / C	C
꽃 기관	꽃받침	꽃잎	수술	암술

⟨ABC 모델의 설명⟩
- 호메오 유전자 A, B, C가 단독 또는 상호 작용하여 해당하는 꽃 기관들의 위치를 결정한다.
- A 유전자와 B 유전자가 상호 작용하여 II 위치에 꽃잎이 형성된다.
- A 유전자는 I과 II 위치에서 C 유전자의 작용을 억제하고, C 유전자는 III과 IV 위치에서 A 유전자의 작용을 억제한다.

위의 모델에 기초하여 유전자 기능이 결핍된 돌연변이체에서 생기는 꽃의 형태를 옳게 설명한 것은?

① A 유전자의 돌연변이체는 I 위치에 꽃받침이 생긴다.
② A 유전자의 돌연변이체는 II 위치에 수술이 생긴다.
③ B 유전자의 돌연변이체는 I 위치에 암술이 생긴다.
④ B 유전자의 돌연변이체는 III 위치에 꽃잎이 생긴다.
⑤ C 유전자의 돌연변이체는 IV 위치에 암술이 생긴다.

003

2009학년도 30번

다음은 세균에서 유래한 항생제 하이그로마이신(Hyg)에 대한 저항성 유전자 H를 가진 벼에 대한 자료이다.

- 유전자 H는 우성으로 작용하며 안정적으로 유전된다.
- 유전자 H가 염색체 1번과 3번에 각각 1 copy씩 들어 있는 세포를 배양하여 벼 X를 얻었다.
- 벼 X는 꽃이 피고 자가수정하여 종자를 맺었다.

벼 X와 벼 X의 종자에 대한 설명으로 옳은 것은? (단, 벼 X는 유전자 H에 대한 반접합성(hemizygous)이다.)

① 배젖 세포의 H copy 수는 0~6개이다.
② Hyg 저항성 종자는 배에서 Hyg을 만든다.
③ Hyg 저항성 종자는 전체 종자의 25%이다.
④ 벼 X를 야생형 벼와 교배하면 Hyg 저항성 종자를 얻을 수 없다.
⑤ Hyg 배지에서 발아되는 것과 발아되지 않는 종자의 비율은 3 : 1이다.

004

2014학년도 13번

다음은 식물의 개화를 조절하는 물질의 특성을 알아보기 위한 실험이다.

〈자료〉
- 식물의 화성소(florigen)는 잎에서 생성되어 정단(shoot apex)으로 수송되는 개화 촉진 단백질이다.
- 장일 조건에서 애기장대의 CO와 FT 단백질은 단일 신호전달 경로에서 개화를 조절한다.
- CO 유전자와 FT 유전자는 잎 또는 정단 부위 중 한 부위에서만 발현된다.
- $SUC2$ 프로모터는 잎에만, $KNAT1$ 프로모터는 정단 부위에만 표적유전자를 발현시킨다.

〈실험 과정〉
(가) 다음의 4가지 재조합 DNA를 제작한다.

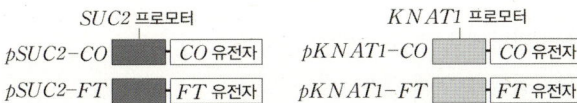

(나) (가)의 DNA를 각각 애기장대의 co와 ft 돌연변이체에 넣어 형질전환식물을 제작한다.
(다) 야생형 식물과 (나)의 형질전환식물을 장일 조건에서 배양한다.

〈실험 결과〉

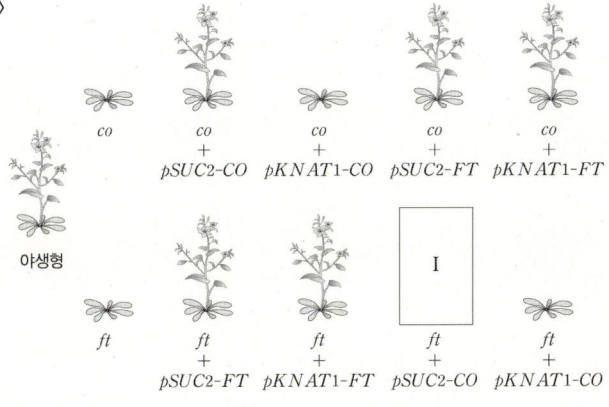

이에 대한 설명으로 옳은 것만을 〈보기〉에서 있는 대로 고른 것은?

―― 보기 ――
ㄱ. 식물 I은 꽃이 핀다.
ㄴ. 야생형 식물에서 FT 유전자는 잎에서 발현된다.
ㄷ. CO 단백질은 화성소이다.

① ㄱ ② ㄴ ③ ㄷ
④ ㄱ, ㄴ ⑤ ㄴ, ㄷ

005

2011학년도 01번

그림은 속씨식물 A~D의 열매이다.

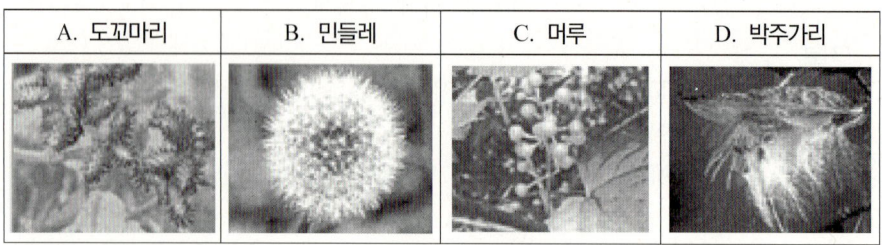

| A. 도꼬마리 | B. 민들레 | C. 머루 | D. 박주가리 |

열매의 특성을 근거로 하여 종자의 주된 분산 방식을 설명한 것으로 옳은 것만을 〈보기〉에서 있는 대로 고른 것은?

─── 보기 ───

ㄱ. A의 종자는 흐르는 물에 의해 분산된다.
ㄴ. B의 종자는 바람에 날려 분산된다.
ㄷ. C의 종자는 동물에 의해 분산된다.
ㄹ. D의 종자는 열매가 터지는 힘에 의해 분산된다.

① ㄱ, ㄴ ② ㄱ, ㄹ ③ ㄴ, ㄷ
④ ㄱ, ㄴ, ㄷ ⑤ ㄴ, ㄷ, ㄹ

006

2007학년도 10번

그림은 기공의 개폐에 영향을 주는 요인을 알아보기 위해 완두 잎의 공변세포에서 K^+, 설탕 농도와 기공 크기의 변화를 조사한 실험 결과이다.

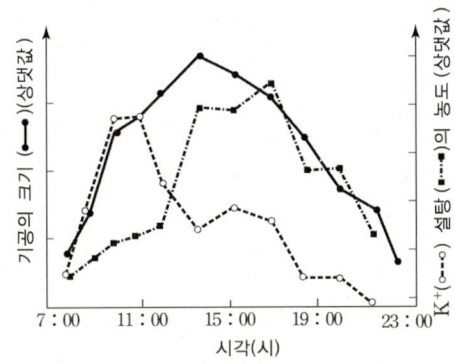

이 결과에 대한 설명이나 추론으로 옳은 것을 〈보기〉에서 있는 대로 고른 것은?

---- 보기 ----

ㄱ. 공변세포 내 K^+ 농도의 증가로 수분퍼텐셜이 감소하여 기공이 열린다.
ㄴ. 광합성에 의한 공변세포 내 CO_2 농도의 감소로 K^+ 농도가 감소한다.
ㄷ. 광합성으로 생성된 설탕이 H^+ 펌프를 활성화시켜 K^+ 농도가 감소된다.

① ㄱ ② ㄴ ③ ㄷ
④ ㄱ, ㄴ ⑤ ㄴ, ㄷ

007

귀리의 자엽초는 빛을 한 방향에서만 비춰 주면 그림과 같이 빛이 있는 방향으로 휘어져 자라는데, 이것은 식물 호르몬인 옥신에 의해 비롯된다고 알려져 있다.

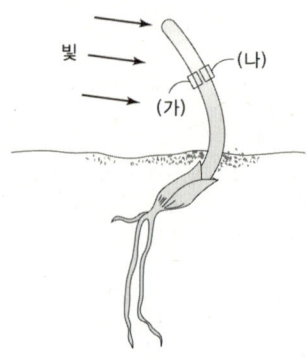

위의 현상과 관련된 설명으로 옳은 것은?

① (가)와 (나) 부위의 옥신 농도는 거의 비슷하다.
② (가)는 (나) 부위보다 옥신에 대한 감수성이 높다.
③ (가)는 (나) 부위보다 단위 길이 당 세포 수가 많다.
④ (가)는 (나) 부위보다 옥신 수용체가 많이 분포한다.
⑤ 옥신은 식물이 빛을 감지하는 광수용체 역할을 한다.

008

2013학년도 37번

다음은 식물의 굴성을 알아본 실험이다.

〈자료〉
- 식물의 굴광성과 굴중성은 옥신의 차등 분포에 의한 줄기와 뿌리의 차별 생장으로 인해 일어난다. 이때 줄기나 뿌리에서 전체 옥신의 양은 변하지 않고, 한쪽 면에 있는 옥신의 양이 다른 면에 비해 상대적으로 많아진다.
- 그림은 옥신 농도에 따른 뿌리와 줄기의 길이 증가율을 각각 나타낸 것이다.

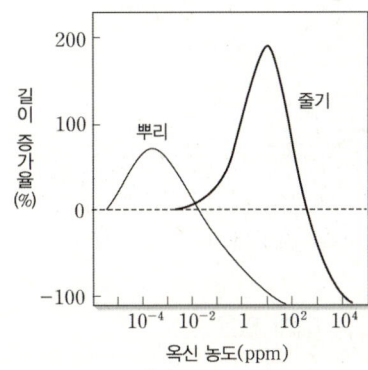

〈실험 내용〉

옥신 농도가 1 ppm인 줄기에서 빛이 굴광성에, 옥신 농도가 10^{-3} ppm인 뿌리에서 Ca^{2+}이 굴중성에 미치는 영향을 조사하여 다음과 같은 결과를 얻었다.

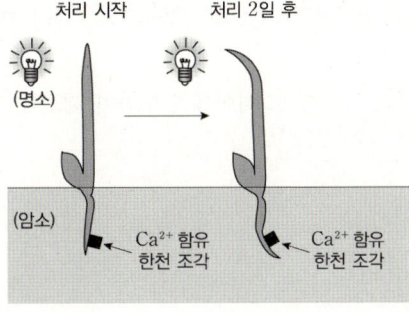

이에 대한 설명으로 옳은 것만을 〈보기〉에서 있는 대로 고른 것은?

─── 보기 ●───
ㄱ. 빛을 받은 반대 방향으로 옥신이 많이 이동한다.
ㄴ. Ca^{2+}을 처리한 반대 방향으로 옥신이 많이 이동한다.
ㄷ. 뿌리에서 옥신의 농도가 증가된 쪽이 반대쪽보다 많이 신장된다.

① ㄱ ② ㄴ ③ ㄷ
④ ㄱ, ㄴ ⑤ ㄱ, ㄷ

009

식물 호르몬 앱시스산(abscisic acid)은 기공 개폐를 제어하여 수분 함량을 조절한다. 그림은 식물에 수분이 부족할 때, 증가한 앱시스산이 수용체에 결합하여 공변세포에 작용하는 신호전달과정을 나타낸 것이다.

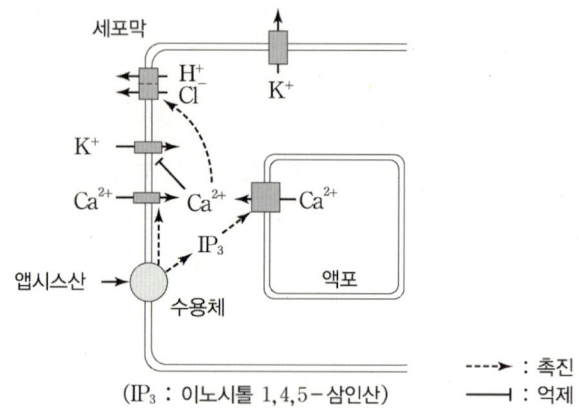

(IP_3 : 이노시톨 1,4,5-삼인산)

--→ : 촉진
—⊣ : 억제

위의 현상과 관련된 설명 중 옳지 않은 것은?

① 수분 부족 시 공변세포의 세포질 내 pH는 올라가고, K^+ 농도는 감소할 것이다.
② 앱시스산은 전반적으로 공변세포의 세포질 내 이온의 양을 감소시켜 팽압을 낮출 것이다.
③ 앱시스산에 의해 공변세포의 IP_3의 농도가 증가하고, 액포 내로 수분 유입이 증가될 것이다.
④ 공변세포의 신호전달 과정에서 Ca^{2+}은 2차 전달자(second messenger)로 작용할 것이다.
⑤ 앱시스산은 세포 내외의 이온 농도 차이를 유도하여 세포막 전위를 변화시킬 것이다.

010

2007학년도 29번

다음은 광주기가 식물의 생육에 주는 영향을 조사한 실험이다. 그림 1은 전나무의 한 종류를 온실에서 3년 동안 생육시켜 얻은 결과이며, 그 중 (가)는 휴면하여 자라지 않았다. 그림 2는 그림 1에 대한 광주기 조건이며, 그 중 (나)는 밤중에 1시간 동안 백색광을 비추어 주었다. 그 밖의 생육조건은 같다.

그림 1.

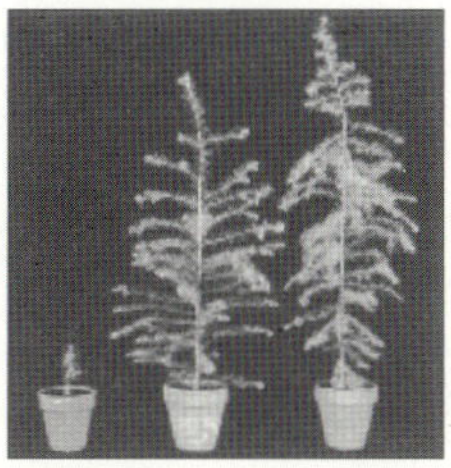

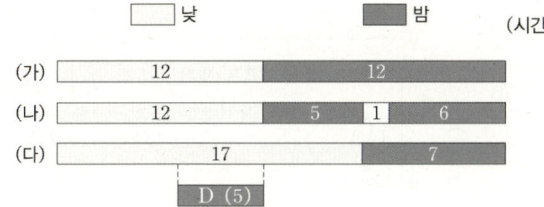

(가) (나) (다)

그림 2.

낮
밤
(시간)
(가)
12
12
(나)
12
5
1
6
(다)
17
7
D (5)

이 결과에 대한 설명이나 추론으로 옳은 것은?

① (가)는 (나), (다)에 비해 P_{fr}/P_{total} 비율이 높다.
② (가)는 (나), (다)에 비해 에틸렌 생성률이 높다.
③ (나)는 (가)에 비해 앱시스산(ABA) 축적률이 높다.
④ (나)는 밤에 백색광 대신 적색광을 비추어 준다면 휴면한다.
⑤ (다)의 경우 낮 시간 중 'D'만큼 빛을 차단하여도 휴면하지 않는다.

1x3 학습법

DATE / / /

CHECK

011

다음은 옥수수 자엽초 생장에 대한 IAA(옥신의 일종)의 효과를 조사한 실험이다.

〈실험 과정〉

(가) 자엽초 절편의 내생 IAA를 제거한 후, $10\ \mu M$의 IAA를 처리하고 배양하면서 생장률을 측정한다.

(나) 배양 60분 후에 다음과 같은 조건에서 배양하면서 생장률을 측정한다.
  A : 처리 안 함
  B : IAA 제거
  C : 1 mM KCN 첨가
  D : 10 μM cycloheximide 첨가

〈실험 결과〉

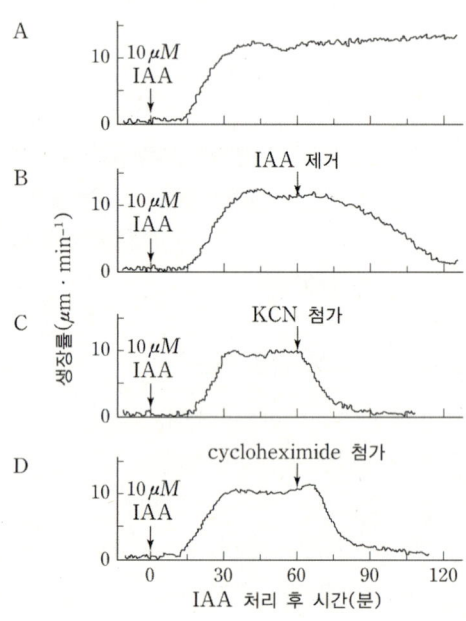

이에 대한 설명으로 옳지 <u>않은</u> 것은?

① (가)에서 자엽초 대신 어린 뿌리를 사용해도 A와 유사한 결과를 얻는다.
② 자엽초의 생장에 IAA가 지속적으로 필요하다.
③ 원형질막의 양성자 펌프가 저해되면 생장이 저해된다.
④ 자엽초 생장 반응에 새로 합성된 단백질이 필요하다.
⑤ C에서 KCN 첨가 후 세포벽의 신장성(extensibility)이 감소된다.

012

2008학년도 06번

다음은 어린 애기장대 식물체의 뿌리 조직에서 관찰된 옥신의 이동에 대한 자료이다.

(가) 세포막단백질인 옥신 유입단백질 X를 형광으로 표지하면 A와 같이 관찰된다.
(나) 세포막단백질인 옥신 유출단백질 P를 형광으로 표지하면 B와 같이 관찰된다.
(다) 어린 식물체를 소낭 수송 억제제가 포함된 배지에서 배양하면 유출단백질 P는 C와 같이 관찰된다.
(라) (다)의 식물체를 정상 배지로 씻어 주면 B와 같이 관찰된다.
(마) (다)의 식물체를 시토칼라신(cytochalasin) D가 첨가된 정상 배지로 씻어 주면 유출단백질 P는 C와 같이 관찰된다.
(바) 배양액의 pH를 산성에서 중성으로 바꾸면 옥신의 수송이 감소한다.

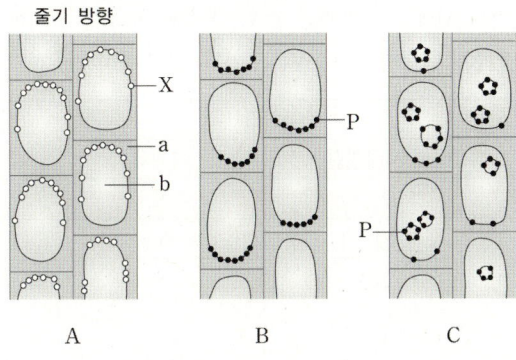

이에 대한 설명으로 옳은 것을 〈보기〉에서 있는 대로 고른 것은?

---- 보기 ----

ㄱ. 단백질 P의 세포질 내 이동은 미세섬유가 매개한다.
ㄴ. a의 pH값이 b보다 클수록 옥신 수송은 증가한다.
ㄷ. 단백질 X가 P보다 많으면 옥신은 줄기 쪽으로 이동한다.

① ㄱ ② ㄴ ③ ㄷ
④ ㄱ, ㄴ ⑤ ㄴ, ㄷ

013

2013학년도 16번

다음은 식물 호르몬 지베렐린(GAs)의 생합성 경로에 대해 알아본 실험이다.

⟨자료⟩

- GA_1의 합성 경로는 다음과 같다.

$$GGPP \to \cdots \to \cdots \xrightarrow{(가)} GA_{19} \xrightarrow{(나)} GA_{20} \xrightarrow{(다)} GA_1$$

- (나)는 효소 A, (다)는 효소 B에 의해 매개된다.
- 왜소 표현형의 돌연변이체 M은 GA_1 합성 경로의 어느 효소 유전자에 이상이 생겨 GA_1을 합성하지 못한다.

⟨실험 내용⟩

야생형과 돌연변이체 M에 지베렐린과 효소 억제제 X, Y를 처리한 후 표현형을 관찰하여 아래의 결과를 얻었다. X와 Y는 (가)~(다) 중 어느 한 단계를 억제한다.

식물	처리		표현형
	지베렐린	억제제	
야생형	안 함	X	왜소
야생형	안 함	Y	왜소
야생형	GA_{19}	X	정상
야생형	GA_{20}	Y	왜소
돌연변이체 M	GA_1	안 함	정상
돌연변이체 M	GA_{20}	안 함	왜소

이에 대한 설명으로 옳은 것만을 ⟨보기⟩에서 있는 대로 고른 것은?

─ 보기 ─

ㄱ. Y는 효소 A의 억제제이다.
ㄴ. 돌연변이체 M에서 효소 B의 기능이 소실되었다.
ㄷ. 돌연변이체 M에 X와 GA_{20}을 함께 처리하면 정상 표현형이 나타난다.

① ㄱ ② ㄴ ③ ㄷ
④ ㄱ, ㄴ ⑤ ㄴ, ㄷ

014

2006학년도 05번

그림은 고등식물에서 종자가 만들어지고 휴면기를 거쳐 종자가 발아하는 과정에서 수분과 영양물질의 함량 변화 및 각 단계의 호르몬 활성 변화를 나타낸 것이다(⊢ ⊣ 표시는 해당되는 식물호르몬이 작용하는 시기를 나타낸다).

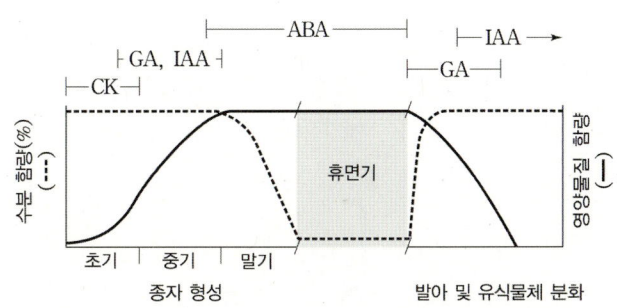

각 단계에서 식물호르몬 활성의 변화에 대한 주된 이유를 설명한 것 중 옳지 <u>않은</u> 것은?

① 종자 형성 초기에 시토키닌(CK) 활성이 높은 것은 접합자와 배젖세포의 분열을 위해서이다.
② 종자 형성 중기에 IAA와 지베렐린(GA)의 활성이 높아지는 것은 종자 세포의 신장을 위해서이다.
③ 종자 형성 말기에 앱시스산(ABA)의 활성이 높아지는 것은 종자의 조기 발아를 방지하기 위해서이다.
④ 종자 발아 초기에 지베렐린의 활성이 높아지는 것은 종자에서 초기 배아세포의 활발한 분열을 위해서이다.
⑤ 종자 발아 시작 후 IAA의 활성이 높아지는 것은 유식물체(seedling)의 세포 신장을 위해서이다.

015

2014학년도 16번

다음은 식물의 스트레스 호르몬인 에틸렌의 합성과 신호전달 과정을 알아보기 위한 실험이다.

〈자료〉
- 에틸렌은 애기장대 유식물에 스트레스를 주면 합성된다.
- 형태 X는 암상태에서 키운 애기장대 유식물을, 형태 Y는 암상태에서 스트레스를 주거나 에틸렌을 처리하여 키운 애기장대 유식물을 나타낸 것이다.

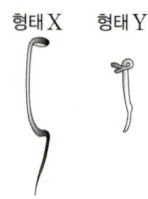

- 애기장대 돌연변이체 A~D는 각각 에틸렌 합성효소, 에틸렌 수용체, 에틸렌 신호전달의 음성조절자, 에틸렌 신호전달의 양성조절자 유전자의 돌연변이체 중 하나이다.

〈실험〉
- 암상태에서 야생형, 돌연변이체 A~D, B와 C의 이중돌연변이체(B/C), B와 D의 이중돌연변이체(B/D)에 스트레스를 주거나 에틸렌을 처리하면서 유식물의 형태를 관찰한다.

처리	야생형	A	B	C	D	B/C	B/D
처리 안 함	X	X	Y	X	X	Y	X
스트레스	Y	X	Y	X	X	Y	X
에틸렌	Y	Y	Y	X	X	Y	X

이에 대한 설명으로 옳은 것만을 〈보기〉에서 있는 대로 고른 것은?

─── 보기 ───
ㄱ. A는 에틸렌 합성을 못하는 돌연변이체이다.
ㄴ. B는 에틸렌 신호전달과정의 음성조절자 유전자에 돌연변이가 일어난 식물이다.
ㄷ. C는 에틸렌 수용체의 돌연변이체이다.
ㄹ. A와 D의 이중돌연변이체(A/D)에 에틸렌을 처리하면 형태 Y가 된다.

① ㄱ, ㄷ ② ㄴ, ㄹ ③ ㄷ, ㄹ
④ ㄱ, ㄴ, ㄷ ⑤ ㄱ, ㄴ, ㄹ

016

2011학년도 20번

다음은 하루에 최대 25 cm까지 자라는 어떤 벼 품종의 길이 신장에 대한 에틸렌의 효과를 조사한 실험이다.

〈실험 I〉
(가) 키가 7 cm인 어린 벼를 준비한다. 이 때, 초기 물 높이는 5 cm로 한다.
(나) 실험군은 새로 나온 잎의 $\frac{1}{3}$만 노출되도록 매일 물의 높이를 높여준다. 대조군은 물의 높이를 높여주지 않는다.
(다) 어린 벼의 길이 신장과 에틸렌 함량을 7일 동안 조사한다.

〈실험 II〉
(가) 성장한 벼의 정단 부위가 포함된 줄기를 절취한다.
(나) 지베렐린이 농도별(0~200 nmol/L)로 처리된 배지에 꽂아 밀폐 용기에 넣는다.
(다) 에틸렌을 처리하여 3일 동안 배양한다. 이때, 에틸렌 합성 저해제를 처리하여 내생 에틸렌 생성을 억제한다.
(라) 길이를 측정한다.

〈실험 결과〉

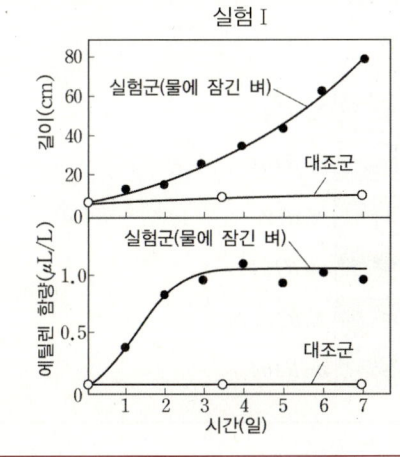
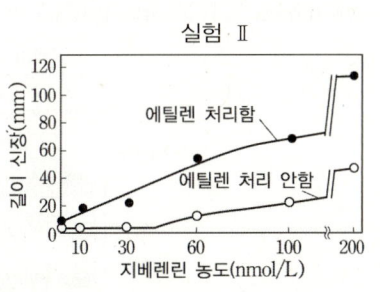

이에 대한 설명으로 옳은 것만을 〈보기〉에서 있는 대로 고른 것은?

● 보기 ●
ㄱ. 실험 I 에서 실험군의 호흡률이 대조군보다 높게 나타난다.
ㄴ. 실험 I 에서 6일째에 실험군의 용기에서 물을 모두 빼내면 길이 신장률은 증가한다.
ㄷ. 실험 II 에서 에틸렌에 의해 지베렐린에 대한 줄기의 감수성(sensitivity)이 증가한다.

① ㄱ ② ㄴ ③ ㄷ ④ ㄱ, ㄴ ⑤ ㄱ, ㄷ

017

2015학년도 37번

다음은 애기장대 잎에서 에틸렌에 의한 노화 과정에 관여하는 microRNA *miR164*와 전사인자에 대한 자료이다.

〈자료〉

- 에틸렌 합성은 발아 후 서서히 증가하다가 노화 단계에서 급격히 증가한다. 야생형은 발아 후 26일째부터 노화가 시작된다.
- 전사인자 EIN2는 에틸렌에 의해 조절되며, NAC2는 노화를 촉진한다.
- *miR164*에 상보적인 *NAC2*와 *NAC2*에서 염기가 치환된 *NAC2-m*의 mRNA 염기서열

  miR164 3′–GUG CAC GGG ACG AAG AGG –5′
                ||| ||| ||| ||| ||| |||
  NAC2 5′–CAC GUG CCC UGC UUC UCC –3′
  NAC2-m 5′–CAU GUU CCA UGU UUU UCA –3′

  (▼: 치환된 염기, *NAC2-m*: *NAC2*의 침묵돌연변이)

- 야생형, 기능상실 돌연변이체 *ein2*, *NAC2-m* 돌연변이체에서 발현되는 *NAC2*, *miR164*, *NAC2-m*의 mRNA 양을 노던블롯으로 분석한 결과

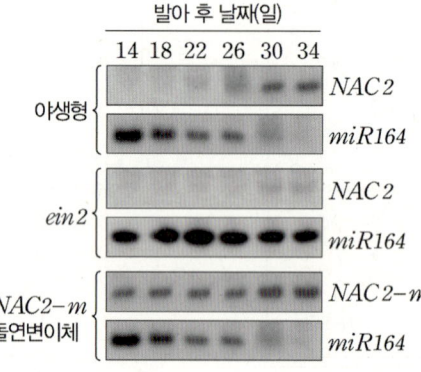

이에 대한 설명으로 옳지 <u>않은</u> 것은?

① *NAC2-m* 돌연변이체는 야생형보다 노화가 촉진된다.
② *miR164* 기능상실 돌연변이체는 야생형보다 노화가 지연된다.
③ *miR164*는 *NAC2*의 mRNA 분해를 유도한다.
④ EIN2는 에틸렌에 의한 노화를 촉진한다.
⑤ EIN2는 *miR164*의 발현을 억제한다.

018

식물의 광수용체 중 피토크롬 A와 B는 종자의 발아에 관여한다. 피토크롬 A는 '아주 약한 광량에서 작용하는 반응(VLFR : very low fluence response)'으로 발아에 관여하고, B는 '약한 광량에서 작용하는 반응(LFR : low fluence response)'으로 발아에 관여한다. 그림은 애기장대의 발아를 유도하거나 억제하는 피토크롬 A와 B의 작용 스펙트럼이다.

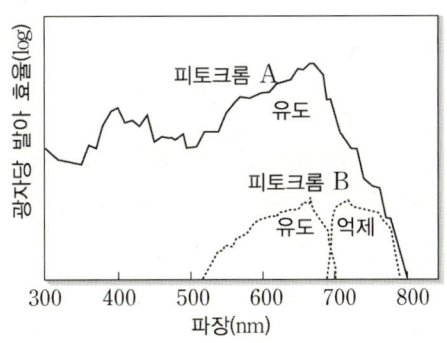

표는 야생형 식물, 피토크롬 A 결핍 돌연변이체, 피토크롬 B 결핍 돌연변이체 종자를 아래와 같이 광처리했을 때 나타난 발아 결과이다.

처리한 광	반응	야생형	돌연변이체	
			피토크롬 A	피토크롬 B
약한 적색광 (660 nm)	LFR	+ + + +	+ + + +	+
약한 근적외광 (730 nm)	LFR	+	+	+
아주 약한 적색광 (660 nm)	VLFR	+ + + +	+	+ + + +
아주 약한 근적외광 (730 nm)	VLFR	+ + + +	+	+ + + +

각각의 종자에 약한 적색광(660 nm)을 처리한 직후 아주 약한 근적외광(730 nm)을 처리하였을 때 나타나는 발아 결과로 가장 적절한 것은?

	야생형	피토크롬 A 돌연변이체	피토크롬 B 돌연변이체
①	+ + + +	+ + + +	+ + + +
②	+ + + +	+	+ + + +
③	+	+ + + +	+
④	+	+	+
⑤	+ + + +	+ + + +	+

019

2015학년도 17번

다음은 애기장대에서 피토크롬 B(PhyB)와 PIFs에 의한 하배축 신장 조절을 알아보기 위한 실험이다. PhyB와 PIFs는 단일 조절 경로상에서 상호 작용하는 단백질이다.

〈실험 과정〉

(가) 야생형과 다음의 돌연변이체를 준비한다.
- *phyB* : PhyB의 기능 상실 돌연변이체
- *pifs* : PIFs의 기능 상실 돌연변이체
- *phyB/pifs* : PhyB와 PIFs의 기능이 모두 상실된 돌연변이체

(나) 야생형과 *phyB*, *pifs*, *phyB/pifs*를 적색광 또는 암조건에서 7일간 배양하여 하배축 길이를 비교한다.

〈실험 결과〉

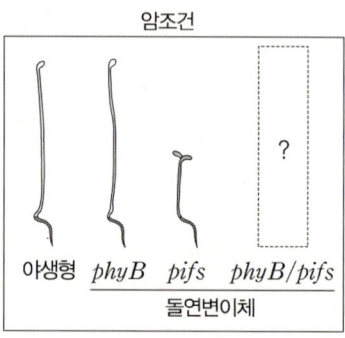

이에 대한 설명으로 옳은 것만을 〈보기〉에서 있는 대로 고른 것은?

─── 보기 ───

ㄱ. 암조건에서 PhyB는 활성이 없다.
ㄴ. 암조건에서 *phyB/pifs*와 야생형의 하배축 길이는 비슷하다.
ㄷ. 적색광에서 PhyB는 PIFs의 활성을 억제한다.

① ㄱ ② ㄴ ③ ㄷ
④ ㄱ, ㄷ ⑤ ㄱ, ㄴ, ㄷ

020

2014학년도 22번

다음은 잠두(*Vicia faba*) 잎을 이용하여 광합성률과 기공의 구경을 측정한 실험이다.

〈실험 과정〉

(가) 잠두 잎을 암상태에서 배양을 시작한 후 50분부터 지속적으로 강한 적색광 ($600\ \mu mol\ m^{-2}\ s^{-1}$)을 처리하고 150분부터 추가로 Ⅰ~Ⅲ과 같은 처리를 한다.
- Ⅰ: 약한 청색광($5\ \mu mol\ m^{-2}\ s^{-1}$) 처리
- Ⅱ: 약한 청색광과 바나듐산(vanadate) 동시 처리
- Ⅲ: 푸시코신(fusicoccin) 처리

* 바나듐산은 양성자 펌프를 억제하고, 푸시코신은 양성자 펌프를 활성화한다.

(나) 광합성률과 기공의 구경을 측정한다.

〈실험 결과〉

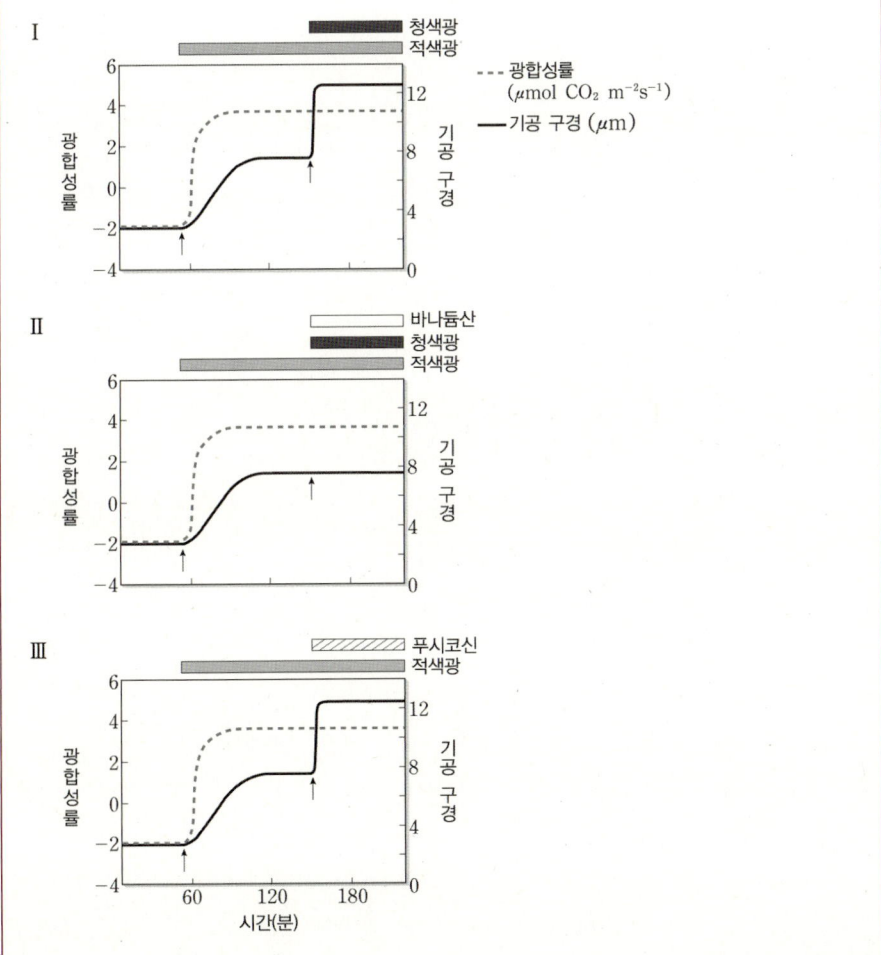

이에 대한 설명으로 옳은 것은?

① 적색광에 의해 기공이 열리는 것은 공변세포 내에 녹말이 축적되기 때문이다.
② 기공이 열리는 속도는 청색광보다 적색광에서 빠르다.
③ 청색광은 원형질막 양성자펌프를 활성화한다.
④ 실험 Ⅱ에서 바나듐산은 공변세포의 세포질 pH를 감소시킨다.
⑤ 푸시코신은 공변세포의 탈분극을 유도한다.

021 심화이해

2010학년도 18번

다음은 열 충격 및 가뭄이 담배(*Nicotiana tabacum*)의 광합성 및 세포호흡, 기공 전도도 그리고 잎 온도에 미치는 영향을 조사한 결과이다.

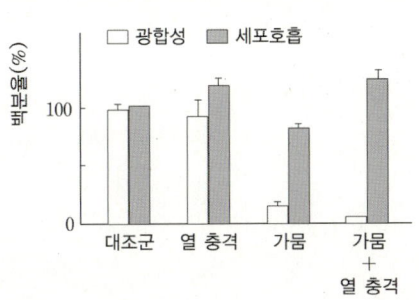

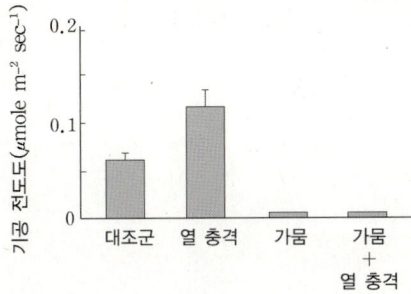

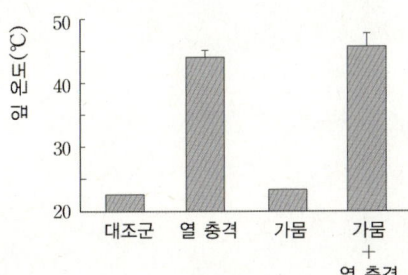

이에 대한 설명으로 옳은 것만을 〈보기〉에서 있는 대로 고른 것은?

─── 보기 ───
ㄱ. 이 식물은 열 충격보다 가뭄에 의해 더 큰 스트레스를 받는다.
ㄴ. 열 충격을 받으면 기공이 닫히고 세포호흡률이 낮아진다.
ㄷ. 가뭄 조건에서는 앱시스산(ABA)이 축적되고 광합성이 억제된다.

① ㄱ   ② ㄴ   ③ ㄷ
④ ㄱ, ㄷ   ⑤ ㄴ, ㄷ

2018학년도 대비

MD for PEET
생물추론

2018 MEGAMD
PHARMACY EDUCATION ELIGIBILITY TEST

PART VI
진화 및 분류

36 진화메커니즘과 소진화
37 대진화와 지구 생물의 역사
38 분자진화와 유전체진화
39 분류의 방법
40 생물의 다양성

001

2006학년도 22번

자연선택은 생물의 진화에 있어서 중요한 요소이다. 자연선택의 개념에 대한 〈보기〉의 설명 중 옳은 것은?

---- 보기 ----

ㄱ. 자연선택에 의한 진화의 방향은 예측할 수 없다.
ㄴ. 자연선택은 종의 이득과는 관계없이 개체들에 작용한다.
ㄷ. 자연선택은 무작위적으로 작용하지 않으므로 진화는 일정한 방향으로만 진행된다.
ㄹ. 자연선택은 이미 존재하는 형질(trait)에 작용하므로 새로운 형질은 생기지 않는다.
ㅁ. 자연선택은 표현형에 작용하지만 진화는 집단의 대립인자 빈도의 변화로 일어난다.

① ㄱ, ㄴ, ㅁ ② ㄱ, ㄷ, ㅁ ③ ㄱ, ㄹ, ㅁ
④ ㄴ, ㄷ, ㄹ ⑤ ㄴ, ㄹ, ㅁ

002

다음은 5가지 동물 분류군의 형질과 변이에 관한 자료이다.

- (가) 양서류의 환경에 따른 몸 색깔 변화
- (나) 반딧불이류의 다양한 발광 방식
- (다) 흰개미류의 사회계급에 따른 다양한 몸의 형태
- (라) 거미류의 다양한 거미줄 구조와 방식
- (마) 게류의 다양한 외부 생식기 형태

이에 대한 설명으로 옳지 않은 것은?

① (가)는 변이이다.
② (나)는 형질이다.
③ (다)에 근거하여 흰개미류를 동정하고 분류한다.
④ (라)에서 동종의 거미류는 동일한 구조와 방식의 거미줄을 만든다.
⑤ (마)의 특성은 다음 세대로 유전된다.

003

그림 (가)는 시간에 따른 살충제에 저항성을 지니는 해충 수의 비율을, (나)는 신생아의 체중 분포 및 체중과 영아사망률 사이의 관계를 나타낸 것이다.

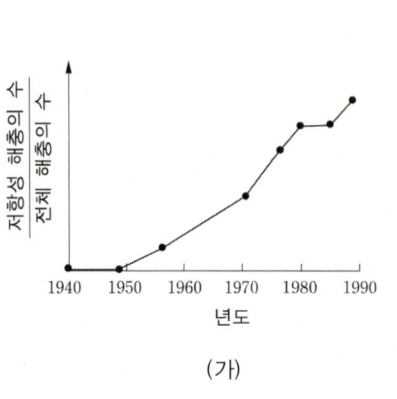
(가)

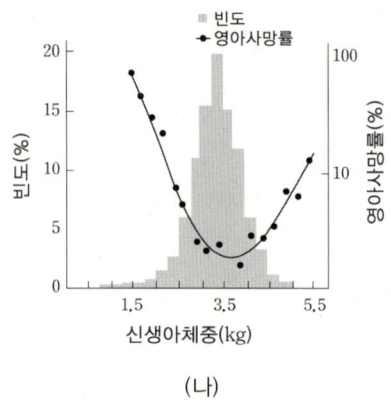
(나)

이에 대한 설명으로 옳은 것만을 〈보기〉에서 있는 대로 고른 것은?

― 보기 ―

ㄱ. (가)의 해충 개체군에서는 하디바인버그 평형이 유지되었다.
ㄴ. (가)는 방향성 선택(directional selection)의 예다.
ㄷ. (나)는 안정화 선택(stabilizing selection)의 예다.

① ㄱ ② ㄴ ③ ㄷ
④ ㄱ, ㄷ ⑤ ㄴ, ㄷ

004 _{심화이해}

2014학년도 30번

다음은 예쁜꼬마선충에서 돌연변이 축적이 자연선택에 미치는 영향을 알아보기 위한 실험이다.

<실험 과정>
(가) 모든 조건이 동일한 예쁜꼬마선충을 A와 B 두 그룹으로 나눈다.
(나) A는 먹이가 풍부한 배지(비경쟁적 환경)에서, B는 먹이가 부족한 배지(경쟁적 환경)에서 200세대 동안 키운다.
(다) A와 B의 각 세대마다 알에서 성체로 자란 개체 수의 비율과 개체당 돌연변이의 축적 개수를 각각 측정한다.

<실험 결과>
• 성체로 자란 개체 수의 비율

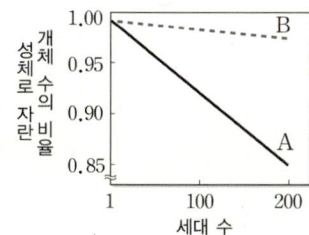

• 개체당 돌연변이 축적 개수

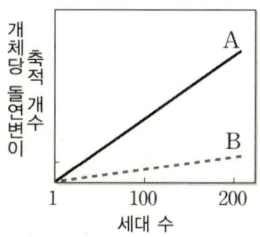

이에 대한 설명으로 옳은 것만을 <보기>에서 있는 대로 고른 것은?

─── 보기 ───
ㄱ. A에서 세대 수가 증가할수록 돌연변이의 발생 빈도는 높아진다.
ㄴ. A에서 돌연변이의 효과는 중립적이다.
ㄷ. 선택압력은 A보다 B에서 크다.

① ㄱ ② ㄷ ③ ㄱ, ㄴ
④ ㄱ, ㄷ ⑤ ㄴ, ㄷ

005

그림은 3종의 곤충 개체군(A~C)에서 부모 몸길이와 자손 몸길이의 상관관계를 회귀분석으로 조사한 것이다.

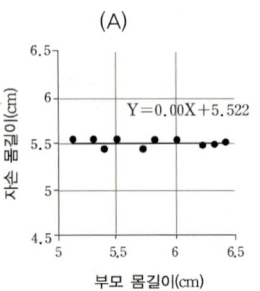
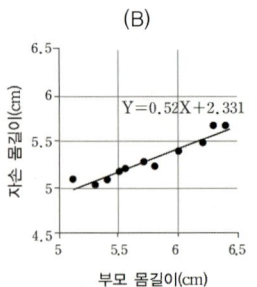
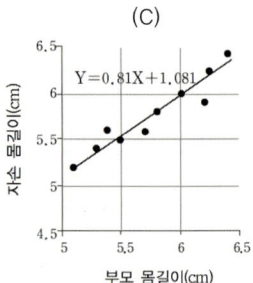

이에 대한 해석으로 옳은 것만을 〈보기〉에서 있는 대로 고른 것은?

— 보기 —

ㄱ. A에서 자손 몸길이는 유전적 요인에 따라 결정된다.
ㄴ. B에서 자손 몸길이는 유전적 요인과 환경적 요인 모두에 따라 결정된다.
ㄷ. 자손의 몸길이에 미치는 유전적 영향은 B보다 C에서 더 크다.

① ㄱ ② ㄴ ③ ㄷ
④ ㄱ, ㄴ ⑤ ㄴ, ㄷ

006

그림은 종 Sp.1로부터 종 Sp.4까지의 일련의 종분화 과정을 나타낸 것이다.

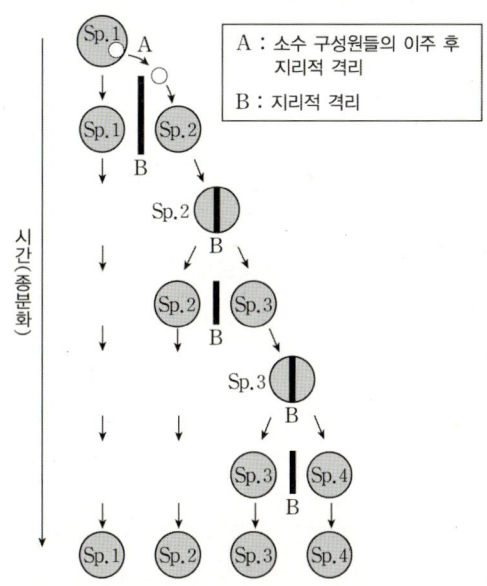

이에 대한 설명으로 옳은 것만을 〈보기〉에서 있는 대로 고른 것은?

----- 보기 -----
ㄱ. A의 경우 창시자 효과에 의해 종분화가 일어난다.
ㄴ. 동질배수성(autopolyploidy)에 의해 종분화가 일어나려면 B 과정을 거쳐야한다.
ㄷ. 동물 종에서 성선택(sexual selection)에 의한 종분화는 B 과정 없이도 일어난다.
ㄹ. Sp.1~Sp.4까지의 종분화 결과를 계통수로 표현할 경우, Sp.3의 자매종(sister species)은 Sp.2이다.

① ㄱ, ㄷ ② ㄱ, ㄹ ③ ㄴ, ㄷ
④ ㄴ, ㄹ ⑤ ㄱ, ㄷ, ㄹ

007

2012학년도 15번

어느 분류학자가 표에 제시된 자료(1~3)를 기초로 생물학적 종의 개념을 적용하여 각 자료의 두 동물 집단에 대해 종 분류를 수행하였다.

자료	형태	지리적 분포	생식적 격리	분류 결과
1	유사함	동소적(sympatric)	있음	(가)
2	다름	동소적(sympatric)	없음	(나)
3	다름	이소적(allopatric)	없음	(다)

분류 결과로서 (가)~(다)에 해당하는 내용으로 가장 적절한 것은?

	(가)	(나)	(다)
①	서로 다른 종	동일종	동일종의 아종(subspecies)
②	서로 다른 종	동일종	서로 다른 종
③	동일종	서로 다른 종	서로 다른 종
④	동일종	서로 다른 종	동일종의 아종(subspecies)
⑤	동일종	동일종	동일종의 아종(subspecies)

008

2005학년도 예비검사 10번

생물의 출현 과정과 지구 환경은 서로 밀접한 관계를 맺고 있으며, 각 생물군의 출현 과정을 추정하면 그림과 같다.

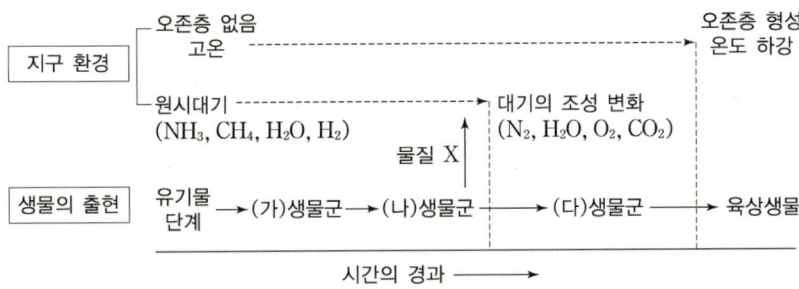

위 자료와 관련된 설명으로 옳지 않은 것은?

① 오존층은 물질 X로부터 형성되었다.
② (가)생물군은 주로 종속영양생물이었다.
③ (나)생물군은 현재의 대기 상태에서 개체 수 변화가 적지만, (다)생물군은 원시대기의 조건이라면 개체 수가 크게 감소할 것이다.
④ (다)생물군에서는 (가)생물군과 다른 세포호흡의 방식이 나타났다.
⑤ 호흡에 필요한 O_2가 물속보다 대기에 많은 양이 존재하였기 때문에 육상생물이 출현하였다.

009

2008학년도 18번

진핵생물 유전자의 암호화부위(coding region) 뉴클레오티드 서열은 점돌연변이에 의해 아미노산이 바뀌는 치환지점(replacement sites)과 아미노산이 바뀌지 않는 침묵지점(silent sites)으로 나뉜다. 진핵생물의 치환지점과 침묵지점에 대한 설명으로 옳은 것을 〈보기〉에서 있는 대로 고른 것은? (단, 점돌연변이는 염기치환 돌연변이만을 의미한다.)

• 보기 •

ㄱ. 코돈에서 세 번째 뉴클레오티드는 모두 침묵지점이다.
ㄴ. 유전자 암호화부위에는 치환지점의 개수가 침묵지점보다 더 많다.
ㄷ. 유전자의 진화 초기에는 침묵지점의 점돌연변이가 치환지점의 점돌연변이보다 더 빠르게 축적된다.
ㄹ. 종(species) 간 상동유전자(homologous genes) 암호화부위 사이에서는 침묵지점의 뉴클레오티드 서열 유사도가 치환지점의 뉴클레오티드 서열 유사도보다 더 높다.

① ㄱ, ㄴ　　② ㄱ, ㄹ　　③ ㄴ, ㄷ
④ ㄴ, ㄹ　　⑤ ㄷ, ㄹ

010

표는 진화 과정 동안에 포유동물 여러 종의 3개 유전자에서 일어난 염기서열의 변화 속도를 나타낸 것이다. 비동의돌연변이(nonsynonymous mutation)는 아미노산의 변화를 수반하고, 동의돌연변이(synonymous mutation)는 아미노산의 변화를 수반하지 않는다.

유전자	염기서열 변화 속도 $\left(\dfrac{염기\ 치환\ 개수}{10억년 \cdot 염기}\right)$	
	비동의돌연변이	동의돌연변이
히스톤 H3	0.0	4.5
α-헤모글로빈	0.6	4.4
γ-인터페론	3.1	5.5

이에 대한 설명으로 옳은 것만을 〈보기〉에서 있는 대로 고른 것은?

• 보기 •

ㄱ. 코돈의 두 번째 염기가 치환될 때보다 세 번째 염기가 치환될 때 동의돌연변이가 될 확률이 더 높다.
ㄴ. 히스톤 H3에서는 아미노산의 변화가 단백질의 기능을 저해할 확률이 매우 높다.
ㄷ. 3개 유전자 중에서 종간에 아미노산 서열의 유사성이 가장 높은 유전자는 γ-인터페론이다.

① ㄴ ② ㄷ ③ ㄱ, ㄴ
④ ㄴ, ㄷ ⑤ ㄱ, ㄴ, ㄷ

011

2012학년도 34번

그림은 어느 상동유전자 X의 염기서열을 이용하여 얻은 종 Sp.1~Sp.4 사이의 계통수이다. 계통수의 가지 위에 표시한 a~f 는 Sp.1~Sp.4가 각각의 최근 공동조상으로부터 분기된 이후 축적된 염기치환의 수를 유전적 거리로 나타낸 것이다.

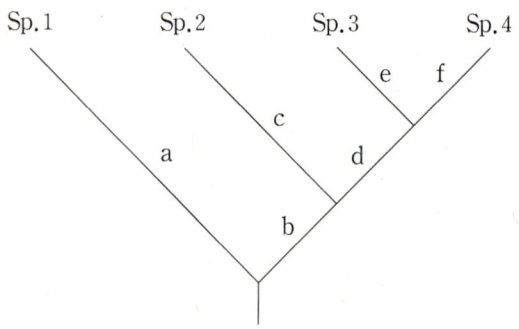

분자시계(molecular clock)에 대한 설명으로 옳은 것만을 〈보기〉에서 있는 대로 고른 것은? (단, 각 동일 염기자리에서의 다중염기치환은 고려하지 않는다.)

―● 보기 ●―

ㄱ. 유전적 거리 'a'가 'b+c'와 같고, 'a+b+c', 'a+b+d+e', 'a+b+d+f'가 모두 같을 때 X의 분자시계는 유효하다.
ㄴ. X의 분자시계로 이종상동성 유전자(orthologous gene)가 유사유전자(paralogous gene)보다 더 적합하다.
ㄷ. 자연선택에 대해 중립인 염기치환이 자연선택에 대해 중립이 아닌 염기치환보다 분자시계로 더 적합하다.

① ㄱ ② ㄴ ③ ㄷ
④ ㄱ, ㄴ ⑤ ㄱ, ㄴ, ㄷ

012 심화이해

2009학년도 26번

다음은 인류의 아프리카 기원설에 대한 가설과 연구 결과를 나타낸 것이다.

〈가설〉
- 호모 사피엔스는 아프리카에서 출현한 후 유럽과 아시아 등지로 이주하여 호모 에렉투스 등을 대체했다.

〈연구결과〉
- 12번 염색체의 특정 부위는 TTTTC서열이 사람에 따라 4~15회 반복되는 다형성(polymorphism)을 보인다.
- 5대륙 토착민의 12번 염색체 특정 부위의 TTTTC 반복서열 개수의 분포는 보기와 같다.

위 가설을 입증하는 아프리카 토착민의 12번 염색체 특정 부위의 TTTTC 반복서열 개수의 분포로 가장 적절한 것을 〈보기〉에서 고른 것은?

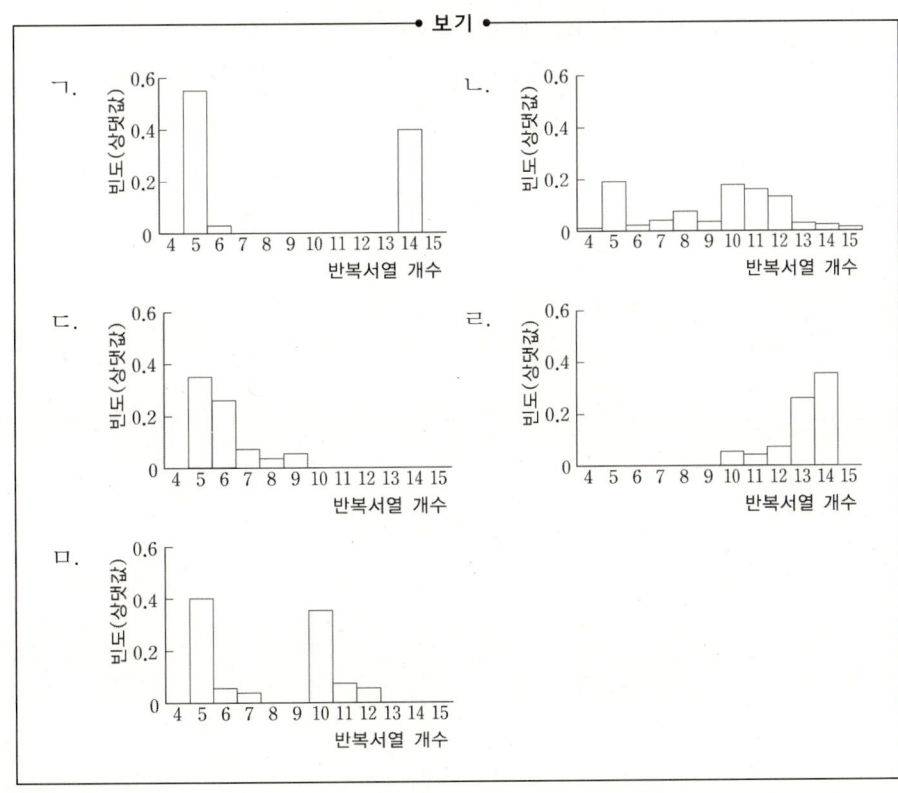

① ㄱ ② ㄴ ③ ㄷ
④ ㄹ ⑤ ㅁ

013

2015학년도 24번

그림은 미생물 유전체 데이터베이스를 분석하여 미생물 각각의 유전체 ORF 중 특정 기능 유전자군의 ORF가 차지하는 비율을 유전체의 크기에 따라 나타낸 것이다. 유전자군은 기능에 따라 A~C 양상 중 하나를 따른다.

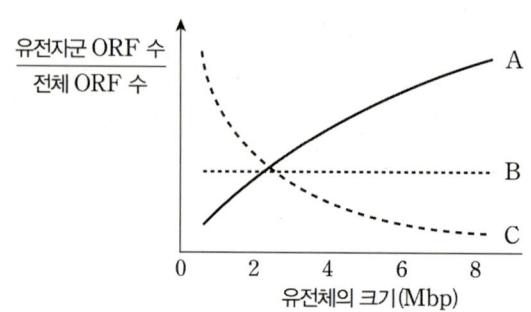

이에 대한 설명으로 옳은 것만을 〈보기〉에서 있는 대로 고른 것은?

───── 보기 ─────

ㄱ. 신호 전달 유전자군은 A의 양상을 따른다.
ㄴ. 전사 조절 유전자군은 B의 양상을 따른다.
ㄷ. 유전체의 크기가 커지면 관리 유전자군(housekeeping genes)의 비율이 감소한다.

① ㄱ ② ㄴ ③ ㄷ
④ ㄱ, ㄷ ⑤ ㄴ, ㄷ

014

2014학년도 12번

그림 (가)~(다)는 분류군 A~D의 유연관계를 각각 진화분류학, 표형론, 분기론의 방법으로 나타낸 것이다. E는 A와 B, F는 C와 D, G는 A~F의 공통조상이다.

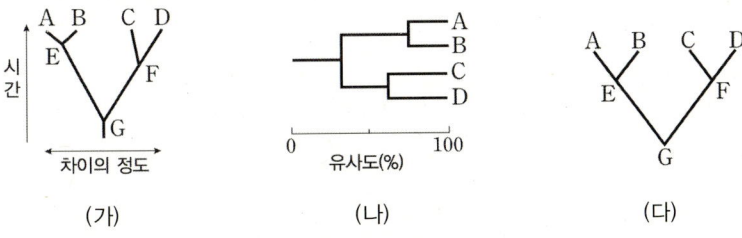

(가)　　　　(나)　　　　(다)

이에 대한 설명으로 옳은 것만을 〈보기〉에서 있는 대로 고른 것은?

― 보기 ―

ㄱ. (가)에서 A와 B가 E로부터 분화한 속도는 C와 D가 F로부터 분화한 속도보다 빠르다.
ㄴ. (나)에서 A와 B 사이에 공통된 형질 상태의 비율은 C와 D 사이에 공통된 형질 상태의 비율보다 낮다.
ㄷ. (다)에서 A와 B의 공유조상형질(shared ancestral character)은 E에 존재한다.

① ㄱ　　② ㄴ　　③ ㄱ, ㄷ
④ ㄴ, ㄷ　　⑤ ㄱ, ㄴ, ㄷ

015

〈보기〉의 그림은 종의 형질과 각 종들의 공통 조상의 형질을 나타낸 계통도이다. 형질 ㅁ를 공유하는 분류군이 단계통(monophyletic)인 것으로 옳은 것만을 〈보기〉에서 있는 대로 고른 것은? (단, ㅁ, △, ○은 서로 다른 형질을 나타낸다.)

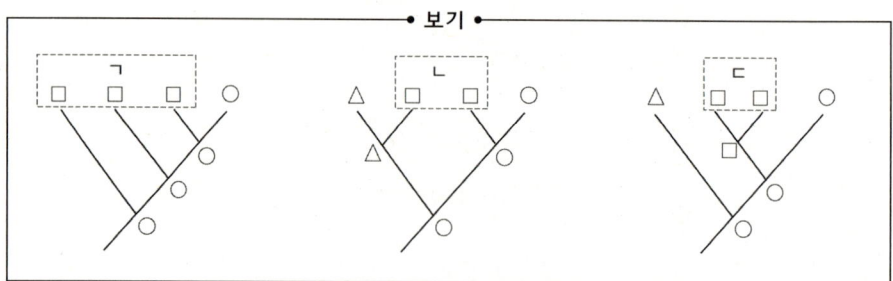

① ㄱ
② ㄴ
③ ㄷ
④ ㄱ, ㄴ
⑤ ㄱ, ㄷ

016

표는 가상의 동물군 A~D가 가지고 있는 4가지 분류 형질의 상태를, 그림 (가)와 (나)는 A~D가 나타낼 수 있는 계통수 중 2가지를 나타낸 것이다.

형질 \ 동물군	A	B	C	D
치설의 유무	+	+	+	+
패각의 유무	−	+	+	+
촉각의 유무	−	+	−	−
유생의 유형	담륜자	피면자	담륜자	피면자

(+: 있음, −: 없음)

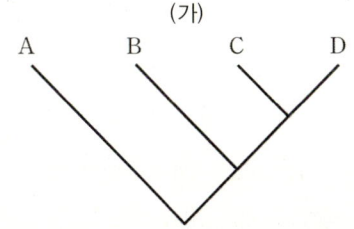
(가)

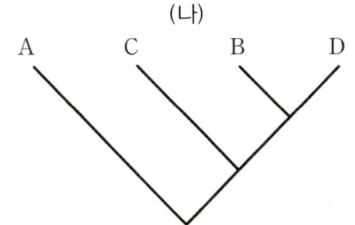
(나)

이에 대한 설명으로 옳은 것만을 〈보기〉에서 있는 대로 고른 것은? (단, A는 외부군이며, 모든 형질은 독립적이고 동등한 가중치를 가진다.)

• 보기 •
ㄱ. (가)와 (나)에서 '패각이 있음'은 B~D의 공유파생형질(shared derived character)이다.
ㄴ. B의 '촉각이 있음'은 고유파생형질(unique derived character)이다.
ㄷ. 최대단순성(maximum parsimony)의 원리를 만족하는 계통수는 (나)이다.

① ㄱ ② ㄴ ③ ㄷ
④ ㄱ, ㄴ ⑤ ㄱ, ㄴ, ㄷ

017

외형상 유사하게 보이는 네 집단 A, B, C, D가 있는데, A와 D는 23쌍, B와 C는 22쌍의 염색체를 가진다. (가)는 네 집단의 염색체 중 차이가 나는 염색체를 비교한 것이고, (나)는 네 집단에서 유사하게 보이는 한 염색체를 비교한 것이다. 비교된 염색체를 제외한 나머지 염색체는 네 집단에서 모두 같다. (다)는 A, B, C, D에서 발현되는 단백질 X의 아미노산 서열을 비교한 것이다.

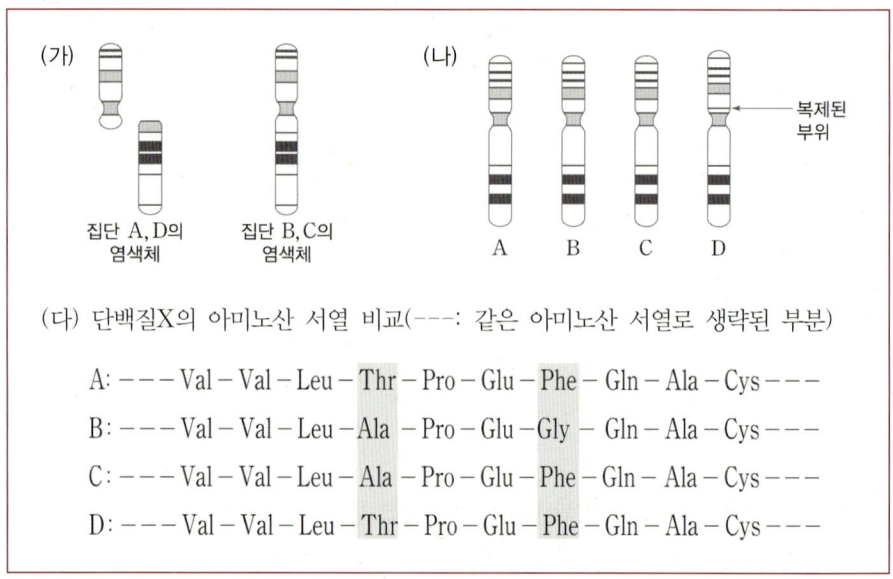

(다) 단백질X의 아미노산 서열 비교(---: 같은 아미노산 서열로 생략된 부분)

A: ---Val-Val-Leu-Thr-Pro-Glu-Phe-Gln-Ala-Cys---
B: ---Val-Val-Leu-Ala-Pro-Glu-Gly-Gln-Ala-Cys---
C: ---Val-Val-Leu-Ala-Pro-Glu-Phe-Gln-Ala-Cys---
D: ---Val-Val-Leu-Thr-Pro-Glu-Phe-Gln-Ala-Cys---

(가)~(다)의 정보를 이용하여 진화 계통도를 그린 것으로 타당한 것은?

① 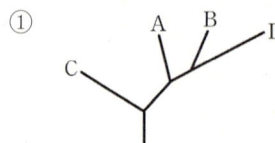 ②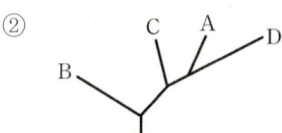

③ 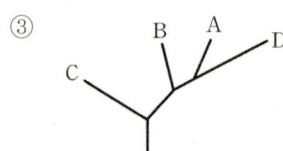 ④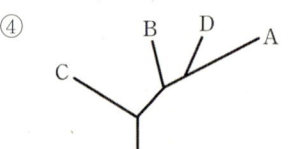

⑤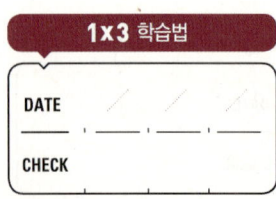

018

다음은 최대단순성 (maximum parsimony)의 원리와 생물 종 Ⅰ~Ⅳ의 어떤 상동유전자(homologous gene)에서 염기서열이 서로 다른 위치만을 나타낸 것이다.

〈최대단순성의 원리〉
추론 가능한 계통도 중에서 형질 상태 변화 횟수의 총합이 가장 작은 것을 선택한다.

〈염기서열〉

생물 종 \ 염기서열 위치	3	25	102	133
Ⅰ	A	G	A	A
Ⅱ	A	G	T	A
Ⅲ	G	G	A	G
Ⅳ	G	C	T	A

최대단순성의 원리에 의한 Ⅰ~Ⅲ사이의 계통학적 유연관계로 옳은 것만을 〈보기〉에서 있는 대로 고른 것은? (단, Ⅳ는 외부군(outgroup)이다.)

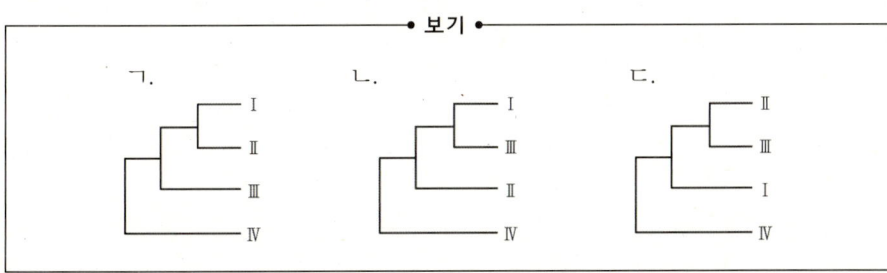

① ㄱ ② ㄴ ③ ㄷ
④ ㄱ, ㄴ ⑤ ㄴ, ㄷ

019

표는 DNA-DNA 혼성화 실험을 통해 측정한 세균 균주 a~f 사이의 DNA 유사도(%)를, 그림은 a~f의 유연관계를 나타낸 것이다. DNA 유사도가 높을수록 유연관계는 가깝고, 유사도가 70% 이상이면 같은 종에 속한다. (가)~(바)는 a~f를 순서 없이 나타낸 것이다.

	a	b	c	d	e	f
a	100	45	66	61	16	41
b		100	55	51	13	73
c			100	92	22	36
d				100	25	41
e					100	12
f						100

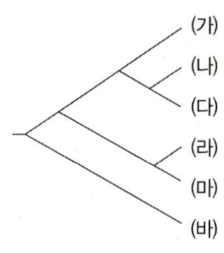

이에 대한 설명으로 옳은 것만을 〈보기〉에서 있는 대로 고른 것은?

─── 보기 ───
ㄱ. a~f는 4개의 종으로 분류된다.
ㄴ. (가)는 a이다.
ㄷ. (바)와 (라)의 유연관계는 (바)와 (나)의 유연관계보다 가깝다.

① ㄱ   ② ㄷ   ③ ㄱ, ㄴ
④ ㄴ, ㄷ   ⑤ ㄱ, ㄴ, ㄷ

020

원핵생물은 크게 고세균(Archaea)과 진정세균(Bacteria)의 두 영역으로 구분된다. 고세균에 대한 설명으로 옳은 것을 〈보기〉에서 있는 대로 고른 것은?

---- 보기 ----
ㄱ. 메탄생성균은 늪지, 매립장 등 산소가 없는 혐기성 환경에 서식한다.
ㄴ. 극호염성균은 세포 내 K^+ 이온을 고농도로 유지하여 삼투압의 균형을 이룬다.
ㄷ. 극호열성균은 당단백질의 두꺼운 세포벽이 있어 방사선에 내성을 나타낸다.
ㄹ. 막지질의 지방산은 글리세롤과 에스테르 결합으로 연결된다.

① ㄱ, ㄴ ② ㄱ, ㄷ ③ ㄴ, ㄷ
④ ㄴ, ㄹ ⑤ ㄷ, ㄹ

021

2014학년도 15번

그림 (가)는 생물의 5계(kingdom)의 계통수를, (나)는 rRNA 유전자 염기서열에 기초한 3영역(domain)의 계통수를 나타낸 것이다.

(가)
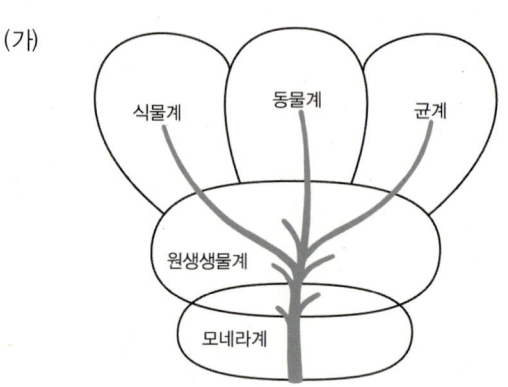

(나)
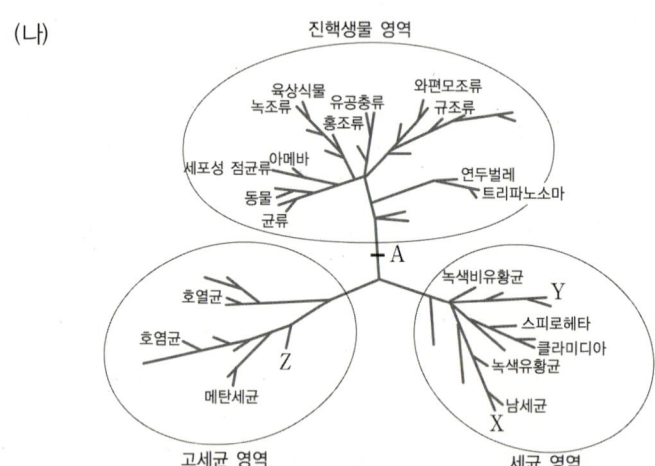

이에 대한 설명으로 옳은 것만을 〈보기〉에서 있는 대로 고른 것은? (단, (나)에서 미토콘드리아는 X~Z 중 하나이다.)

―― 보기 ――
ㄱ. 미토콘드리아는 Y이다.
ㄴ. (가)의 원생생물계는 (나)에서 단계통을 이룬다.
ㄷ. (나)에서 다세포생물은 A 단계에서 출현했다.

① ㄱ   ② ㄴ   ③ ㄱ, ㄴ
④ ㄱ, ㄷ   ⑤ ㄴ, ㄷ

022

2014학년도 26번

다음은 동물계에서 문(phylum) 수준의 분류군에 대한 검색표와 이를 바탕으로 작성한 계통수이다. 검색표에서 (가)~(다)는 극피동물문, 선형동물문, 척삭동물문을 순서 없이 나타낸 것이다.

⟨검색표⟩

1. 진정한 조직이 없다. ··· 해면동물문
   진정한 조직이 있다. ·· 2
2. 2배엽성이다. ··· 자포동물문
   3배엽성이다. ··· 3
3. 발생 과정에서 낭배기의 원구가 입이 된다. ······················· 4
   발생 과정에서 낭배기의 원구가 항문이 된다. ···················· 5
4. 담륜자 유생 단계를 거친다. ·································· 환형동물문
   탈피를 한다. ··· (가)
5. 유생 단계는 좌우대칭형이며, 성체는 방사형이다. ············· (나)
   생활사의 어떤 시기에 인두열과 꼬리를 갖는다. ·············· (다)

⟨계통수⟩

A 환형동물문 B 극피동물문 C D

이에 대한 설명으로 옳은 것만을 ⟨보기⟩에서 있는 대로 고른 것은?

─── 보기 ───

ㄱ. B는 선구동물에 속한다.
ㄴ. C는 외투막에서 패각을 분비한다.
ㄷ. D는 자포동물문이다.

① ㄱ ② ㄷ ③ ㄱ, ㄴ
④ ㄱ, ㄷ ⑤ ㄴ, ㄷ

023

2012학년도 35번

다음은 후생동물에 속하는 일부 동물 문(phylum)들의 계통수이다.

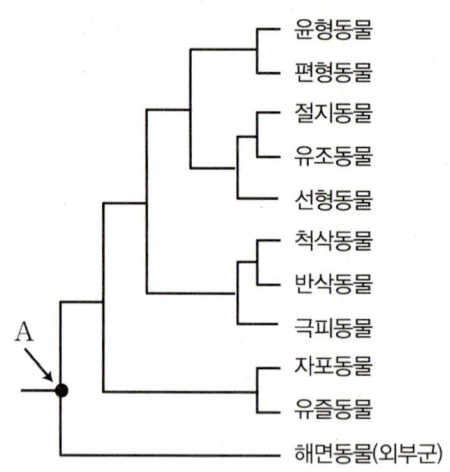

이에 대한 설명으로 옳은 것만을 〈보기〉에서 있는 대로 고른 것은? (단, 위의 계통수에만 근거하여 판단한다.)

─────── • 보기 • ───────

ㄱ. 진정한 조직을 갖고 있는 동물군(진정후생동물)의 가장 최근 공동조상은 A이다.
ㄴ. 탈피하는 동물은 단계통군(monophyletic group)을 형성한다.
ㄷ. 의체강동물은 단계통군을 형성한다.

① ㄱ   ② ㄴ   ③ ㄷ
④ ㄱ, ㄴ   ⑤ ㄴ, ㄷ

024

그림은 좌우대칭동물에 속하는 일부 동물 문(phylum)들의 계통수이다.

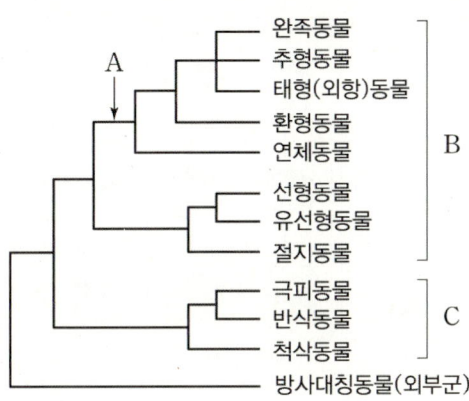

이에 대한 설명으로 옳은 것만을 〈보기〉에서 있는 대로 고른 것은? (단, 위의 계통수에만 근거하여 판단한다.)

― 보기 ―

ㄱ. 입 주위에 촉수관(lophophore)을 가지는 동물 문들의 가장 최근의 공동조상은 A이다.
ㄴ. B에서 몸의 체절성(segmentation)을 나타내는 동물 문들은 서로 자매군(sister group)이 아니다.
ㄷ. 척삭과 신경삭은 C의 공유파생형질(shared derived character)이다.

① ㄱ   ② ㄴ   ③ ㄷ
④ ㄱ, ㄴ   ⑤ ㄴ, ㄷ

025

다음은 동물의 발생을 나타낸 것이다.

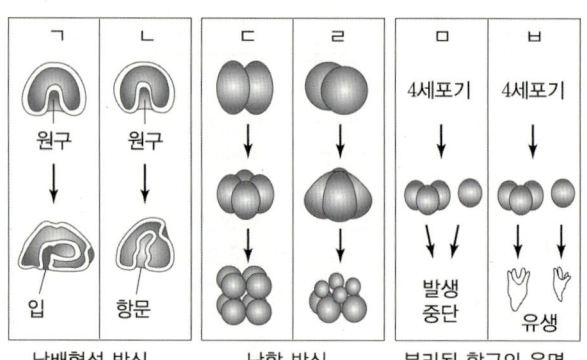

위 자료에서 극피동물의 발생 특징에 해당하는 것만을 고른 것은?

	낭배형성 방식	난할 방식	분리된 할구의 운명
①	ㄱ	ㄷ	ㅂ
②	ㄱ	ㄹ	ㅁ
③	ㄱ	ㄹ	ㅂ
④	ㄴ	ㄷ	ㅂ
⑤	ㄴ	ㄹ	ㅁ

026

2006학년도 37번

식물은 광합성을 하는 녹조류의 한 계통에서 기원하였다고 추정된다. 물에서 육상으로 서식지를 옮기면서 식물은 육상의 건조한 조건에서 생존하고 효과적으로 번식할 수 있도록 여러 구조와 기능을 갖추게 되었다. 그림은 식물 계통수의 일부이다.

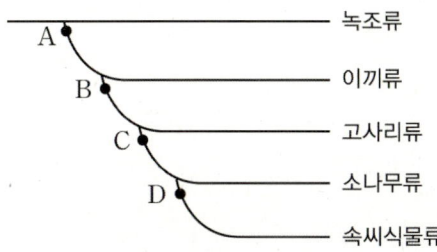

A, B, C, D에서 일어나는 중요한 사건을 〈보기〉의 설명과 옳게 짝지은 것은?

─── 보기 ───
ㄱ. 건조에 견디기 위해 헛물관을 갖추게 되었다.
ㄴ. 자손을 널리 퍼뜨리기 위해 꽃과 열매를 갖게 되었다.
ㄷ. 자손을 보호하기 위해 배를 형성하는 기능을 획득하였다.
ㄹ. 단단한 껍질과 양분을 갖춘 어린 2배체 자손을 만들게 되었다.

	A	B	C	D
①	ㄱ	ㄷ	ㄴ	ㄹ
②	ㄱ	ㄹ	ㄴ	ㄷ
③	ㄱ	ㄹ	ㄷ	ㄴ
④	ㄷ	ㄱ	ㄴ	ㄹ
⑤	ㄷ	ㄱ	ㄹ	ㄴ

2018학년도 대비

MD for PEET
생물추론

2018 MEGAMD

PART VII
생태학

41	행동생태학
42	개체군생태학
43	군집생태학
44	생태계
45	생물지리학
46	환경오염과 보존생물학

001

그림은 식물의 꿀을 먹이로 하는 벌새의 텃세권 크기와 에너지의 관계를 나타낸 것이다.

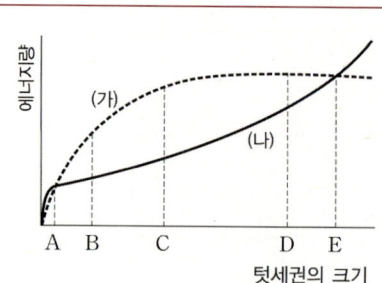

- (가) 곡선은 벌새가 텃세권 안에서 꿀을 섭취함으로써 얻는 에너지의 양이다.
- (나) 곡선은 벌새가 자기의 텃세권 안에 다른 벌새가 들어오지 못하도록 방어하는 데 소요되는 에너지의 양이다.

위의 그림에서 벌새 텃세권의 조건이 최적인 지점은?

① A
② B
③ C
④ D
⑤ E

002

2008학년도 27번

자연선택은 일반적으로 개체 자신의 적응도를 높이는 방향으로 작용하나 혈연관계가 있는 개체들에는 자신의 위험을 감수한 이타행동이 일어나기도 한다. 다음은 이타행동에 대한 해밀턴의 법칙과 땅다람쥐 사례이다.

〈해밀턴 법칙〉
B: 수혜자가 얻는 이득, 즉 생존할 때 예상되는 자손 수
C: 이타행위를 함으로써 개체가 치르는 비용, 즉 죽음으로 감소하는 자손 수
r: 관련된 개체들 간 혈연계수
$B \times r > C$일 때 이타행동이 선택된다.

〈사례〉
땅다람쥐는 평균 두 마리의 자손을 낳는다. 자매 관계인 두 마리 새끼 땅다람쥐 중 한 마리가 포식자에게 노출되어 죽을 위기에 처해 있으나 그 개체는 모르고 있다. 이때 이를 목격한 자매 땅다람쥐가 경고음을 내게 되면 포식자는 경고음을 내는 개체에게 달려들게 되고 다른 개체는 굴 속으로 도망하여 생존할 수 있다.

경고음을 낸 땅다람쥐가 사망할 확률이 20%일 때 해밀턴의 법칙에 따른 설명으로 옳은 것을 〈보기〉에서 있는 대로 고른 것은?

보기

ㄱ. B는 2이고, C는 0.2이다.
ㄴ. 자매 간의 혈연계수 r은 0.25이다.
ㄷ. 이타행동이 선택될 것이다.

① ㄱ ② ㄴ ③ ㄷ
④ ㄱ, ㄷ ⑤ ㄱ, ㄴ, ㄷ

003

2015학년도 32번

다음은 이익-비용 곡선을 통해 벌의 자원 이용 특성을 알아본 자료이다.

- 그림 (가)는 벌이 꽃가루를 모으는 노동과 이로부터 얻는 에너지에 관한 이익-비용 곡선을, (나)는 2종의 벌 A와 B의 이익-비용 곡선을 자원 밀도에 따라 각각 나타낸 것이다.

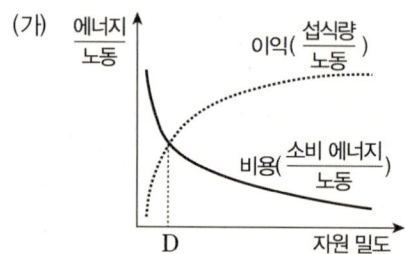

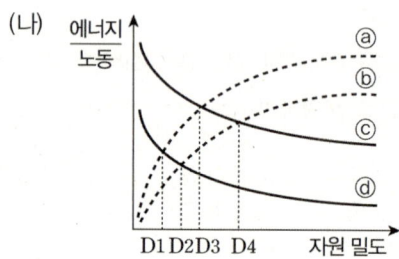

- A와 B는 동일한 종의 관목에서 꽃가루를 모은다.
- A는 관목이 밀집된 지역에서, B는 관목이 성긴 지역에서 각각 적응해 온 결과로 A와 B의 자원에 대한 이용 효율이 서로 다르다.

이에 대한 설명으로 옳은 것만을 〈보기〉에서 있는 대로 고른 것은?

─ 보기 ─
ㄱ. (가)에서 벌의 생존에 필요한 자원 밀도는 D 이상이다.
ㄴ. (나)에서 A의 이익-비용 곡선은 ⓐ와 ⓓ이다.
ㄷ. (나)의 D1~D4에서 A와 B가 공존한다.

① ㄱ   ② ㄴ   ③ ㄷ
④ ㄱ, ㄴ   ⑤ ㄴ, ㄷ

004

2012학년도 37번

다음은 이동성이 큰 동물 개체군의 개체 수를 조사하는 포획-재포획법에 대한 자료이다.

- 어떤 큰 개체군에서 일정한 수의 개체(제1표본)를 포획하여 각 개체를 표지한 다음 본래의 개체군으로 돌려보낸다.
- 일정 기간이 지난 후 일정한 수의 개체(제2표본)를 다시 포획하여 표지된 개체 수를 센다.
- 제1표본의 개체 수를 M, 제2표본의 개체 수를 n, 제2표본 중 표지된 개체 수를 r이라 하면, 추정 개체 수 N은 다음과 같이 계산된다.

$$\frac{M}{N} = \frac{r}{n}$$

이 개체군의 추정 개체 수 N이 실제 개체 수보다 <u>적게 계산되는 경우</u>로 옳은 것만을 〈보기〉에서 있는 대로 고른 것은? (단, 이입과 이출은 고려하지 않는다.)

---- 보기 ----

ㄱ. 제2표본 개체 중에서 표지를 잃은 개체가 있는 경우
ㄴ. 표지한 개체가 표지하지 않은 개체보다 포식자에게 쉽게 포식되는 경우
ㄷ. 제2표본 채집 시 표지한 개체가 표지하지 않은 개체보다 재포획될 확률이 큰 경우

① ㄱ   ② ㄴ   ③ ㄷ
④ ㄱ, ㄴ   ⑤ ㄴ, ㄷ

005

2012학년도 예비검사 43번

다음은 한해살이 식물의 가상의 생명표(life table)이다.

나이(일)	살아남은 수	기간 동안 개체 당 평균 씨앗 수
0	600	–
1~60	500	0
61~120	400	1
121~180	300	2
181~240	200	3
241~300	100	2
301~360	0	0

이에 대한 설명으로 옳은 것만을 〈보기〉에서 있는 대로 고른 것은? (단, 씨앗은 그다음 해에 모두 발아한다.)

─── 보기 ───
ㄱ. 이 식물은 Ⅱ형 생존곡선을 보인다.
ㄴ. 각 개체는 평균적으로 2개의 자손을 만든다.
ㄷ. 이 개체군은 다음 세대에서 개체 수가 증가한다.

① ㄱ　　② ㄷ　　③ ㄱ, ㄷ
④ ㄴ, ㄷ　　⑤ ㄱ, ㄴ, ㄷ

006

다음은 어떤 동물 종의 개체군 속성을 알아보기 위하여 100개체로 이루어진 동시출생 집단을 사육하여 얻은 생명표이다.

연령(년)	연초의 생존 개체 수	연간 사망 개체 수	사망률	잔여 기대 수명(년)
0~1	100	55	ⓐ	(가)
1~2	45	30	ⓑ	(나)
2~3	15	10	ⓒ	(다)
3~4	5	5	1.00	0.5
4~5	0			

이에 대한 설명으로 옳은 것만을 〈보기〉에서 있는 대로 고른 것은?

──── 보기 ────

ㄱ. 이 개체군의 생존 곡선은 볼록형이다.
ㄴ. ⓐ는 ⓑ보다 작다.
ㄷ. (가)는 (나)+(다)+0.5이다.

① ㄱ ② ㄴ ③ ㄷ
④ ㄱ, ㄴ ⑤ ㄴ, ㄷ

007

그림은 개체군의 생장곡선을 나타낸 것이다. (가)는 지수적 생장곡선, (나)는 로지스트형 생장곡선이다.

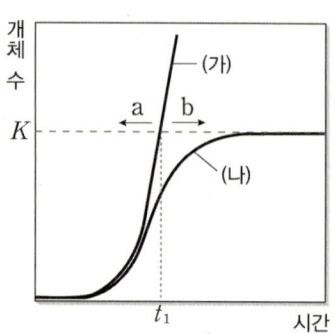

(가) $\dfrac{dN}{dt} = rN$

(나) $\dfrac{dN}{dt} = rN\dfrac{(K-N)}{K}$

이에 대한 설명으로 옳지 <u>않은</u> 것은? (단, t_1은 (가)의 생장곡선이 K와 만나는 시점이다.)

① (가)에서 r값은 단위 시간당, 개체당 증가하는 개체 수이다.
② (가)에서 r값이 커지면 t_1이 a 방향으로 이동한다.
③ (나)는 밀도 의존적 생장곡선이다.
④ (나)에서 개체 수가 $\dfrac{K}{2}$ 일 때 증가율($= \dfrac{dN}{dt}$)이 가장 크다.
⑤ (나)의 생장곡선을 보이는 개체군에서 물리·화학적 환경이 좋아지면 (가)의 생장곡선을 보인다.

008

2012학년도 예비검사 36번

생활사 전략에 따라 개체군 X는 K-선택을, 개체군 Y는 r-선택을 한다. 개체군의 여러 특성에 따라 X와 Y를 비교한 것으로 옳지 <u>않은</u> 것은?

	특성	비교
①	번식 횟수 :	X>Y
②	경쟁 능력 :	X<Y
③	발생 속도 :	X<Y
④	몸의 크기 :	X>Y
⑤	자손의 수 :	X<Y

009

2007학년도 09번

어떤 섬에 각각 1,000마리로 이루어진 사슴의 두 개체군 (가)와 (나)가 있다. 표는 사슴 개체군의 크기 변화를 파악하기 위해 일 년 동안 조사한 결과이다. 두 개체군 사이에는 이입 및 이출이 일어난다.

	개체군 (가)	개체군 (나)
서식지 면적(km²)	90	135
초기 개체 수	1,000	1,000
출생 수	30	50
사망 수	50	30
이입 수	20	10
이출 수	10	20

두 개체군의 개체당 증가율(r)과 환경수용능(K)에 근거한 개체군의 크기 변화에 대한 예측으로 옳은 것은? (단, 각 개체군의 환경수용능(K)은 일정하며, 1개체당 필요 면적 0.09 km²에 의해 결정된다.)

① (가)는 $r>1$이므로 개체 수가 K에 도달할 것이다.
② (가)는 $r>0$이므로 개체 수가 지속적으로 증가할 것이다.
③ (나)는 밀도의존적 요인에 의해 K에 도달할 것이다.
④ (나)는 $r>0$이므로 개체군의 증가 속도는 점점 더 커진다.
⑤ (나)의 개체 수가 1,200이 되면 개체 수는 변동이 없을 것이다.

010

그림에서 그래프 (가)는 개체군 A에서, (나)는 개체군 B에서 개체군의 크기와 개체당 증가율(per capita rate of increase) 사이의 관계를 나타낸 것이다.

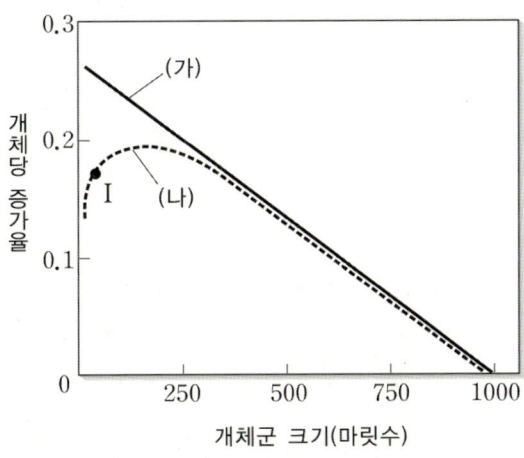

이에 대한 설명으로 옳은 것만을 〈보기〉에서 있는 대로 고른 것은?

―― 보기 ――

ㄱ. 개체군 A는 250마리일 때보다 500마리일 때 더 빨리 성장한다.
ㄴ. (나)에서 알리 효과(allee effect)가 나타난다.
ㄷ. 지점 I에서는 사망률이 출생률보다 높다.

① ㄱ ② ㄴ ③ ㄷ
④ ㄱ, ㄴ ⑤ ㄱ, ㄷ

011

다음은 한 사람이 사용하는 자원의 양(식량, 에너지, 물질 등을 종합하여 나타낸 수치)과 사용 가능한 자원의 양(자원의 생태학적 수용능력)을 각 국가별로 나타낸 것이다.

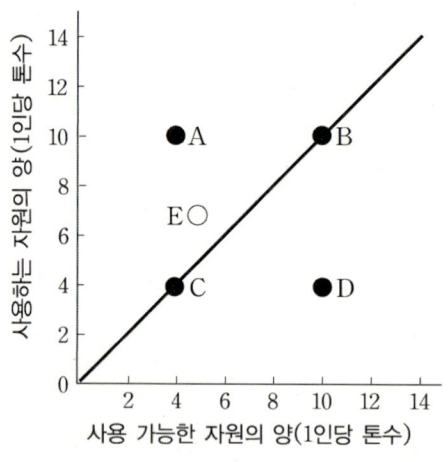

위 그래프를 해석한 내용으로 옳지 않은 것은?

① 국가 A는 C보다 자원의 고갈이 심하다.
② 국가 B는 D보다 1인당 CO_2 배출량이 적다.
③ 국가 A는 자국에서 생산되는 자원이 절대적으로 부족하다.
④ E가 세계 평균이라고 가정하면 세계 인구는 이미 지구의 수용 능력을 초과하였다.
⑤ 지속 가능한 사회를 유지하기 위한 생활 형태로는 국가 C가 B보다 적합하다.

012

2005학년도 22번

조간대 바위에 서식하고 있는 3종으로 구성된 따개비 군집에서 중요치(importance value)로 우점종을 결정하기 위해 그림 (가)와 같이 방형구를 설치하여 밀도와 빈도를 조사하고, 그 결과를 표 (나)와 같이 정리하였다. (단, 따개비의 크기는 모두 같다.)

(가)

(나)

종	밀도(개체/m²)	상대밀도(%)	빈도	상대빈도(%)	중요치(%)
■	23				
○	16				
●	11	A	B	C	D
합계	50	100		100	

위의 결과에 대한 설명으로 옳은 것을 〈보기〉에서 있는 대로 고른 것은?

─── 보기 ───

ㄱ. A와 C를 합한 값이 D이다.
ㄴ. B의 값은 6이다.
ㄷ. 우점종은 '■'이다.

① ㄱ ② ㄴ ③ ㄷ
④ ㄱ, ㄴ ⑤ ㄴ, ㄷ

013

다음은 두 종 간의 상호작용을 분류한 표이다. (단, 0은 두 종 간에 이해관계가 없는 경우, −는 해를 입는 경우, +는 이익을 얻는 경우를 각각 나타낸다.)

강한 종이 받는 영향 \ 약한 종이 받는 영향	−	0	+
−	(가)	(나)	(마)
0	(나)	중립	(라)
+	(다)	(라)	(바)

위 자료에 대한 설명으로 옳지 않은 것은?

① (가)는 생태적 지위가 중복될 때 나타나며, 완전히 중복되면 경쟁배타의 원리가 적용된다.
② (나)와 (라)는 공생을 나타낸다.
③ (마)의 관계가 오랫동안 유지되면 약한 종의 모든 기관이 발달한다.
④ (바)는 서로에게 부적합한 환경을 보완하는 경우에 흔히 나타난다.
⑤ 환경이 변화되면 두 종 사이의 상호작용 관계가 변하기도 한다.

014

그림은 지역 A, B, C에 서식하는 핀치새 *Geospiza fuliginosa*와 *G. fortis*의 부리 크기에 따른 개체 수의 분포를 나타낸 것이다.

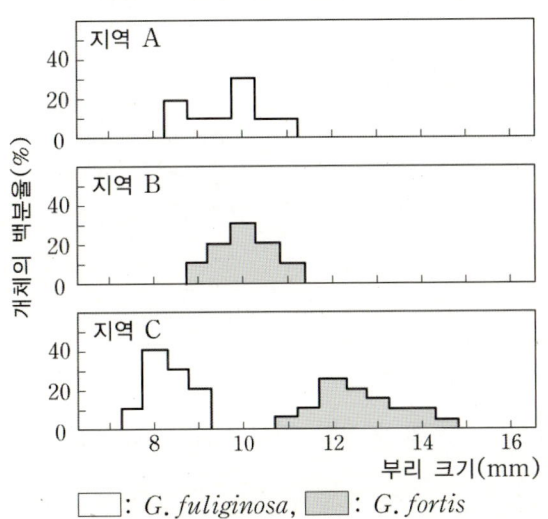

☐ : *G. fuliginosa*, ▨ : *G. fortis*

지역 C에 서식하는 핀치새에 대한 설명으로 가장 적절한 것은?

① 두 종은 공생관계이다.
② 형질치환이 일어났다.
③ 두 종은 이소성 개체군들이다.
④ *G. fuliginosa*는 경쟁해방으로 다양한 크기의 부리를 가지게 되었다.
⑤ 두 종은 동일한 생태적 지위를 누리기 위해 서로 협동하여 사회생활을 한다.

015

바닥이 암석인 해안에서 둥근 돌은 크기가 작을수록 바닷물에 의해 쉽게 움직인다. 그림은 부착해조류를 완전히 제거한 여러 크기의 둥근 돌을 해안에 둔 후, 이 돌에 부착된 해조류의 종 수를 시간 경과에 따라 조사한 결과이다.

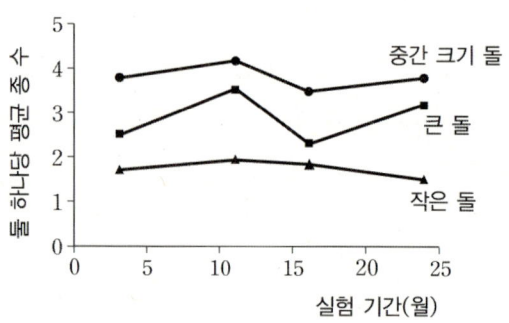

위의 실험 결과로부터 추론할 수 있는 가장 적합한 그림은?

①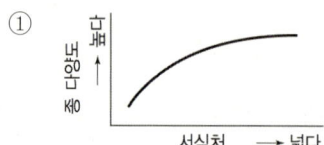

②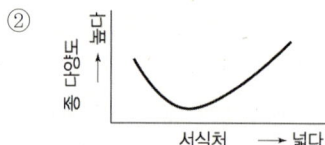

③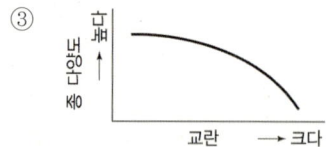

④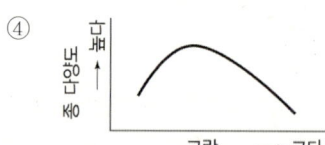

⑤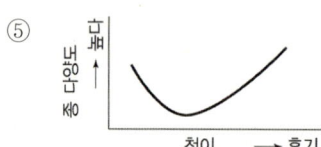

016

그림은 빙퇴석 지역이 형성된 후 일어나는 천이와 그 진행 단계에 따른 토양 표층의 질소량 변화를 나타낸 것이다.

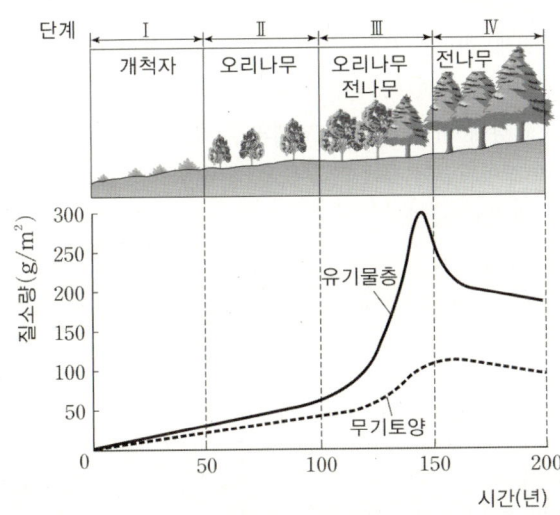

이 천이 단계에 대한 설명으로 옳은 것을 〈보기〉에서 있는 대로 고른 것은?

보기

ㄱ. 단계 I에서는 지의류, 균류, 박테리아가 서식한다.
ㄴ. 단계 II에서는 오리나무가 정착함으로써 전나무 숲 형성이 억제된다.
ㄷ. 단계 III에서 산불이 일어나 생태계가 교란되면 일차천이가 다시 시작된다.
ㄹ. 단계 IV에서는 식물생물량이 증가하여 유기물층의 질소량이 감소한다.

① ㄱ, ㄴ
② ㄱ, ㄷ
③ ㄱ, ㄹ
④ ㄴ, ㄷ
⑤ ㄴ, ㄹ

017

2010학년도 14번

다음은 어떤 식물의 잎에 함께 서식하는 깍지벌레와 개미의 관계를 조사한 실험이다.

〈실험 과정〉
- 대조군은 식물 잎에 개미를 그대로 두고, 처리군은 잎에서 개미를 제거한 채 (가)와 (나)를 관찰한다.
  - (가) 식물 잎 한 장에 서식하는 깍지벌레의 개체 수
  - (나) 식물 잎 한 장에서 포식자에 의해 죽은 깍지벌레의 개체 수(단, 이 깍지벌레의 이동성은 극히 낮다.)

〈실험 결과〉

(가)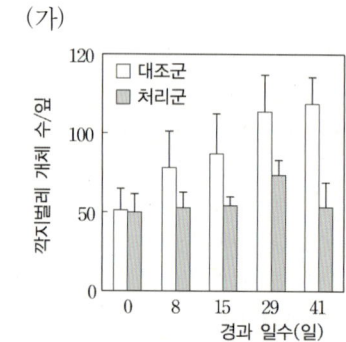

(나)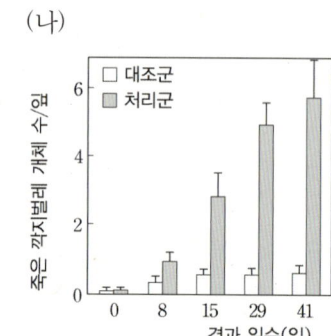

이에 대한 설명으로 옳은 것만을 〈보기〉에서 있는 대로 고른 것은?

― 보기 ―
ㄱ. 잎에 개미가 있으면 깍지벌레의 개체 수가 증가한다.
ㄴ. 개미는 깍지벌레 포식자의 포식 작용을 억제한다.
ㄷ. 개미와 깍지벌레는 서식지에 대해 경쟁한다.

① ㄱ　　② ㄴ　　③ ㄷ
④ ㄱ, ㄴ　　⑤ ㄴ, ㄷ

018

2014학년도 19번

다음은 로트카-볼테라 모델에서 피식자와 포식자의 관계를 나타낸 것이다. 그림 (가)는 시간에 따른 종 A와 종 B의 개체 수를 나타낸 것이며, A와 B는 피식자와 포식자 중 하나이다. 그림 (나)는 피식자와 포식자 개체 수 변화의 상관 관계를 나타낸 것이다. Ⅰ과 Ⅱ는 종 A의 개체 수 변화이고, Ⅲ과 Ⅳ는 종 B의 개체 수 변화이다.

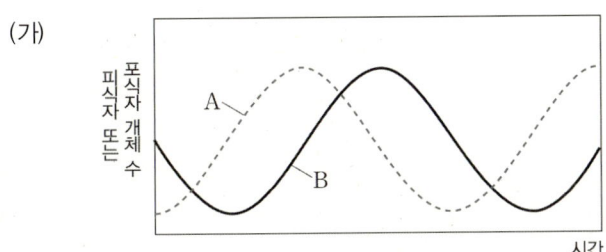

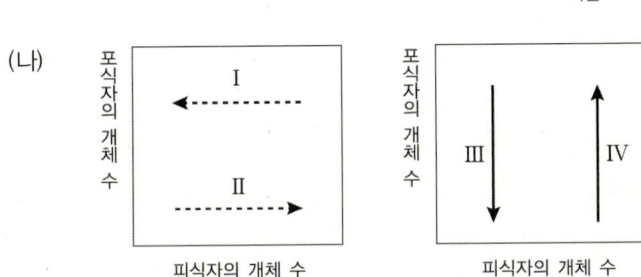

이에 대한 설명으로 옳은 것은?

① (가)에서 A는 포식자이다.
② (가)의 두 곡선이 교차하는 지점에서 두 개체군이 평형을 이룬다.
③ (가)는 피식자-포식자 관계가 단순할 때보다 복잡할 때 잘 나타난다.
④ (나)에서 포식자의 개체 수 변화는 피식자의 개체 수에 영향을 받지 않는다.
⑤ (나)에서 개체 수의 변화가 연속적이면 Ⅱ 직후에 Ⅳ가 나타난다.

019

2013학년도 40번

다음은 포식자-피식자 모델을 검증한 실험이다.

(가)는 수조에 짚신벌레(A)를 넣고 키우다가 물벼룩(B)을 넣었을 때 시간에 따른 개체 수를 조사한 결과이다.

(나)는 자갈을 넣은 수조에서 A를 넣고 키우다가 B를 넣었을 때 시간에 따른 개체 수를 조사한 결과이다.

(다)는 어떤 생태계에서 시간에 따른 A와 B의 개체 수를 조사한 결과이다.

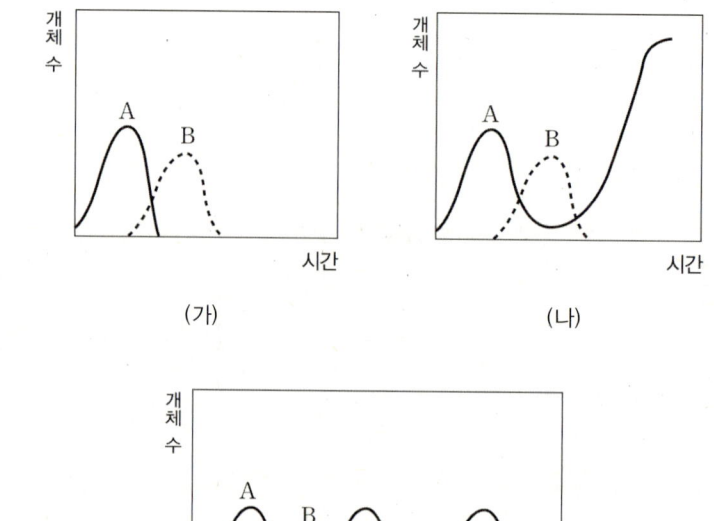

이에 대한 설명으로 옳은 것만을 〈보기〉에서 있는 대로 고른 것은?

― 보기 ―

ㄱ. (가)에서 B의 포식자인 붕어를 B와 함께 넣어 주면, 마지막까지 생존하는 개체군은 B이다.

ㄴ. (나)에서 B의 포식자인 붕어를 B와 함께 넣어 주면, 마지막까지 생존하는 개체군은 A이다.

ㄷ. (나)로부터 (다)의 결과를 얻기 위해서는 B의 개체 수가 최소일 때 B를 주기적으로 유입시켜야 한다.

① ㄱ ② ㄷ ③ ㄱ, ㄴ
④ ㄴ, ㄷ ⑤ ㄱ, ㄴ, ㄷ

020

그림은 어떤 안정된 생태계의 먹이그물을 나타낸 것이다. 화살표의 방향은 먹히는 관계를 나타내며, 굵기는 먹히는 개체 수의 상대적인 정도를 나타낸다.

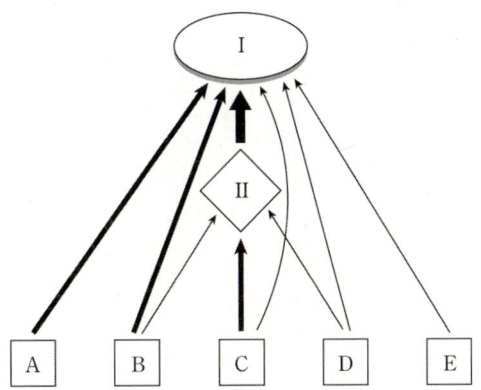

종 I의 개체가 외부로부터 유입되어 그 개체 수가 증가할 때, 종 A~E 중에서 개체 수가 증가하는 종이 있다. 그 중 개체 수가 가장 많이 증가할 것으로 예상되는 종은? (단, 먹이그물 구성종의 개체 수 변화는 먹이그물이 유지되는 범위 내로 한정한다.)

① A ② B ③ C
④ D ⑤ E

021

다음은 식물을 섭취한 곤충 애벌레에서 일어나는 에너지 변환에 관한 자료이다.

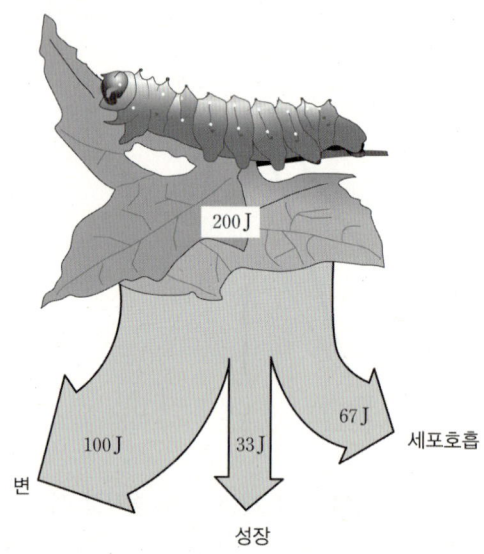

이에 대한 설명으로 옳은 것만을 〈보기〉에서 있는 대로 고른 것은?

― 보기 ―
ㄱ. 애벌레의 생산효율(production efficiency)은 33%이다.
ㄴ. 애벌레의 2차생산량은 100 J이다.
ㄷ. 일반적으로 변온동물인 곤충은 항온동물보다 낮은 생산효율을 갖는다.

① ㄱ
② ㄴ
③ ㄷ
④ ㄱ, ㄴ
⑤ ㄴ, ㄷ

022

그림은 두 생태계의 에너지 흐름을 모식도로 나타낸 것이다. (단, 화살표의 숫자는 단위면적당 연간 에너지 이동량의 상댓값이다.)

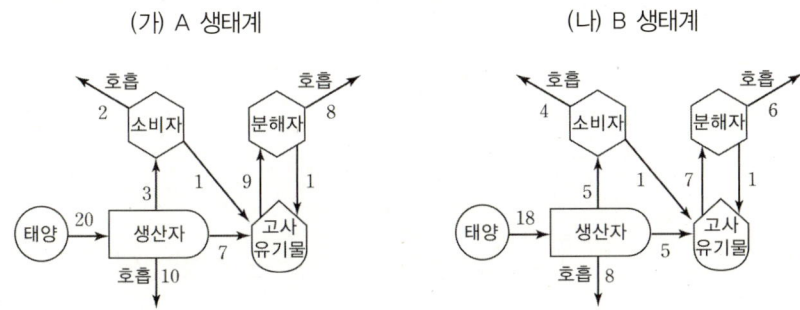

위 그림에 대한 설명으로 옳지 않은 것은?

① 두 생태계에서 1차 순생산성은 A생태계가 B생태계보다 높다.
② 광합성에 의하여 고정된 에너지는 A와 B생태계에서 최종적으로 호흡을 통하여 방출된다.
③ 생산자로부터 초식 먹이사슬을 통하여 이동되는 에너지량은 A생태계가 B생태계보다 적다.
④ 물질순환에서 유기물의 무기화에 중요한 기능을 하는 분해자의 에너지 대사량은 A생태계가 B생태계보다 많다.
⑤ 현재의 에너지 흐름이 유지된다면 A와 B생태계에서 고사유기물의 에너지 현존량은 1년 후에도 변하지 않을 것이다.

023

2012학년도 09번

다음은 육상 생태계의 질소순환에 관한 자료이다.

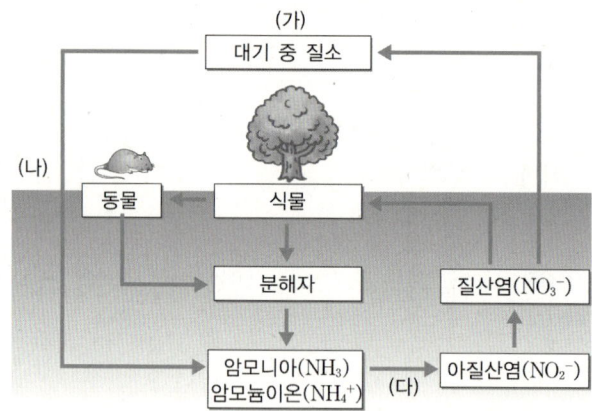

이에 대한 설명으로 옳은 것만을 〈보기〉에서 있는 대로 고른 것은?

● 보기 ●
ㄱ. 식물은 (가)의 질소를 스스로 이용할 수 있다.
ㄴ. 콩과식물이 없으면 (나) 과정은 일어나지 않는다.
ㄷ. (다) 과정에 세균이 관여한다.

① ㄱ　　　② ㄴ　　　③ ㄷ
④ ㄱ, ㄷ　　⑤ ㄴ, ㄷ

024

2007학년도 14번

태평양의 한 환초 주변에는 그림과 같이 네 영양단계로 이루어진 생태계가 있다. 이 바다에서는 연간 총 16.5 톤/km²의 어류(1차 소비자, 2차 소비자, 3차 소비자 각각 10, 5, 1.5 톤/km²)를 포획하고 있다.

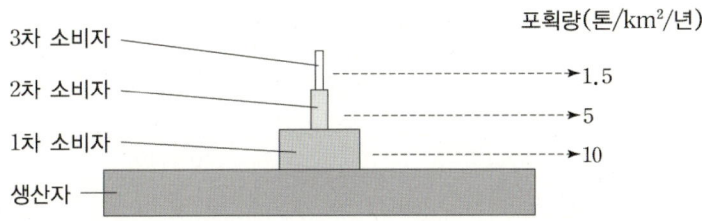

이 포획량을 얻기 위해 필요한 생산자의 최소한의 순1차생산력(C/km²/년)으로 옳은 것은? (단, 생태적 효율(한 영양단계에서 다음 영양단계로 전환된 생물량의 비율)은 각각 10%이고, 소비자 생물량 10 g은 탄소(C) 1 g에 해당된다고 가정한다.)

① 16.5 톤 C/km²/년 ② 151.5 톤 C/km²/년 ③ 165 톤 C/km²/년
④ 210 톤 C/km²/년 ⑤ 2,100 톤 C/km²/년

025

2014학년도 34번

표는 오랫동안 안정된 상태를 유지한 생태계 (가)와 (나)에서 어떤 한 시점의 영양 단계별 개체 수와 생물량을 나타낸 것이다. (가)와 (나)는 연못 생태계와 목장 생태계 중 하나이다.

영양 단계	(가)		(나)	
	개체 수 (No./m²)	생물량 (g/m²)	개체 수 (No./m²)	생물량 (g/m²)
생산자	$10^8 \sim 10^{10}$	5.0	$10^2 \sim 10^3$	500.0
초식동물	$10^5 \sim 10^7$	0.5	$10^2 \sim 10^3$	1.0
소형 2차 소비자	$10^5 \sim 10^6$	4.0	$10^5 \sim 10^6$	4.0
대형 2차 소비자	$0.1 \sim 0.5$	15.0	$0.01 \sim 0.03$	0.3

이에 대한 설명으로 옳은 것은?

① 생산자의 생물량당 생산성은 (가)가 (나)보다 낮다.

② 생산자의 체류시간($=\dfrac{현존량}{생산량}$)은 (가)가 (나)보다 짧다.

③ 생산자의 개체당 평균 무게는 (가)가 (나)보다 크다.

④ 초식동물의 생산 효율은 $\dfrac{초식동물의\ 생물량}{소형\ 2차\ 소비자의\ 생물량}$ 이다.

⑤ (나)는 연못 생태계이다.

026

(가)는 지구상의 탄소 순환 모식도이다(단위 1×10^{15} g 탄소/년). (나)는 위도에 따른 낙엽 분해 속도를 비교하기 위하여 낙엽주머니에 일정량의 낙엽을 넣고 잔존 낙엽의 건조중량을 시간에 따라서 측정한 결과이다.

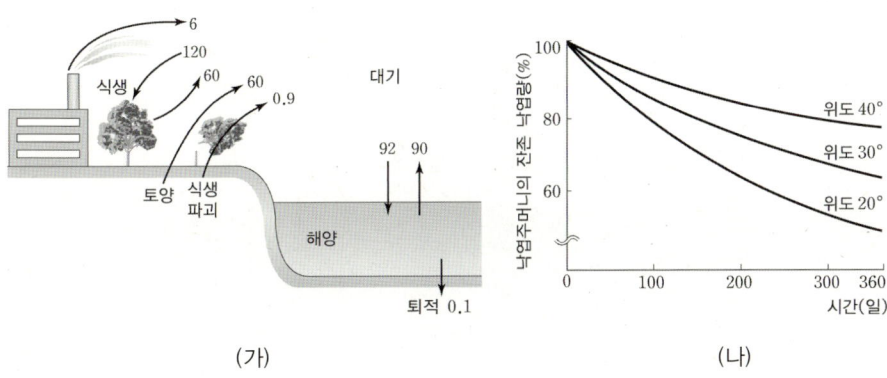

(가)   (나)

위 그림에서 추론할 수 있는 것으로 옳은 것은?

① 식생은 120×10^{15} g 탄소/년의 일차순생산으로 대기 중의 이산화탄소를 제거한다.
② 해양이 대기 이산화탄소량 변화를 완화하는 능력은 주로 탄소 퇴적에 의한 것이다.
③ 실측한 대기 탄소의 증가량이 3.2×10^{15} g 탄소/년이라면, 모식도에서 경로가 밝혀지지 않은 대기로부터의 탄소 제거량은 1.7×10^{15} g 탄소/년으로 추정된다.
④ 위도가 높아짐에 따라서 낙엽 분해 속도는 증가한다.
⑤ 낙엽 현존량에 변화가 없고 온실효과에 의하여 기온이 상승한다면 토양으로부터 이산화탄소 연간 배출량은 감소할 것이다.

027

2009학년도 06번

다음은 지구에서 일어나는 질소순환을 나타낸 것이다.

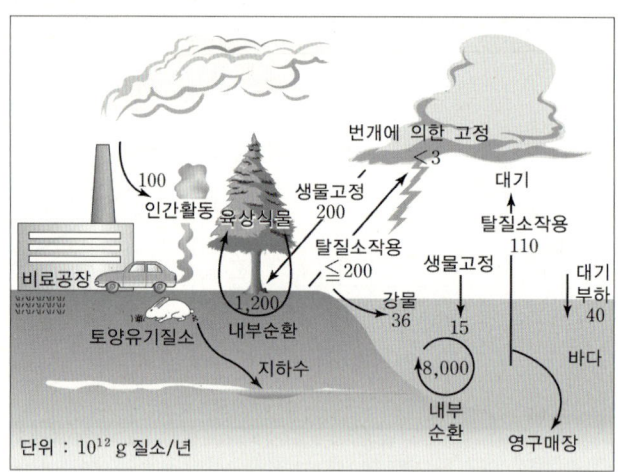

이에 대한 설명으로 옳은 것만을 〈보기〉에서 있는 대로 고른 것은?

— 보기 •

ㄱ. 해양으로 유입되는 질소의 약 40%는 강물을 통해 유입된다.
ㄴ. 육상 생태계에서는 유입되는 고정 질소가 기체화되는 질소보다 더 많다.
ㄷ. 질소의 가장 큰 저장고는 동·식물의 잔재, 배설물을 포함하는 토양 유기물이다.
ㄹ. 산성 토양에서는 질소고정작용과 질산화작용이 활성화되므로 식물에 의한 내부 순환이 증가한다.

① ㄱ, ㄴ ② ㄱ, ㄷ ③ ㄴ, ㄷ
④ ㄷ, ㄹ ⑤ ㄱ, ㄴ, ㄹ

028

그림은 지구상의 주요 육상생태계의 기후조건을 보여주고 있다.

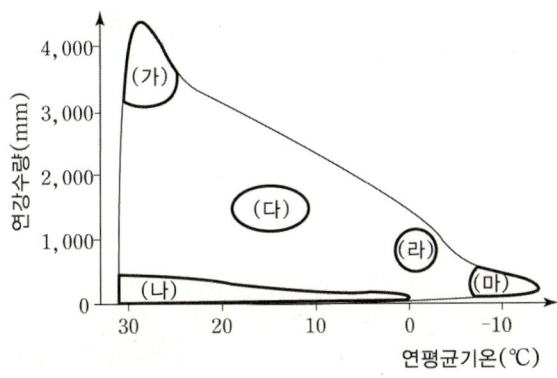

각 생태계의 일반적인 특성을 설명한 것으로 옳은 것은?

① (가)-높은 기온이 광합성을 저해하고 1차 생산성을 감소시켜 상위 먹이사슬의 생물다양성이 낮다.
② (나)-주로 적도에 걸쳐 좁은 위도 범위에서 나타나고 생물은 고온과 건조에 적응되어 있다.
③ (다)-기온이 온화하고 강수량이 비교적 풍부하여 연중 광합성을 수행할 수 있는 상록수림이 극상을 형성한다.
④ (라)-건조하고 겨울이 춥고 길기 때문에 낙엽성 침엽수림이 발달하고 두터운 털을 가진 포유류가 서식한다.
⑤ (마)-영구동토층이 형성되어 있어서 짧은 여름에는 배수가 불량하고 습한 환경이 조성되어 있으나 양서류와 파충류가 서식하기 어렵다.

029

그림은 미국의 서부에 있는 산맥이 강수에 영향을 주는 과정을 나타낸 것이다. 이 지역은 여름에는 매우 건조하고 더우나 겨울에는 비가 많고 온화한 지중해성 기후대에 속한다. 태평양 근해에는 용승류가 발달하여 바다와 인접한 지역에서는 안개가 자주 발생한다. 이와 같은 지형, 용승류, 기후대의 특징에 의해 이 지역에는 위치(A~E)에 따라 매우 다양한 식물군락이 존재한다.

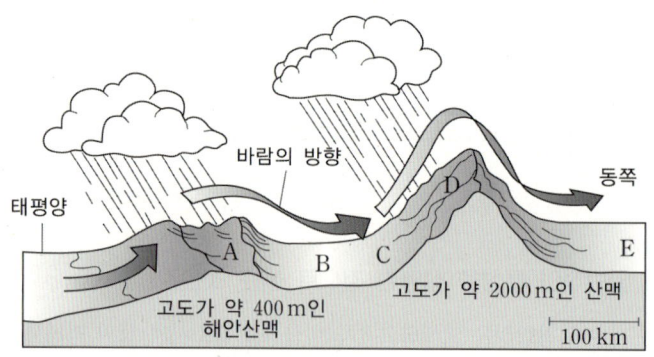

이곳에서 위치에 따라 나타나는 대표 식물군락으로 옳은 것은?

	위치	식물군락
①	A	키가 큰 초본이 우점하는 대초원
②	B	여름 가뭄에 적응한 나무가 우점하는 침엽수림
③	C	불에 적응한 식물이 우점하는 관목림
④	D	교목이 우점하는 낙엽침엽수림
⑤	E	아교목이 우점하는 상록활엽수림

030

다음은 처리하지 않은 생활하수가 하천에 지속적으로 유입되어 안정 상태를 유지할 때, 하수 유입 지점으로부터 하류 방향으로의 거리에 따른 일부 물리화학적 환경요인의 상대적인 변화를 나타낸 것이다.

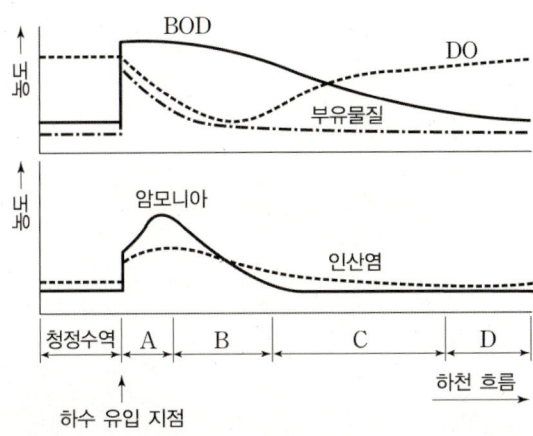

A~D 수역에서 일반적으로 관찰될 수 있는 영양염과 개체군의 동태에 대한 설명으로 옳은 것은?

① 질산염의 농도는 암모니아와 유사하게 A수역에서 증가한 후 B, C, D 수역으로 갈수록 감소한다.
② 1차 생산량은 C수역에서 최고이며, 유기물 농도와 종속영양세균의 개체 수도 C수역에서 가장 높다.
③ 식물플랑크톤 개체 수는 A수역에서 낮게 유지되다가 B수역에서 증가하며, C수역에서 더 높게 나타난다.
④ 동물플랑크톤 개체 수는 하수 유입지점에서 급격히 증가한 후 A~D수역에서 DO변화와 같은 경향을 보인다.
⑤ 열목어 개체 수는 상류의 청정수역보다 A수역에서 더 많으며, 잉어 개체 수는 A수역보다 청정수역에서 더 많다.

2018학년도 대비
MD for PEET
생물추론

2018 MEGAMD
PHARMACY EDUCATION ELIGIBILITY TEST

PART VIII
일반생물학 실험

47	세포생물학 실험
48	생화학 실험
49	미생물학 실험
50	분자생물학 실험
51	진단세포유전학 & 조직학 실험
52	면역학 실험
53	기타 실험

001

다음은 혈구계수기를 이용하여 세포의 수를 측정한 실험이다.

〈실험 과정〉
(가) 배양 중인 세포를 원심분리하여 침전시킨다.
(나) (가)의 침전된 세포에 새로운 배양액을 첨가하여 세포현탁액 10 mL를 만든다.
(다) 세포현탁액 10 µL를 취하여 0.4% 트리판블루(trypan blue) 용액 10 µL와 잘 혼합한다. 트리판블루는 죽은 세포만 염색한다.
(라) 혈구계수기에 (다)의 시료를 넣고 현미경을 이용하여 세포의 수를 측정한다.

〈실험 결과〉
아래와 같이 염색된 세포(●) 5개, 염색되지 않은 세포(○) 15개가 관찰되었다.

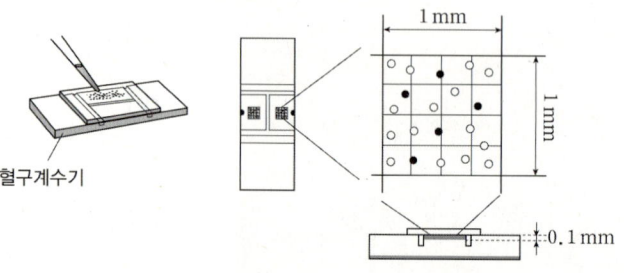

(나)의 세포현탁액 1mL를 취하여 살아 있는 세포의 농도를 1×10^4 세포/mL로 되게 할 때, 첨가해야 할 배양액의 양은?

① 14 mL ② 19 mL ③ 20 mL
④ 29 mL ⑤ 39 mL

002

2011학년도 38번

다음은 형광물질 주개(D, donor)와 받개(A, acceptor)로 각각 표지된 두 가지 막단백질 사이의 근접성을 형광공명에너지전달(FRET) 방법으로 측정한 실험이다.

⟨FRET의 원리⟩

- D의 형광 방출 파장이 A의 흡수 파장과 중첩되면 거리 의존적으로 빛에너지가 D로부터 A로 전달된다.
  - (Ⅰ) D와 A 사이의 거리가 멀 때: D가 빛을 흡수하여 λ_1 파장의 형광을 방출한다.
  - (Ⅱ) D와 A 사이의 거리가 가까울 때: D가 빛을 흡수하여 에너지 일부를 A에 전달하면, A는 λ_2 파장의 형광을 방출한다.
  - (Ⅲ) A가 광표백되었을 때: 거리가 가까워도 D로부터 A로 에너지 전달이 되지 않아 D로부터 λ_1 파장의 형광이 방출된다.

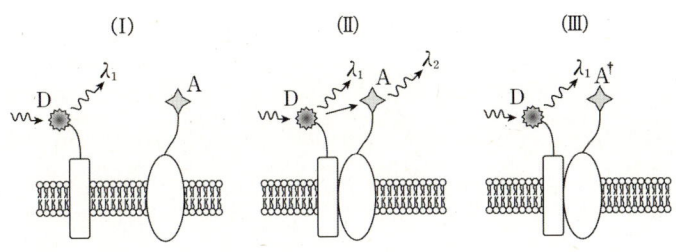

- FRET의 효율 $E = \dfrac{E_{D\dagger} - E_D}{E_{D\dagger}}$

E_D : 광표백되지 않은 A가 존재할 때 D의 형광 강도

$E_{D\dagger}$: 광표백된 A(A†)가 존재할 때 D의 형광 강도

⟨실험 과정⟩

(가) 세포막 단백질 X와 Y가 발현된 세포를 준비한다.

(나) 형광물질 Cy3를 D로, Cy5를 A로 이용하여 단백질 X와 Y를 각각 표지한다.

(다) Cy3가 최대로 흡수하는 파장(550 nm)의 빛을 세포에 조사하면서 Cy5를 광표백하기 전과 후의 Cy3와 Cy5가 방출하는 형광을 각각 측정한다.

⟨실험 결과⟩

	형광 강도
Cy5 광표백 전 Cy3	a
Cy5 광표백 전 Cy5	b
Cy5 광표백 후 Cy3	c
Cy5 광표백 후 Cy5	d

이에 대한 설명으로 옳지 않은 것은? (단, Cy5는 550 nm 파장의 빛을 흡수하지 않는다.)

① FRET이 일어나면 a는 감소한다.
② a는 c보다 크다.
③ X와 Y가 근접할수록 b는 증가한다.
④ Cy5의 광표백이 완전하면 d 값은 0이다.
⑤ FRET의 효율 $E = \dfrac{c-a}{c}$ 이다.

003

어떤 생물학자가 신종 해양생물을 발견한 후, 생물체의 구성 성분을 분석하기 위하여 다음과 같은 실험을 하였다.

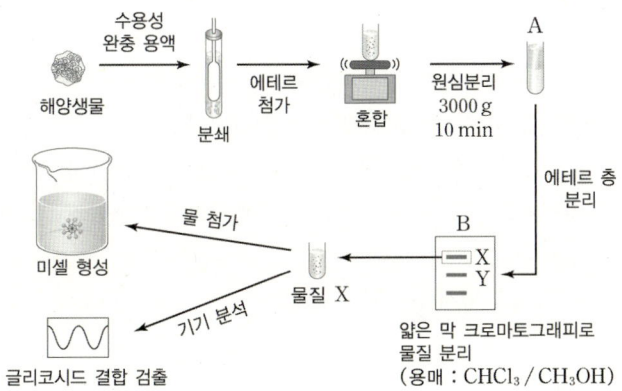

위 실험에 대한 추론으로 옳은 것은?

① 물질 X는 당지질일 것이다.
② 물질 Y는 녹말 성분일 것이다.
③ A에서 하층은 에테르 층일 것이다.
④ A에서 RNA는 상층에 분포할 것이다.
⑤ B에서 대부분의 단백질이 검출될 것이다.

004

2016학년도 25번

다음은 티로신 키나아제 X의 자가인산화 패턴을 분석한 실험이다.

⟨실험 과정⟩

(가) 단백질 X와 X의 Y50F 돌연변이 단백질(X^{Y50F})을 정제하고, 각각에 [$\gamma-^{32}P$]ATP를 첨가하여 반응시킨다.

(나) ^{32}P가 표지된 X와 X^{Y50F}를 각각 트립신으로 처리한다.

(다) (나)의 두 시료에 존재하는 펩티드를 0.1% 포름산을 포함하는 아세트산니트릴 수용액 농도 기울기를 이용하여 역상 크로마토그래피(reverse phase HPLC)로 각각 분리한다.

(라) 용출 분획 시료의 방사능을 각각 측정한다.

⟨실험 결과⟩

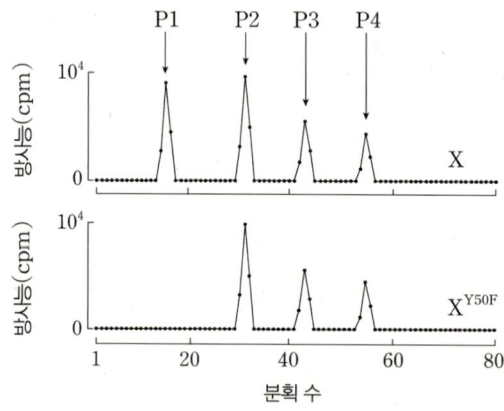

- P1, P2, P3, P4는 각각 50번, 100번, 125번, 200번 티로신 잔기를 포함하는 펩티드이다.

이에 대한 설명으로 옳지 않은 것은? (단, X에는 4개의 티로신 잔기가 있다.)

① P1이 P3보다 소수성이다.
② P2의 C-말단 잔기는 아르기닌 또는 리신이다.
③ (다)에서 아세트산니트릴의 농도를 증가시키면서 펩티드를 용출시킨다.
④ 방사능이 검출된 P1~P4는 인산화되어 있다.
⑤ Y50F 돌연변이는 다른 티로신 잔기의 인산화에 영향을 주지 않는다.

005

SDS-폴리아크릴아미드 겔 전기영동(SDS-PAGE)은 단백질을 분리하고 분자량을 추정하는 데 이용된다. 다음은 SDS-PAGE의 실험 과정을 요약한 것이다.

〈실험 과정〉
(가) 분리용(running) 겔 용액을 미리 조립한 유리판 사이에 부어 겔을 굳힌다.
(나) 스태킹(stacking) 겔 용액을 유리판 사이의 공간에 붓고 콤(comb)을 설치한다.
(다) 스태킹 겔이 굳는 동안 SDS 겔-로딩 완충용액에 들어 있는 시료를 100℃에서 수 분간 가열한다.
(라) 스태킹 겔이 굳으면 콤을 제거한 후 전기영동 장치에 장착하고 장치의 위와 아래 완충용액통에 완충용액을 붓는다.
(마) 겔 홈에 시료를 넣은 다음 전기영동을 수행한다.

위 실험 과정에 대한 설명으로 옳지 않은 것은?

① SDS는 단백질에 결합하여 원래의 전하에 관계없이 음전하를 띠게 한다.
② 스태킹 겔은 모든 단백질 시료가 같은 지점에서 출발할 수 있도록 한다.
③ 시료를 100℃에서 수 분간 가열하는 것은 단백질을 변성시키기 위한 것이다.
④ 분리하고자 하는 단백질의 크기가 클수록 분리용 겔의 아크릴아미드 농도를 높여준다.
⑤ SDS 겔-로딩 완충용액에 들어 있는 환원제인 머캅토에탄올은 단백질들 간의 이황화결합을 절단한다.

006

그림은 글루탐산, 발린, 리신이 혼합된 용액을 전개지의 지점 X에 점적하고 건조한 후, pH 6.2인 완충용액에서 전기영동한 결과이다. ㉠, ㉡, ㉢ 지점에서 발견되는 아미노산을 올바르게 나타낸 것은?

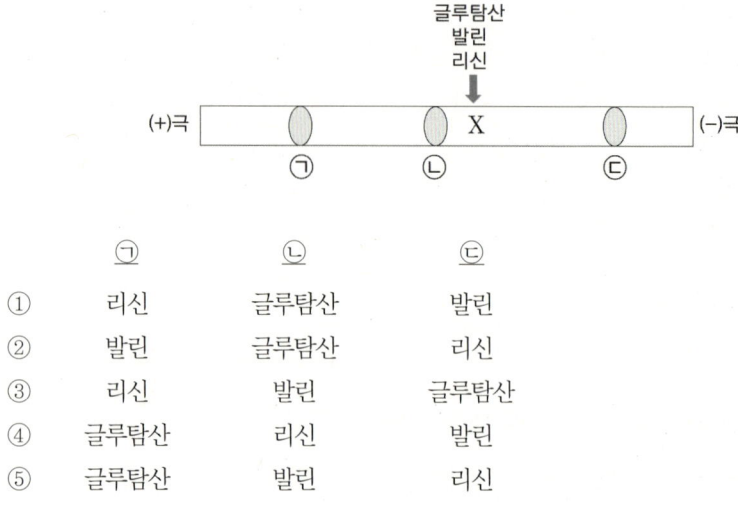

	㉠	㉡	㉢
①	리신	글루탐산	발린
②	발린	글루탐산	리신
③	리신	발린	글루탐산
④	글루탐산	리신	발린
⑤	글루탐산	발린	리신

007

2010학년도 21번

다음은 세균에서 단백질을 추출하여 정량하는 실험이다.

〈실험 과정〉

(가) 세균 배양액 1 mL를 원심분리하여 침전물을 얻는다.

(나) (가)의 침전물에 PBS(완충용액, pH 7.4)를 첨가하여 초음파로 분쇄한다.

(다) (나)의 용액을 원심분리한 후 상층액(supernatant) 0.5 mL를 회수하여 세균 단백질 샘플로 사용한다.

(라) 다음과 같이 BSA(소 혈청 알부민) 용액을 준비한다.

시험관 용액(μL)	A	B	C	D	E
BSA(1 mg/mL)	0	3	6	9	12
PBS	100	97	94	91	88

(마) (다)의 세균단백질 샘플 5 μL와 PBS 95 μL를 시험관에 넣어 섞는다.

(바) (라)와 (마)의 시험관에 Bradford 시약 1 mL를 각각 첨가한 후 10분 동안 반응시킨다.

(사) (바) 반응물의 흡광도를 595 nm 파장에서 측정한다.

〈실험 결과〉

시험관	A	B	C	D	E	세균단백질 샘플
흡광도	0.00	0.15	0.30	0.45	0.60	0.40

(다)의 상층액 0.5 mL에 들어 있는 단백질 총량으로 옳은 것은?

① 160 μg
② 200 μg
③ 400 μg
④ 800 μg
⑤ 1,600 μg

008

2008학년도 17번

다음은 단백질 정제 과정을 나타낸 실험이다.

〈실험 과정〉

(가) 세포를 분쇄한 후 원심분리하였다.

(나) 상층액(단백질 추출액)을 pH 6과 pH 8로 각각 조정한 후, 양이온 수지로 채운 칼럼(column) 위에 넣었다.

(다) 각 칼럼에서 용출용액의 NaCl 농도를 증가시키며 분획한 후 분획의 단백질 농도를 측정하였다.

〈실험 결과〉

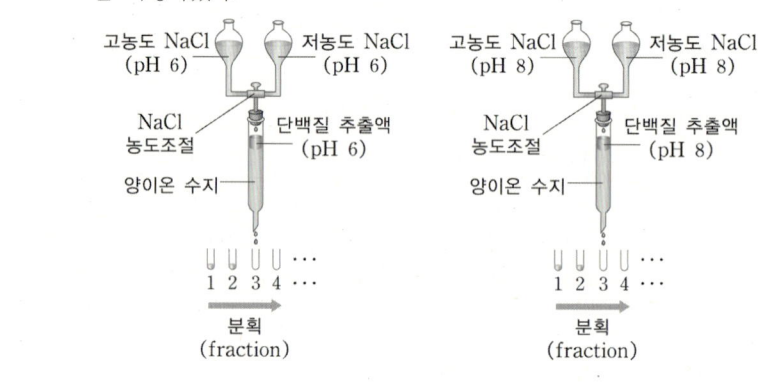

이에 대한 설명으로 옳은 것을 〈보기〉에서 있는 대로 고른 것은?

―― 보기 ――

ㄱ. 단백질들은 pH 8보다 pH 6에서 양이온 수지에 강하게 결합한다.
ㄴ. NaCl의 농도가 증가할수록 단백질과 양이온 수지의 결합은 더욱 저해된다.
ㄷ. pH 8에서 단백질들이 칼럼을 늦게 통과하는 이유는 단백질들의 등전점(pI)이 변하기 때문이다.

① ㄱ ② ㄴ ③ ㄷ
④ ㄱ, ㄷ ⑤ ㄱ, ㄴ, ㄷ

009

2014학년도 20번

다음은 분자량이 동일한 복합체 단백질 A와 B의 소단위체 구성을 분석한 실험이다.

〈자료〉

- A와 B의 분자량은 각각 130 kDa이다.
- A와 B는 소단위체 X(50 kDa), Y(50 kDa), Z(30 kDa)의 조합으로 이루어져 있다.

〈실험 Ⅰ〉

- A와 B를 β-mercaptoethanol이 없는 조건에서 SDS-PAGE로 분석하였다.

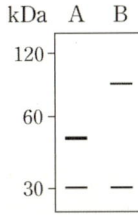

〈실험 Ⅱ〉

- A와 B를 β-mercaptoethanol로 처리하고 2차원 전기영동(2D-PAGE)으로 분석하였다.

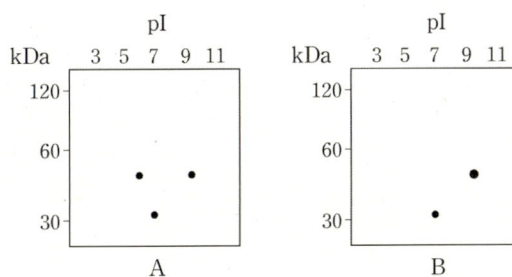

〈실험 Ⅲ〉

- A와 B의 혼합물을 완충용액(pH 7.0)을 사용하여 양이온 교환수지 크로마토그래피 방법으로 분리하였다.

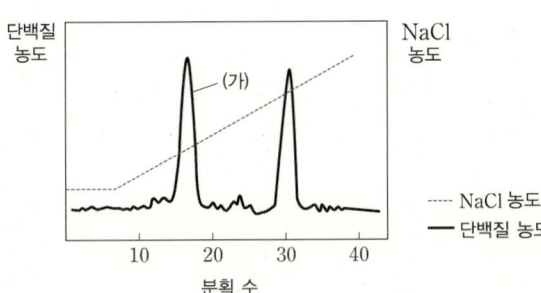

A와 B에 대한 설명으로 옳은 것만을 〈보기〉에서 있는 대로 고른 것은?

─────────── • 보기 • ───────────
ㄱ. A는 소단위체 X, Y, Z 모두를 포함하고 있다.
ㄴ. B에는 동종의 소단위체 사이에 이황화결합이 있다.
ㄷ. 실험 Ⅲ에서 (가)에 해당하는 단백질은 B이다.

① ㄱ   ② ㄴ   ③ ㄷ
④ ㄱ, ㄴ   ⑤ ㄱ, ㄷ

010

2009학년도 39번

다음은 리간드 X의 세포 표면 수용체를 찾기 위한 실험이다.

〈실험 Ⅰ〉
(가) 배양된 세포로부터 세포용출액을 만든다.
(나) 리간드 X를 아가로스 비드에 결합시켜 친화성컬럼을 제작한다.
(다) 친화성컬럼을 이용하여 세포용출액에서 리간드 X와 결합하는 단백질을 정제한다.
(라) 정제된 단백질을 SDS-PAGE로 분리한 후 염색한다.

〈실험 Ⅱ〉
(가) 배양된 세포의 세포막 단백질을 비오틴(biotin)으로 표지하고 세포용출액을 만든다.
(나) 리간드 X를 아가로스 비드에 결합시켜 친화성컬럼을 제작한다.
(다) 친화성컬럼을 이용하여 (가)의 세포용출액에서 리간드 X와 결합하는 단백질을 정제한다.
(라) 정제된 단백질을 SDS-PAGE로 분리한 후 니트로셀룰로오스막으로 옮긴다.
(마) 발색효소가 부착된 아비딘(avidin)을 이용하여 비오틴으로 표지된 단백질을 검출한다.

〈실험 결과〉

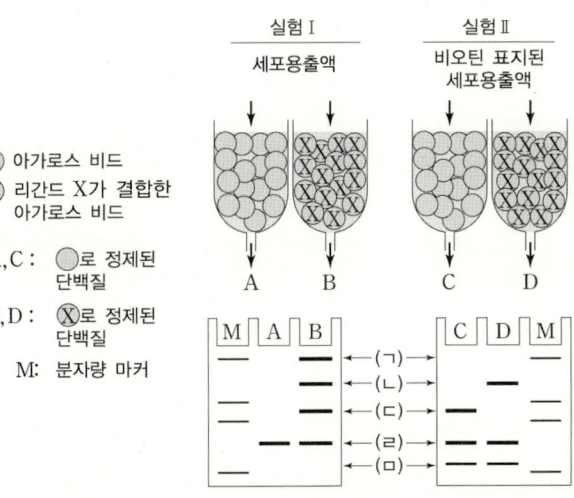

<실험 결과>에서 확인된 단백질 (ㄱ)~(ㅁ) 중, 리간드 X의 세포 표면 수용체로 가장 타당한 것은?

① (ㄱ) ② (ㄴ) ③ (ㄷ)
④ (ㄹ) ⑤ (ㅁ)

011

다음은 젖산탈수소효소(LDH)에 대한 자료와 실험이다.

〈자료〉
- 소단위체 H와 M의 조합으로 구성된 동위효소이다.
- 4개의 폴리펩티드로 구성되어 있다.
- H의 등전점은 5.7이고, M의 등전점은 8.4이다.

〈실험 과정〉
(가) 어떤 조직에서 분리한 시료를 지점 O에 점적하고 pH 7.0 아가로오스 겔에서 전기영동한다.
(나) LDH 효소 활성을 자이모그램(zymogram)으로 나타낸다.

〈실험 결과〉

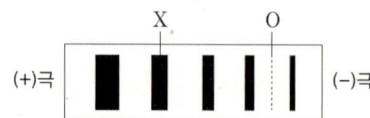

X에 존재하는 LDH의 소단위체 구성으로 옳은 것은? (단, 아래 첨자는 소단위체의 개수를 나타낸다.)

① H_4　　　② H_3M_1　　　③ H_2M_2
④ H_1M_3　　　⑤ M_4

012

다음은 단백질 X, Y, Z에 존재하는 시스테인 잔기의 이황화결합 여부를 분석하는 실험이다.

〈실험 과정〉
(가) 시험관 Ⅰ, Ⅱ를 준비한다.
(나) 시험관 Ⅰ, Ⅱ 각각에 X+Y+Z 혼합액을 첨가한다.
(다) Ⅰ에는 *NEM → DTT → NEM을, Ⅱ에는 NEM → DTT → *NEM을 순서대로 처리한다. 이때 각 처리 단계에서 단백질을 침전시킨 후, 반응하지 않은 물질이 들어 있는 상층액을 제거한다.
 • NEM(N-ethylmaleimide) : 이황화결합에 참여하지 않는 시스테인의 -SH기에 공유결합한다.
 • *NEM : 방사성동위원소로 표지된 NEM
 • DTT : 이황화결합을 끊어 -SH기를 만든다.
(라) Ⅰ, Ⅱ에 들어 있는 단백질을 전기영동한 후 방사선자동사진법으로 관찰한다.

〈실험 결과〉

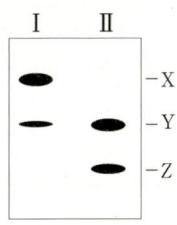

실험 과정 (나)의 X, Y, Z 단백질에 대한 설명으로 옳은 것만을 〈보기〉에서 있는 대로 고른 것은?

― 보기 ―
ㄱ. X에는 이황화결합이 없다.
ㄴ. Y의 시스테인 잔기는 모두 이황화결합을 한다.
ㄷ. Z에는 이황화결합에 참여하지 않는 자유로운 -SH기가 있다.

① ㄱ ② ㄴ ③ ㄷ
④ ㄱ, ㄴ ⑤ ㄴ, ㄷ

013 심화이해

2012학년도 40번

다음은 어떤 세포 시료의 단백질 농도를 알아보기 위한 자료와 실험이다.

〈자료〉

- $A = \varepsilon \times c \times l$
  (A : 흡광도, ε : 몰흡광계수, c : 몰농도, $l = 1$ cm)

- 단백질의 몰흡광계수
  $\varepsilon_{280nm}(M^{-1}cm^{-1}) = 5500 \times N_{Tyr} + 1500 \times N_{Trp} + 125 \times N_{Cys}$
  (N은 각 아미노산의 개수)

- 세포 단백질의 평균 아미노산 조성

아미노산	Tyr	Trp	Cys
빈도(%)	3.0	1.0	4.0

- 시료 내 단백질은 평균 300개의 아미노산을 가지며, 평균 분자량은 33 kDa이다.

〈실험 과정〉

(가) 세포를 6N 구아니딘 용액(pH 8.0)에 현탁하고 초음파로 분쇄한다.
(나) 4℃에서 10,000×g로 30분간 원심분리하여 상층액과 침전물을 분리한다.
(다) 상층액 시료와 6N 구아니딘 용액의 흡광도를 280 nm에서 각각 측정한다.

〈실험 결과〉

	A_{280}
6N 구아니딘	0.001
세포 시료	0.556

시료의 단백질 농도로 옳은 것은? (단, 시료 내 다른 물질에 의한 280 nm 파장의 빛 흡수는 고려하지 않는다.)

① 10 μg/mL ② 0.33 mg/mL ③ 1.0 mg/mL
④ 3.3 mg/mL ⑤ 10 mg/mL

014

그림은 세균을 염색하여 광학현미경으로 관찰하는 과정을 나타낸 것이다.

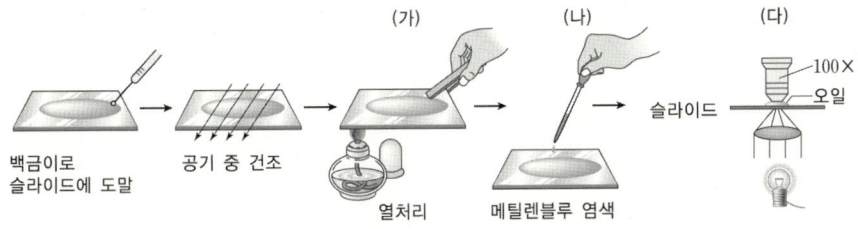

이에 대한 설명으로 옳은 것만을 〈보기〉에서 있는 대로 고른 것은?

― 보기 ―

ㄱ. (가)에서 세균의 단백질은 열에 의해 변성되어 슬라이드 표면에 고정된다.
ㄴ. (나)의 메틸렌블루는 세포 안의 양전하를 띠는 단백질을 염색한다.
ㄷ. (다)에서 해상도를 높이기 위해 오일(immersion oil)을 사용한다.
ㄹ. 현미경의 해상도는 청색 가시광선보다 적색 가시광선을 사용하면 더 높다.

① ㄱ, ㄴ ② ㄱ, ㄷ ③ ㄴ, ㄹ
④ ㄱ, ㄷ, ㄹ ⑤ ㄴ, ㄷ, ㄹ

015

다음은 그람 염색법을 이용하여 세균 A와 B를 구분하는 실험이다.

⟨실험 과정⟩
(가) 슬라이드글라스 위에 세균A, B를 각각 얇게 도말하고 열처리한다.
(나) 크리스탈 바이올렛 용액으로 1분간 처리한 후 증류수로 세척한다.
(다) 요오드 용액으로 1분간 처리하고 증류수로 세척한다.
(라) 에탄올로 탈색한다.
(마) 사프라닌 용액으로 1분간 대조 염색한 후 증류수로 세척한다.
(바) 건조한 후 현미경으로 관찰한다.

⟨실험 결과⟩
A는 짙은 보라색으로, B는 연분홍색으로 관찰된다.

이에 대한 설명으로 옳은 것만을 ⟨보기⟩에서 있는 대로 고른 것은?

― 보기 ―
ㄱ. A가 B보다 세포벽이 더 두껍다.
ㄴ. 대장균을 그람 염색하면 A와 동일한 결과가 나온다.
ㄷ. B에 지질다당류(lipopolysaccharide)가 존재한다.

① ㄱ ② ㄴ ③ ㄷ
④ ㄱ, ㄷ ⑤ ㄴ, ㄷ

016

다음은 세균의 그람염색 실험 과정과 그 결과이다.

〈실험 과정〉
(가) 슬라이드글라스에 세균 콜로니를 얇게 편다.
(나) 공기 중에서 건조시킨다.
(다) 알코올 램프로 2~3회 열처리한다.
(라) 크리스탈 바이올렛을 처리하고 물로 세척한다.
(마) 요오드 용액을 처리한 후 물로 세척한다.
(바) 에탄올을 처리한 후 물로 세척한다.
(사) 샤프라닌을 처리한 후 물로 세척한다.
(아) 물기를 제거한 후 현미경으로 관찰한다.

〈실험 결과〉

세균 종류 \ 실험 과정	(라)	(마)	(바)	(사)
그람양성세균	보라색	보라색	보라색	보라색
그람음성세균	보라색	보라색	무색	붉은색

실험 과정 (다)~(사)와 관련된 설명으로 옳지 않은 것은?

① (다)는 살아 있는 세균을 죽이고, 염색약의 흡수율을 높이기 위한 과정이다.
② (라)의 크리스탈 바이올렛은 산성 염색약으로 양전하를 띤 세포벽을 염색한다.
③ (마)의 요오드 용액은 세포벽과 염색약의 결합을 매개하여 염색이 잘 되게 한다.
④ (바)의 에탄올 처리에 의해 그람음성세균이 탈색된다.
⑤ (사)의 샤프라닌은 탈색된 세균을 다시 염색한다.

017

박테리아에서 플라스미드 DNA를 분리하는 실험 과정을 순서대로 나열하였다.

> ⟨실험 과정⟩
> (가) 박테리아 수확
> (나) 용액 I (50 mM glucose, 10 mM EDTA, 25 mM Tris-HCl, pH 8.0) 첨가 후 현탁
> (다) 용액 II (0.2N NaOH, 1.0% SDS) 첨가 후 혼합
> (라) 용액 III (3M potassium acetate, pH 4.8) 첨가 후 혼합
> (마) 원심분리
> (바) 이소프로판올 첨가 후 혼합
> (사) 원심분리
> (아) 침전물을 70% 에탄올로 세척
> (자) 침전물을 적당한 부피의 완충용액에 녹임

위의 과정에 대한 설명 중 옳지 않은 것은?

① (다) 과정에서 박테리아의 분해(lysis)가 일어난다.
② (라) 과정에서 (다)의 혼합액이 중화된다.
③ (바) 과정에는 (마) 과정에서 얻어진 침전물을 사용한다.
④ (아) 과정을 통해 침전물에 남아 있는 염을 제거할 수 있다.
⑤ (자) 과정 후의 용액에는 RNA도 포함되어 있다.

018

2009학년도 22번

다음은 학생 (ㄱ)~(ㄹ)이 같은 수의 간세포에서 RNA를 추출한 후 분광광도계를 이용하여 정량한 실험이다.

〈실험 과정〉
(가) Trizol을 이용하여 RNA를 추출한다.
(나) 추출한 RNA를 증류수에 녹여서 최종 부피가 30 μL 또는 40 μL가 되도록 RNA 용액을 만든다.
(다) (나)의 RNA 용액 일부를 증류수로 희석한다.
(라) (다)에서 희석한 RNA 용액의 흡광도를 260 nm와 280 nm에서 각각 측정한다.

〈실험 결과〉

학생 \ 결과	RNA 용액(μL)	희석배수	흡광도 A_{260}	흡광도 A_{280}
(ㄱ)	30	40	0.50	0.25
(ㄴ)	30	40	0.40	0.20
(ㄷ)	40	30	0.40	0.25
(ㄹ)	40	30	0.50	0.30

위 실험 과정 (나)에서 총량과 순도가 모두 가장 높은 RNA를 얻은 학생(Ⅰ)과, 총량과 순도가 모두 가장 낮은 RNA를 얻은 학생(Ⅱ)은 각각 누구인가? (단, DNA 오염은 없다.)

	Ⅰ	Ⅱ
①	(ㄱ)	(ㄴ)
②	(ㄱ)	(ㄷ)
③	(ㄴ)	(ㄷ)
④	(ㄹ)	(ㄴ)
⑤	(ㄹ)	(ㄷ)

019

2009학년도 24번

다음은 어떤 식물의 게놈 DNA에 대한 서던 혼성화(Southern hybridization) 실험 과정이다.

> (가) 분리한 게놈 DNA를 제한효소로 절단한 후, 아가로스 겔에 전기영동한다.
> (나) (가)의 겔을 0.25 M HCl 용액에서 진탕한다.
> (다) (나)의 겔을 1.5 M NaCl, 0.5 M NaOH 용액에서 진탕한다.
> (라) (다)의 겔을 1.5 M NaCl, 1mM EDTA, 0.5 M Tris-HCl(pH 7.2) 용액에서 진탕한다.
> (마) (라)의 겔로부터 나일론 막으로 DNA를 전이(transfer)한다.
> (바) (마)의 막에 자외선을 비춰준다.
> (사) (바)의 막을 혼성화 용액에 넣어 62℃에서 전혼성화(prehybridization) 반응시킨다.
> (아) (사)의 용액에 방사성 동위원소로 표지된 DNA 탐침을 첨가하여 62℃에서 혼성화 반응시킨다.
> (자) (아)의 막을 60℃에서 세척한 후, X-선 필름에 노출시켜 신호를 확인한다.

이에 대한 설명으로 옳지 않은 것은?

① (나)에서 HCl 처리에 의해 아가로스 겔에서 막으로의 DNA전이가 더 빨라진다.
② (다)는 이중가닥 게놈 DNA를 단일가닥으로 만드는 과정이다.
③ (바)에서 자외선을 비춰줌으로써 DNA와 막 사이의 결합이 더 강해진다.
④ (사)와 (아)에서 혼성화 용액에 연어 정자(salmon sperm) DNA절편을 끓여 첨가하면 비특이적 신호를 줄일 수 있다.
⑤ (자)에서 세척 온도를 낮추면 비특이적 신호가 줄어든다.

020

2013학년도 05번

다음은 무세포(cell-free) 단백질 합성 시스템을 이용하여 진핵세포 단백질 X를 합성하는 과정이다.

> (가) 단백질 X의 유전자가 삽입된 발현 벡터 A를 준비한다.
> (나) mRNA로부터 단백질을 합성할 수 있는 박테리아 세포 추출물을 준비한다.
> (다) 아미노산 혼합물, NTPs, T7 RNA 중합 효소를 포함하는 혼합물을 준비한다.
> (라) DEPC(diethylpyrocarbonate)가 처리된 증류수에 (나)와 (다)의 혼합물과 A를 첨가하고 37℃에서 한 시간 동안 반응시킨다.
> (마) (라)의 반응물을 SDS-PAGE로 분리한 후, 웨스턴 블롯으로 단백질 X를 확인한다.

이에 대한 설명으로 옳지 않은 것은?

① A에 삽입된 X의 유전자는 인트론을 포함하지 않는다.
② A는 X의 유전자 앞에 리보솜 결합 서열을 갖는다.
③ (라)에서 전사와 번역이 일어난다.
④ (라)에서 증류수를 DEPC로 처리하는 이유는 RNase 활성을 없애기 위한 것이다.
⑤ 이 실험 과정에서 X의 유전자는 진핵세포 유전자의 프로모터를 이용하여 전사된다.

021

2009학년도 38번

다음은 단백질 사이의 상호작용 조사에 이용되는 효모 이중잡종체계(yeast two-hybrid system)의 원리와 이를 이용한 단백질 (가)~(라)에 대한 실험 결과이다.

〈이중잡종체계〉
효모에서 DNA결합도메인(BD)에 연결된 단백질 X와 전사활성화도메인(AD)에 연결된 단백질 Y가 서로 결합하면 베타-갈락토시다아제 유전자의 전사가 활성화된다.

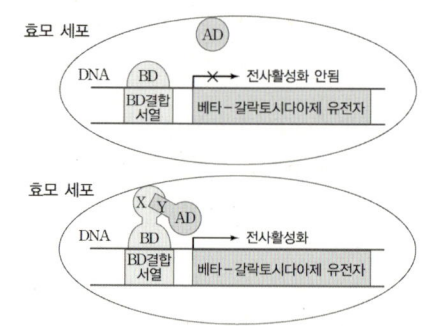

〈실험 결과〉

BD에 연결된 단백질 X	AD에 연결된 단백질 Y	추가로 발현시킨 단백질	베타-갈락토시다아제 활성
(가)	없음	없음	+++
없음	없음	(가)	-
(나)	없음	없음	-
(다)	없음	없음	-
없음	(다)	없음	-
없음	(라)	없음	-
(나)	(다)	없음	++++
(나)	(라)	없음	++++
(다)	(라)	없음	-
(다)	(라)	(나)	+++
없음	없음	(나)	-

― : 활성 없음, +의 수 : 활성에 비례

이에 대한 해석으로 옳은 것만을 〈보기〉에서 있는 대로 고른 것은? (단, 추가로 발현시킨 단백질은 BD와 AD 어디에도 연결되어 있지 않다.)

● 보기 ●
ㄱ. 단백질 (가)는 전사활성화 기능을 가지고 있다.
ㄴ. 단백질 (나)는 (다)와 결합하나, (라)와는 결합하지 않는다.
ㄷ. 단백질 (나), (다), (라)를 모두 포함하는 단백질 복합체가 형성될 수 있다.

① ㄱ   ② ㄴ   ③ ㄷ   ④ ㄱ, ㄴ   ⑤ ㄱ, ㄷ

022

그림은 사람의 핵형을 분석하기 위한 실험 과정을 간단히 나타낸 것이다.

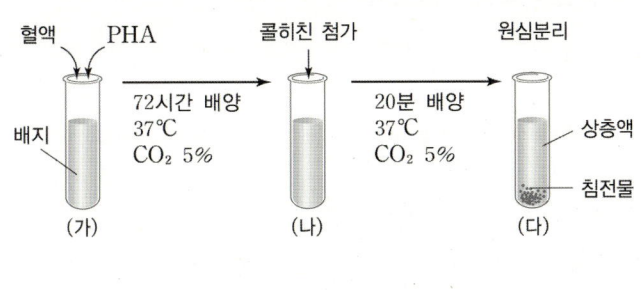

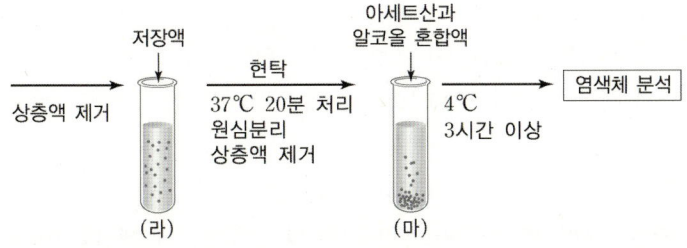

• PHA(phytohemagglutinin) : 백혈구를 백혈구아세포로 변환시키는 물질

위 실험 과정에 대한 설명으로 옳지 않은 것은?

① (가)에서 PHA를 넣는 이유는 백혈구의 분열을 촉진시키기 위해서이다.
② (나)에서 콜히친을 첨가하는 이유는 분열 중기 세포를 많이 얻기 위해서이다.
③ (다)에서 원심분리 결과 혈구세포를 얻을 수 있다.
④ (라)에서 저장액을 넣음으로써 적혈구와 백혈구가 용혈된다.
⑤ (마)에서 아세트산과 알코올 혼합액을 넣는 이유는 세포를 고정하기 위해서이다.

023

2012학년도 06번

다음은 사람의 조직 시료에서 면역조직화학법(immunohistochemistry)으로 단백질 X의 세포 특이적 발현을 조사한 실험이다.

〈실험 과정〉

(가) 준비된 2개의 조직 슬라이드(Ⅰ, Ⅱ)를 3% 과산화수소수(H_2O_2)에서 10분간 반응시킨다.
(나) PBS로 세척한 후 정상 염소 혈청과 20분간 반응시킨다.
(다) Ⅰ은 생쥐 면역글로불린과, Ⅱ는 생쥐 유래 항-X 항체와 각각 1시간 동안 반응시킨다.
(라) PBS로 세척한 후 (A)와 20분간 반응시킨다.
(마) PBS로 세척한 후 과산화효소(peroxidase)가 부착된 스트렙트아비딘(strep tavidin)과 20분간 반응시킨다.
(바) PBS로 세척한 후 DAB(diaminobenzidine)와 반응시킨다.
(사) 헤마톡실린(Mayer hematoxylin)으로 1분간 염색한 후 현미경으로 관찰한다.

〈실험 결과〉

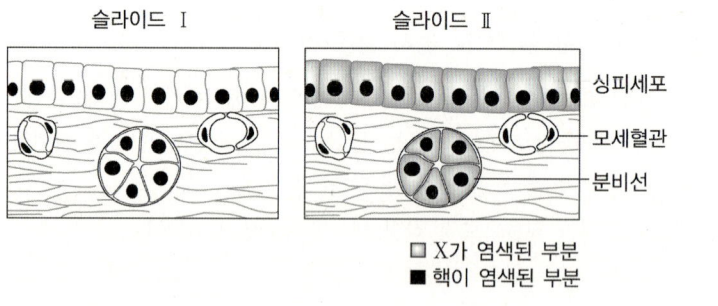

이에 대한 설명으로 옳은 것만을 〈보기〉에서 있는 대로 고른 것은?

──── 보기 ────
ㄱ. (가) 과정으로 조직 시료에 존재하는 과산화효소의 활성이 억제된다.
ㄴ. 슬라이드 Ⅱ를 염색할 때 (나) 과정을 생략하면 슬라이드 Ⅰ의 결과와 동일한 결과를 얻는다.
ㄷ. 바이오틴(biotin)이 부착된 염소 유래 항-생쥐 면역글로불린 항체를 A로 이용한다.
ㄹ. (사) 과정은 DAB에 의한 X의 염색 강도를 증폭시킨다.

① ㄱ, ㄴ   ② ㄱ, ㄷ   ③ ㄴ, ㄹ
④ ㄱ, ㄷ, ㄹ   ⑤ ㄴ, ㄷ, ㄹ

024

2009학년도 12번

단백질 X는 다음 과정과 같이 샌드위치 ELISA 방법으로 정량할 수 있다.

> (가) 단백질 X에 대한 단일클론 항체 A를 ELISA 플레이트의 웰(Well)에 붙인다.
> (나) 단백질 X가 들어 있는 시료를 각 웰에 넣는다.
> (다) 완충용액으로 여러 번 씻어낸다.
> (라) (   )를 각 웰에 넣는다.
> (마) 완충용액으로 여러 번 씻어낸다.
> (바) 효소반응에 필요한 기질을 넣고 발색반응을 시킨 후 흡광도를 측정한다.

(라)의 (   )에 해당하는 물질로 가장 적절한 것은? (단, 이 물질에는 발색반응을 촉매하는 효소가 부착되어 있으며, 단백질 X에는 항체 A가 인식하는 부위가 하나이다.)

① 단백질 X
② 항체 A와 단백질 X
③ 단백질 X에 대한 다클론 항체
④ 항체 A의 중쇄부위를 인식하는 단일클론 항체
⑤ 항체 A와 항원결합부위는 같지만 중쇄부위가 다른 단일클론 항체

025

임신을 하면 융모성 성선자극호르몬(hCG)이 분비되며, 일부는 소변으로 배출된다. 이 현상을 이용하여 개발된 임신 진단 키트의 구성과 검사 순서는 아래와 같다.

(가) 키트의 구성

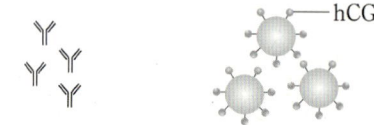

항 hCG 항체   hCG가 부착된 라텍스 입자

(나) 검사 순서
   1) 소변과 항 hCG 항체를 섞는다.
   2) 이 혼합물에 hCG가 부착된 라텍스 입자를 넣는다.
   3) 라텍스 입자의 응집 여부를 관찰한다.

위의 진단법에 대한 설명이나 추론으로 옳은 것은?

① 응집이 일어난 경우는 임신이 되지 않았다는 것을 의미한다.
② hCG 대신 에스트로겐 검출을 임신 진단에 이용할 수 있다.
③ 항 hCG 항체 대신 Fab(antigen-binding fragment)를 사용하여도 결과는 같을 것이다.
④ 라텍스 입자에 결합하지 않은 hCG는 항 hCG 항체와 반응할 수 없다.
⑤ 라텍스 입자와 항체를 반응시킨 후에 소변을 넣어도 결과는 같을 것이다.

026

그림은 정상 월경주기를 갖는 여성 A와 B에서 마지막 월경 시작 4주 후에 임신진단 키트를 이용하여 실시한 임신 검사 결과를 나타낸 것이다. ㉠에는 생식선자극호르몬(hCG)에 대한 항체가, ㉡에는 비특이적 항원을 검출할 수 있는 항체가 코팅되어 있다. 오줌을 샘플패드에 떨어뜨리고 일정 시간이 지난 후 발색 여부에 따라 임신을 판단한다.

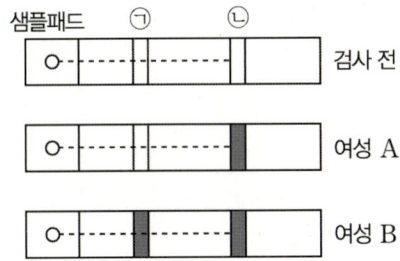

검사 시점에서 여성 A와 B에 대한 설명으로 옳은 것만을 〈보기〉에서 있는 대로 고른 것은? (단, 임신진단키트의 진단 오류는 없다.)

─────── 보기 ───────
ㄱ. A에서 황체가 퇴화되지 않는다.
ㄴ. B에서 프로게스테론 혈중 농도가 증가한다.
ㄷ. B에서 황체화호르몬 분비급등(LH surge) 현상이 일어난다.

① ㄱ   ② ㄴ   ③ ㄷ
④ ㄱ, ㄴ   ⑤ ㄴ, ㄷ

027

2010학년도 34번

다음은 바이러스 X 감염이 의심되는 사람들의 샘플에 대한 실험이다. 바이러스 X는 표면에 혈구응집소를 가지고 있다.

〈실험 I 혈구응집반응〉
(가) 식염수로 샘플을 2배씩 희석하여 웰에 넣는다. (F는 대조군으로 식염수만 넣는다.)
(나) 각 웰에 같은 양의 사람 적혈구를 넣는다.
(다) 4℃에서 1시간 동안 반응시킨 후 응집을 관찰한다.

〈실험 I 결과〉

샘플종류 \ 샘플희석배수	2	4	8	16	32	64	128	256	512	1024
A										
B										
C										
D										
E										
F										

〈실험 II 혈구응집억제반응〉
(가) 바이러스 X를 항원으로 토끼와 염소에 주사하여 항혈청을 각각 얻는다.
(나) (가)의 항혈청을 희석하여 웰에 넣는다. (대조군에는 면역 전의 동물혈청을 사용한다.)
(다) 실험 I의 샘플 E를 64배 희석하여 (나)의 웰에 넣고 1시간 동안 반응시킨다.
(라) (다)의 웰에 적혈구를 넣고 반응시킨 후 응집을 관찰한다.

〈실험 II 결과〉

항혈청종류 \ 항혈청희석배수	100	200	400	800	1600	3200	6400	12800	25600
토끼 항혈청									
염소 항혈청									
토끼 혈청 (대조군)									
염소 혈청 (대조군)									

이에 대한 설명으로 옳지 않은 것은?

① 샘플 E에는 바이러스 X가 존재한다.
② 토끼 항혈청이 염소 항혈청보다 혈구응집억제 효과가 더 좋다.
③ 실험 II에서 항혈청의 억제반응에 보체가 관여하지 않는다.
④ 실험 II에서 대조군의 염소혈청은 혈구응집억제반응을 유도하지 못한다.
⑤ 실험 II의 (다)에서 바이러스는 바이러스 X에 대한 항체와 결합한다.

028

2013학년도 18번

다음은 하천의 생물학적 산소요구량(BOD)을 측정한 실험이다.

〈실험 방법〉
(가) 두 하천에서 채취한 시료를 20℃로 맞춘 후, 같은 온도의 희석수로 5배 희석한다.
(나) 희석한 시료를 하천별로 각각 3개의 병 A~C에 완전히 채운 후 밀폐한다.
(다) A 시료의 용존산소량(DO1)을 즉시 측정한다.
(라) B와 C의 시료를 20℃의 어두운 곳에서 5일 간 배양한 후, 용존산소량을 측정하여 B와 C의 평균값(DO2)을 구한다.

〈실험 결과〉
(단위: ppm)

	DO1	DO2
하천 1	10.1	3.1
하천 2	9.8	4.5

이에 대한 설명으로 옳은 것만을 〈보기〉에서 있는 대로 고른 것은?

— 보기 —
ㄱ. 하천 1의 BOD는 35.0 ppm이다.
ㄴ. 하천 2보다 하천 1에 유기물이 적다.
ㄷ. (라)에서 빛이 있는 곳에서 배양하면 DO2 값은 감소한다.

① ㄱ   ② ㄴ   ③ ㄷ
④ ㄱ, ㄴ   ⑤ ㄴ, ㄷ

029

호수나 하천의 오염도를 나타내는 생물학적 산소요구량(BOD)은 수중 미생물이 유기물을 분해하는 데 소모되는 용존산소량(DO)의 변화로 측정한다. 그림은 오염된 물의 BOD를 측정하는 과정을 나타낸 것이다.

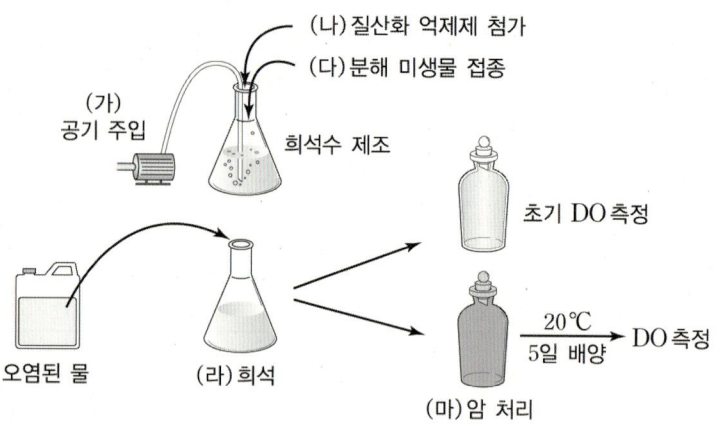

각 실험 단계의 주된 목적으로 옳지 <u>않은</u> 것은?

① (가) : 유기물 분해 미생물에 충분한 산소를 공급한다.
② (나) : 질산 생성에 의한 pH 저하로 인해 미생물 활동이 억제되는 것을 막는다.
③ (다) : 부족한 미생물을 추가로 공급하여 유기물이 충분히 분해되도록 한다.
④ (라) : 배양 중 과다한 유기물의 분해에 의해 용존산소가 고갈되는 것을 막는다.
⑤ (마) : 광합성을 억제하여 산소가 발생하는 것을 막는다.

030

2013학년도 35번

다음은 유도만능줄기세포(induced pluripotent stem cell)를 제작하는 과정이다.

> (가) 사람의 피부에서 섬유아세포를 분리하여 배양한다.
> (나) 네오마이신 저항성 유전자가 포함된 레트로바이러스 벡터에 전사인자 Oct3/4, Klf4, Sox2, Myc의 유전자를 각각 삽입하여 4종류의 재조합 레트로바이러스를 제작한다.
> (다) (나)에서 제작한 재조합 레트로바이러스를 섬유아세포에 형질도입(transduction)하여 (나)의 전사인자를 발현시킨다.
> (라) 네오마이신이 포함된 배지에서 세포를 배양한다.
> (마) 배양보조세포층(feeder layer) 위에 (라)의 세포를 옮긴 후 16일 동안 배양하여 콜로니 형성을 관찰한다.
> (바) (마)의 콜로니에서 배아줄기세포의 특성을 갖는 세포를 선별한다.

이에 대한 설명으로 옳지 않은 것은?

① (가)에서 섬유아세포 대신 B 림프구를 사용해도 된다.
② (다)에서 재조합 레트로바이러스의 DNA는 염색체에 삽입된다.
③ (라)에서 형질도입되지 않은 세포가 제거된다.
④ (마)에서 배양보조세포층은 유도만능줄기세포의 분열을 촉진한다.
⑤ (바)에서 유도만능줄기세포의 텔로머라제 활성은 섬유아세포보다 낮다.

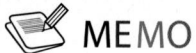

1등의 책임감 mega MD | www.megamd.co.kr

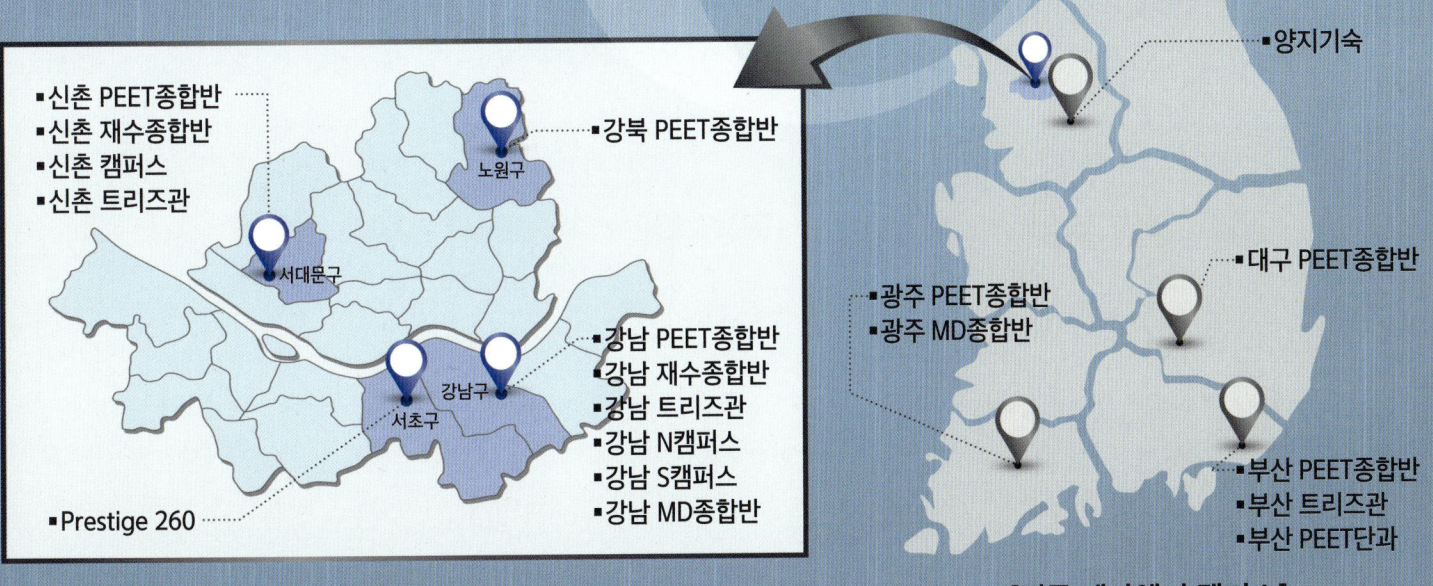

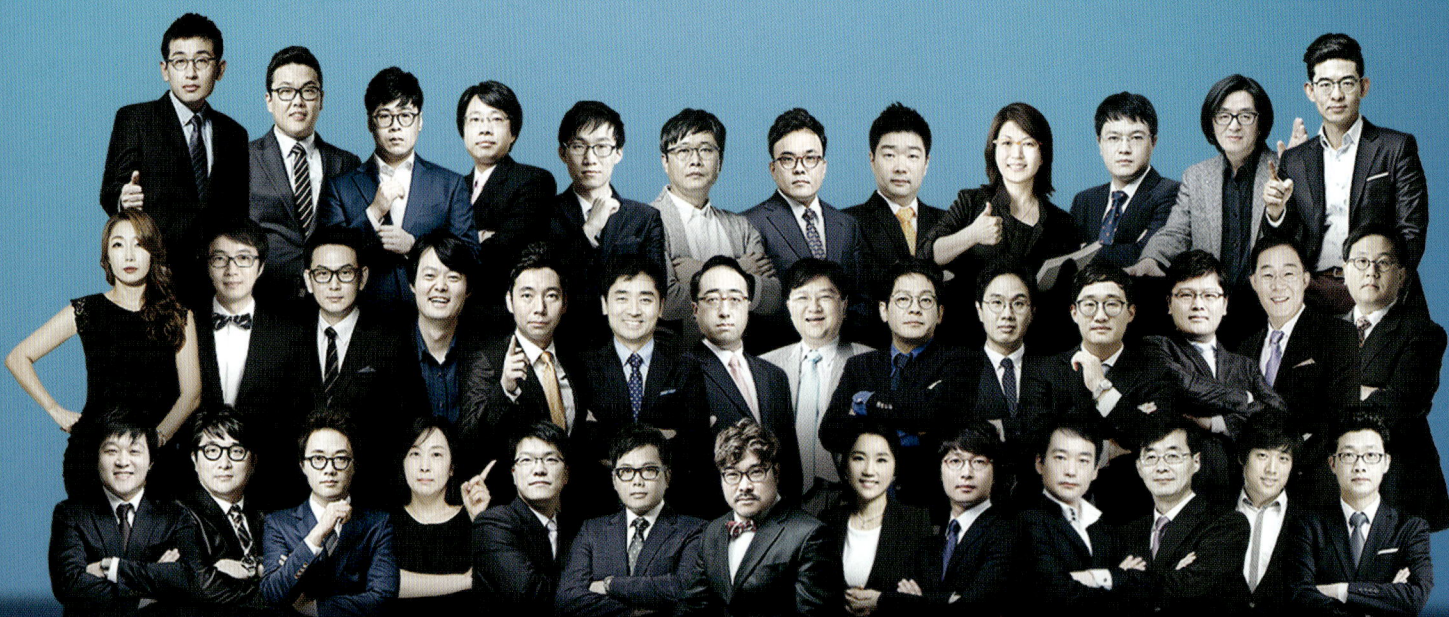

'합격'이 목표라면 알아야 할 정보도, 준비해야 할 전략도 달라야 합니다.
메가엠디 인강, 1위가 만들면 다릅니다.

전략으로 완성하는 맞춤 대상별 ZONE

Black Label Zone
특정 과목의 학습성취가 이미 확보되어 있고, 최상위권을 목표로 하는 PEET 수험생을 위한 PEET 고득점 목표, 고난도 강좌들을 확인할 수 있는 섹션

White Label Zone
약대 진학이 목표인 PEET 초시생을 위해 PEET 시험의 기본과 학과수업까지 모두 커버하는 강좌를 확인 할 수 있는 섹션

Rebuilding Zone
재도전 수험생이 가장 혼동하는 영역별 핵심이론 특강과 메가엠디 출신 합격생이 전하는 멘토링 영상을 무료로 제공하고, N수생 전용강좌를 확인할 수 있는 섹션

유료강좌를 무료로 체험하는 Special FREE ZONE

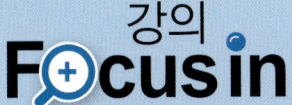
강의 Focus in
맛보기 강의만으로 강좌 구매를 결정하기 어려웠다면? 메가엠디에서 유료로 판매되고 있는 강좌에서 선별한 무료공개 강의와 교재 파일을 FREE 체험 가능한 섹션
(※체험 후 무료공개 기간 내 해당 강좌 구매 시 10% 지원 쿠폰 제공)

무료특강
메가엠디 전문 강사진의 영역별 파트, 또는 수험생에게 유익한 꿀팁 무료특강을 무제한 수강할 수 있는 섹션

온라인 강의 그 이상의 것을 제공하다! 관리서비스의 진화

수강생 밀착관리
전 강사 교수카페 운영으로 교수님과 수강생의 1:1 학습Q&A, FAQ+, 학습자료 제공 등으로 수강생 밀착관리를 통한 학습케어시스템 구축

축적된 합격생의 합격노하우
메가엠디 출신의 MDP 전국 수석 1등 스토리를 제공하여 과목별 학습법부터 수험생활 팁 등의 다양한 정보 제공

MDP 분석/전략 Report
변경된 입시제도, 과목별 출제경향, 채점결과 및 합격자 분석 등의 다양한 분석자료 제공

'폼' 나는 혜택! 메가엠디 Premium Membership

멤버십 회원이 누리는 혜택, 올패스 수강자라면 누구나 기대하셔도 좋습니다

- **학습 지원 서비스**
  - 기프티콘 이용 포인트 제공
  - 수강기간 연장권 제공
  - 수강 중 강의 배수 연장
  - 전국모의고사 무료 응시
  - 메가엠디 대표 교재 증정
  - 멤버십 전용 온라인 상담실 운영

- **부가 서비스**
  - 교재 배송비 무료
  - 배송 지연 보상 서비스
  - 합격수기집 제공
  - 설명회 우선 입장 혜택
  - 1:1 배치 상담을 위한 멤버십 Day

- **보상 혜택**
  - 합격 시, 멤버십 가입비 환급
  - 본고사 성적에 따라 장학금 차등 지급

- **Secret 멤버십 + 추가 혜택 이벤트**
  (메가엠디 홈페이지에서 확인하실 수 있습니다.)

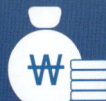  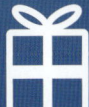

역대 누적 신청인원 174,500명

mega MD

메·가·엠·디
전국모의고사

2018학년도 전국모의고사도 역시 메가엠디입니다!

고득점을 향한 필수관문
메가엠디 전국모의고사

본고사와 동일한 6개 지역 시행
본고사와 유사한 프리미엄 고사장 운영
실전 경험으로 본고사 대비!

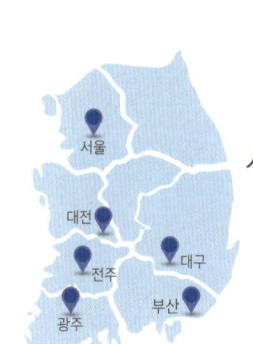
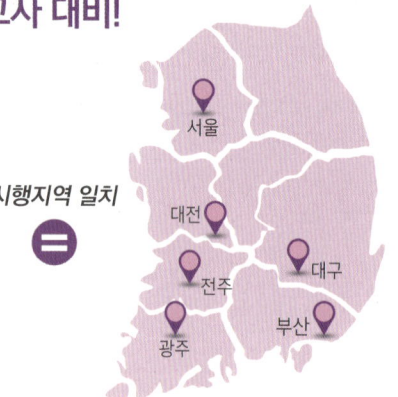

PEET 본고사 시행 지역 = 메가엠디 전국모의고사 시행 지역

완벽한 성적분석으로
개인별 학습전략 수립
응시할수록 점수 상승!

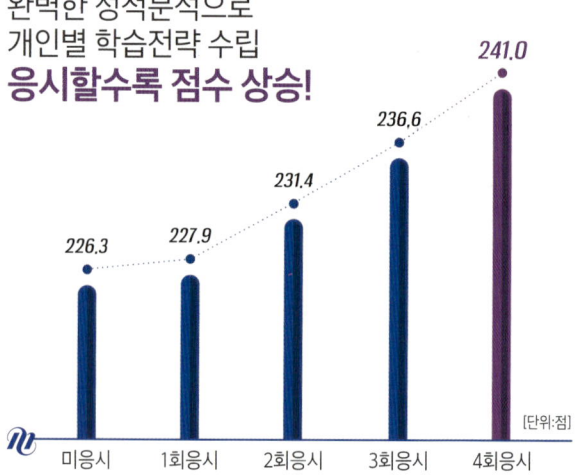

메가엠디 전국모의고사 응시횟수에 따른
본고사 표준점수 총점 평균

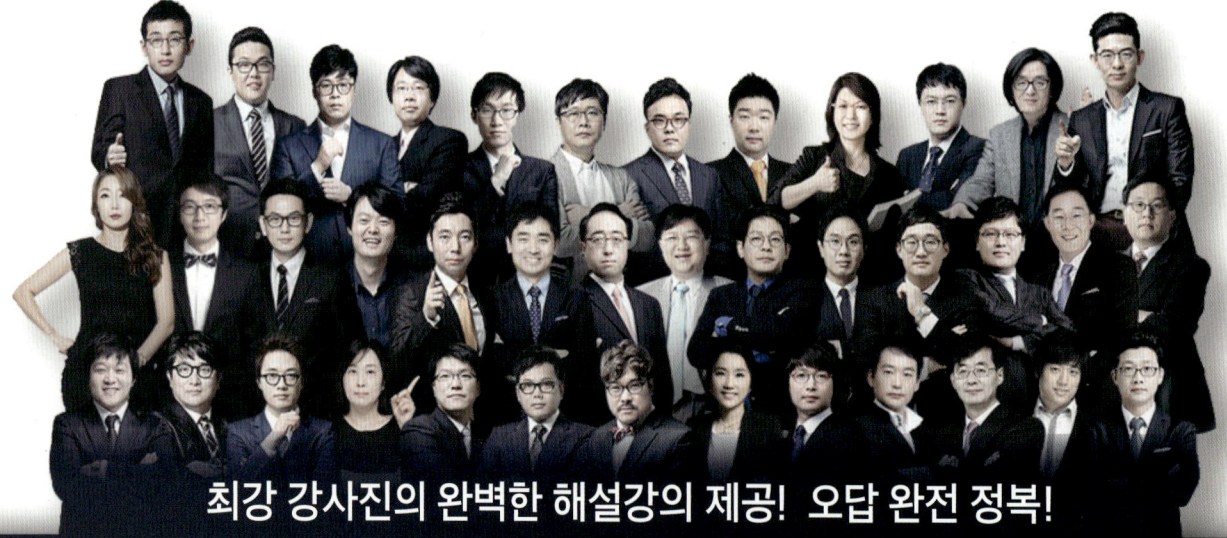

최강 강사진의 완벽한 해설강의 제공! 오답 완전 정복!

나의 미래를 바꾸는 가치있는 도전

메가와 함께
25,911명의
미래가 바뀌었습니다

mega MD

약학대학·의치전원 입시 독보적 1위

2015년 금융감독원 공시 업계 5개 학원 매출액 기준

메가로스쿨

메가로이어스

법조인이 되기 위한 단 하나의 브랜드

메가엠디·메가로스쿨·메가로이어스가
여러분의 도전을 응원합니다!

www.megamd.co.kr | www.megals.co.kr | www.megalawyers.co.kr

1등의 책임감 | mega MD

*5년 연속, 합격률 1위
 (2012학년도~2016학년도)

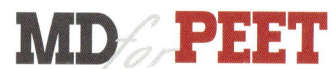
생물추론

발행	초판 1쇄 2017년 2월 28일
펴낸곳	메가엠디㈜
연구개발	지재웅 장혜원
편집기획	한영미 김경희 박새미 신슬기 김주원 홍현정 김송이
판매영업	서우식 이은석 최성준 김영호 권택범

출판등록	2007년 12월 12일 제 322-2007-000308호
주소	(06643) 서울시 서초구 효령로 321, 덕원빌딩 8층
문의	**도서** 070-4014-5145 / **인·현강** 1661-8587 / **팩스** 02-537-5144
홈페이지	www.megamd.co.kr

ISBN	978-89-6634-395-9 93510
정가	39,000원

Copyright ⓒ 2017 메가엠디㈜

* 메가엠디㈜는 메가스터디교육㈜가 설립한 전문대학원입시교육 자회사입니다.
* 이 책은 저작권법에 따라 보호받는 저작물이므로 무단전재와 무단복제를 금지하며 책 내용의 전부 또는 일부를 이용하려면 반드시 메가엠디㈜의 서면동의를 받아야 합니다.